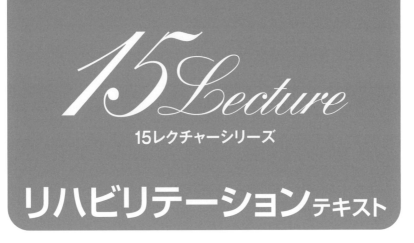

15レクチャーシリーズ

リハビリテーションテキスト

がんのリハビリテーション

総編集

石川　朗

種村留美

責任編集

立松典篤

玉木　彰

中山書店

総編集 ──────── 石 川　　朗　神戸大学生命・医学系保健学域
　　　　　　　　　種 村 留 美　神戸大学生命・医学系保健学域

責任編集 ─────── 立 松 典 篤　名古屋大学大学院医学系研究科総合保健学専攻予防・リハビリテーション
　　　　　　　　　　　　　　　　科学創生理学療法学講座

　　　　　　　　　玉 木　　彰　兵庫医療大学大学院医療科学研究科病態運動学分野内部障害研究室

執筆（五十音順）──── 飯 野 由 恵　国立がん研究センター東病院骨軟部腫瘍・リハビリテーション科
　　　　　　　　　井 平　　光　国立がん研究センター社会と健康研究センター
　　　　　　　　　笠 原 龍 一　北福島医療センターリハビリテーション科
　　　　　　　　　菅　　師 子　医療法人青仁会池田病院リハビリテーションセンター
　　　　　　　　　國 澤 洋 介　埼玉医科大学保健医療学部理学療法学科
　　　　　　　　　小石原　　優　国立がん研究センター東病院骨軟部腫瘍・リハビリテーション科
　　　　　　　　　斎 藤　　貴　神戸大学医学部附属病院リハビリテーション部
　　　　　　　　　鈴 木 昌 幸　大阪国際がんセンターリハビリテーション科
　　　　　　　　　髙 木 敏 之　埼玉医科大学国際医療センターリハビリテーションセンター
　　　　　　　　　立 松 典 篤　名古屋大学大学院医学系研究科総合保健学専攻予防・リハビリテーション
　　　　　　　　　　　　　　　　科学創生理学療法学講座

　　　　　　　　　鶴 川 俊 洋　医療法人青仁会池田病院リハビリテーション科
　　　　　　　　　藤 井 美 希　大阪国際がんセンターリハビリテーション科
　　　　　　　　　牧 浦 大 祐　神戸大学医学部附属病院リハビリテーション部
　　　　　　　　　山 田　　祐　国際医療福祉大学病院心療内科
　　　　　　　　　吉田裕一郎　宮崎善仁会病院リハビリテーション部
　　　　　　　　　米 永 悠 佑　静岡県立静岡がんセンターリハビリテーション科

刊行のことば

　本15レクチャーシリーズは，医療専門職を目指す学生と，その学生に教授する教員に向けて企画された教科書である．

　理学療法士，作業療法士，言語聴覚士，看護師などの医療専門職となるための教育システムには，養成期間として4年制と3年制課程，養成形態として大学，短期大学，専門学校が存在しており，混合型となっている．どのような教育システムにおいても，卒業時に一定水準の知識と技術を修得していることは不可欠であるが，それを実現するための環境や条件は必ずしも十分に整備されているとはいえない．

　これらの現状をふまえて15レクチャーシリーズでは，医療専門職を目指す学生が授業で使用する本を，医学書ではなく教科書として明確に位置づけた．

　学生諸君に対しては，各教科の基礎的な知識が，後に教授される応用的な知識へどのように関わっているのか理解しやすいよう，また臨床実習や医療専門職に就いた暁には，それらの知識と技術を活用し，さらに発展させていくことができるよう内容・構成を吟味した．一方，教員に対しては，オムニバスによる講義でも重複と漏れがないよう，さらに専門外の講義を担当する場合においても，一定水準以上の内容を教授できるように工夫を重ねた．

　具体的に本書の特徴として，以下の点をあげる．

・各教科の冒頭に，「学習主題」「学習目標」「学習項目」を明記したシラバスを掲載する．
・1科目を90分15コマと想定し，90分の授業で効率的に質の高い学習ができるよう1コマの情報量を吟味する．
・各レクチャーの冒頭に，「到達目標」「講義を理解するためのチェック項目とポイント」「講義終了後の確認事項」を記載する．
・各教科の最後には定期試験にも応用できる，模擬試験問題を掲載する．試験問題は応用力も確認できる内容としている．

　15レクチャーシリーズが，医療専門職を目指す学生とその学生たちに教授する教員に活用され，わが国におけるリハビリテーションの一層の発展にわずかながらでも寄与することができたら，このうえない喜びである．

2010年9月

総編集　石川　朗

序 文

　1981 年以降，がんは日本人の死因第 1 位であり続け，国民の 2 人に 1 人が生涯のうちにがんに罹るといわれています．最新の全がんの 5 年相対生存率は 66.4％と向上しており，「がん＝死」という時代から「がんとともに生きる」時代へと移り変わってきています．がんの治療を終えた，あるいは治療を受けながら日常生活を送っているがんサバイバーは 500 万人を超えるともいわれています．

　その一方で，がん患者はがんの進行もしくはその治療過程の中で，体力低下や機能障害，精神・心理的障害が引き起こされ，日常生活活動（ADL）や生活の質（QOL）が著しく低下してしまいます．このような背景から，近年では「がんのリハビリテーション」に対する注目が増してきており，第 3 期がん対策推進基本計画の分野別施策「がん医療の充実」の中の一つとして，「がんのリハビリテーション」が組み込まれています．

　従来から，リハビリテーションは機能障害や ADL 制限などに対する治療手段として重要な役割を担ってきましたが，がんのリハビリテーションにおいては，がん種や治療方法，そして時期（治療前・中・後）などにより，その実施内容や目的が異なってくるという特徴があります．がんの領域では，いわゆる回復期のリハビリテーションだけでなく，予防期や終末期におけるリハビリテーションも同様に重要な役割を担っています．また，がん医療に携わる多職種と協働していくことが欠かせない領域でもあります．

　このテキストでは，がん治療およびリハビリテーションに関する基本的な知識を中心にまとめるとともに，がん患者にリハビリテーションを行ううえで必要なリスク管理やチーム医療におけるリハビリテーションの役割などに関してわかりやすく提示しています．また，がん患者特有のいくつかのトピックスについて紹介することで，最新の知識を深めてもらえるような工夫も行いました．

　本書を通して，より多くのリハビリテーションスタッフが「がんのリハビリテーション」に興味をもち，実際の臨床現場に還元されることにつながれば幸いです．

2020 年 6 月

責任編集を代表して　立松典篤

15レクチャーシリーズ
リハビリテーションテキスト／がんのリハビリテーション
目次

がんのリハビリテーションの概要　　　　　　　　　　　　　鶴川俊洋, 菅　師子　1

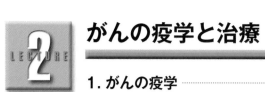

化学療法・放射線療法中のリハビリテーション　小石原 優　55

血液がんに対するリハビリテーション　笠原龍一　65

原発性脳腫瘍・骨軟部腫瘍のリハビリテーション

米永悠佑　75

緩和ケアにおけるリハビリテーション

吉田裕一郎　85

10 骨転移に対するリハビリテーション
鈴木昌幸　97

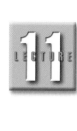

---

13 摂食嚥下・コミュニケーション障害に対するリハビリテーション　飯野由恵　127

---

14 がん患者の精神・心理的問題，コミュニケーション　山田　祐　139

15　在宅支援・就労支援

立松典篤　149

試験

立松典篤　165

15レクチャーシリーズ　リハビリテーションテキスト
がんのリハビリテーション
シラバス

一般目標	がん患者に対するリハビリテーションは，がん種や治療方法（外科手術，化学療法，放射線療法），そして時期（治療前・中・後）などにより実施内容や目標設定が異なるため，がん治療およびリハビリテーションに関する幅広い知識と応用能力が必要となる．本テキストでは，はじめにがん医療におけるリハビリテーションの役割を認識し，がん患者にリハビリテーションを行ううえで有用な評価指標やリスク管理の知識を深める．その後，治療別・がん種別に必要なリハビリテーション評価，プログラム，リスク管理，目標設定などを理解する．さらに，がん患者特有のいくつかのトピックスに関する知識を学び，実際の臨床に応用できることを目標とする．

回数	学習主題	学習目標	学習項目
1	がんのリハビリテーションの概要	がん領域におけるリハビリテーションのニーズを理解し，がん患者に対するリハビリテーションの目的・目標を理解する	がん種別，治療別，時期別のリハビリテーションニーズ，目的・目標設定，リスク管理
2	がんの疫学と治療	がんの疫学およびがん治療の概要を理解する	罹患率，生存率，死亡率，がん治療の概要（外科手術，化学療法，放射線療法）
3	がん患者の評価尺度	がん患者の評価指標について学び，その使用方法を理解する	活動量指標，身体機能指標，栄養指標，症状・QOL指標，予後予測指標など
4	周術期リハビリテーション（1）肺癌，消化器癌	肺癌および消化器癌（主に食道癌）の患者に対する周術期リハビリテーションの目的と効果，そして実際の内容に関して理解する	外科手術が生体に与える影響や機能障害，周術期リハビリテーションの実際，リスク管理
5	周術期リハビリテーション（2）頭頸部癌，乳癌	頭頸部癌および乳癌患者に対する周術期リハビリテーションの目的と効果，そして実際の内容に関して理解する	外科手術が生体に与える影響や機能障害，周術期リハビリテーションの実際，リスク管理
6	化学療法・放射線療法中のリハビリテーション	化学療法・放射線療法中の患者に対するリハビリテーションの目的と効果，そして実際の内容に関して理解する	化学療法・放射線療法が生体に与える影響や機能障害，化学療法・放射線療法中のリハビリテーションの実際，リスク管理
7	血液がんに対するリハビリテーション	血液がんおよび造血幹細胞移植患者に対するリハビリテーションの目的と効果，そして実際の内容に関して理解する	血液がんの特徴，造血幹細胞移植が生体に与える影響，造血幹細胞移植期のリハビリテーションの実際，リスク管理
8	原発性脳腫瘍・骨軟部腫瘍のリハビリテーション	原発性脳腫瘍および骨軟部腫瘍の患者に対するリハビリテーションの目的と効果，そして実際の内容に関して理解する	原発性脳腫瘍および骨軟部腫瘍の特徴と治療法，治療期のリハビリテーションの実際，リスク管理
9	緩和ケアにおけるリハビリテーション	緩和ケアにおけるリハビリテーションの目的と効果，そして実際の内容に関して理解する	緩和ケアの概念，緩和ケアにおけるリハビリテーションの実際，チーム医療
10	骨転移に対するリハビリテーション	骨転移の病態および治療方法ついて理解し，骨転移のあるがん患者に対するリハビリテーションの目的と効果，そして実際の内容に関して理解する	骨転移の病態および治療方法，画像所見の見方，骨転移のあるがん患者に対するリハビリテーションの実際，リスク管理
11	がん悪液質に対するリハビリテーション	がん悪液質の病態および治療方法ついて理解し，がん悪液質患者に対するリハビリテーションの目的と効果，そして実際の内容に関して理解する	がん悪液質の病態および治療方法，がん悪液質に対するリハビリテーションの実際，リスク管理
12	高齢がん患者に対するリハビリテーション	高齢がん患者の特徴を理解し，高齢がん患者に対するリハビリテーションの目的と効果，そして実際の内容に関して理解する	高齢がん患者の特徴（サルコペニア・フレイル），高齢がん患者に対するリハビリテーションの実際，リスク管理
13	摂食嚥下・コミュニケーション障害に対するリハビリテーション	がん患者の摂食嚥下・コミュニケーション障害の特徴を理解し，摂食嚥下・コミュニケーション障害に対するリハビリテーションの目的と効果，そして実際の内容に関して理解する	がん患者の嚥下障害・コミュニケーション障害の特徴，嚥下障害・コミュニケーション障害に対するリハビリテーションの実際，リスク管理
14	がん患者の精神・心理的問題，コミュニケーション	がん患者の精神・心理的問題を理解し，がん医療におけるコミュニケーションスキルを学び，習得する	がん患者の心理的問題，心理的問題に対する治療・ケア，コミュニケーションの基本的スキル
15	在宅支援・復職支援	がん患者の在宅支援・復職支援における課題を整理し，利用可能な社会資源を理解する	がん患者の在宅支援・復職支援の問題点，社会資源，社会制度

がんのリハビリテーションの概要

到達目標

- がんのリハビリテーションの定義を理解する.
- がん患者の障害がどのようなものであるかを理解する.
- 病期別・治療別の分類を理解し, リハビリテーションの目的・目標設定を行える.
- がんのリハビリテーションの進め方とリスクを理解する.

この講義を理解するために

　がん患者では, がんの進行もしくはその治療の過程で, 不動化や悪液質の進行による身体機能の低下, 運動麻痺, 骨折, 疼痛, 呼吸困難, 高次脳機能障害, 発声障害などさまざまな機能障害が生じます. さらにそれらの障害により基本動作や日常生活活動 (ADL) および生活の質 (QOL) の低下をきたすおそれがあります. そのため, がん患者へのリハビリテーションはきわめて重要です.

　この講義では, 原発巣や治療目的別にリハビリテーションの対象となる障害の種類およびさまざまなリスクや中止基準を理解し, それぞれの状況に応じたリハビリテーションの目的・目標設定が行えるように学習します.

　この講義の前に, 以下の項目をあらかじめ学習しておきましょう.

- □ がんの疫学について学習しておく.
- □ がん罹患率の動向を調べておく.
- □ がんの治療にはどのようなものがあるか調べておく.
- □ 一般的なリハビリテーションのリスク管理について調べておく.

講義を終えて確認すること

- □ がんのリハビリテーションの定義とその必要性を理解できた.
- □ がんのリハビリテーションの対象となる障害を理解できた.
- □ がんのリハビリテーションにおける病期別の目的を理解できた.
- □ がんのリハビリテーションの目的・目標設定の概要を理解できた.
- □ がんのリハビリテーションにおけるリスクとその管理を理解できた.

1. がんのリハビリテーションの定義

1) がんの現状と将来予測

人口の高齢化とともに，悪性腫瘍（以下，がん）の罹患数と死亡者数は増加し，国民の2人に1人が生涯のうちにがんに罹るとされる．2018年の全がん罹患数は100万人を超え，2030年前後にはがん多死社会（3人に1人ががんで死亡する）が到来するといわれている．検診の普及によるがんの早期発見や治療法の進歩により，がんの診断を受ける患者は年々増加している．また，「がん情報サービス」によると2009〜2010年にがんと診断された患者の5年後の相対生存率は66.1％であり，年々確実に向上している[1]．

2) がんのリハビリテーションの定義

2003年にFialka-Moserら[2]は"cancer rehabilitation"を，「がん患者の生活機能と生活の質の改善を目的とする医療ケアであり，がんとその治療による制限を受けたなかで，患者に最大限の身体的，社会的，心理的，職業的活動を実現させること」[3]と定義している．日本リハビリテーション医学会はコアテキストのなかで「がんのリハビリテーション診療」とは，「がん治療の一環としてリハビリテーション科医，リハビリテーション専門職により提供される医学的ケアであり，がん患者の身体的，認知的，心理的な障害を診断・治療することで自立度を高め，QOLを向上させるものである」[4]と位置づけている．

3) がんのリハビリテーションの歴史と役割

「がん患者のリハビリテーション」という概念は1967年にClarkらが論文として報告している．1970年代に入り，欧米でがん治療における医学的リハビリテーションの体系化が進められたといわれている．日本においては1980〜1990年代にがん患者へのリハビリテーション治療が導入されていたが，全身体力消耗状態に対するリハビリテーションの代表的疾患としてがんがとらえられ，がん治療後の障害や症状に対して必要に応じてリハビリテーション治療が行われていた．そのようななかで，2002年に高度がん専門医療機関として設立された県立静岡がんセンターにリハビリテーション科が創設されたこととその取り組みは，リハビリテーション医療界に多大な衝撃を与えた[5]．

2006年に制定された「がん対策基本法」では，基本的施策として「がん患者の療養生活の質の維持向上」がうたわれ，2007年度から身体活動面を担うがんリハビリテーションの普及・啓発，人材育成を推進するための取り組みの一環として「厚生労働省委託事業がんのリハビリテーション研修ワークショップ（CAREER）」が始まった．さらに2010年4月の診療報酬改定で，「がん患者リハビリテーション料」が入院患者に限り新たに算定可能となった．本算定はがん種別の表記と同時に疾患（＝がん）を横断的に見据えた障害に焦点が当てられており，合併症や後遺症の予防を目的に治療前からリハビリテーションを行うことが可能となった点で画期的であった[5]．なお，算定可能なリハビリテーションセラピストは上述の研修会などを受講した者に限られている．

2012年に公表された「がん対策推進基本計画」には「がん患者の生活の質の維持向上を目的として運動機能の改善や生活機能の低下予防に資するよう，がん患者に対する質の高いリハビリテーションについて積極的に取り組む」ことの必要性が明記されている．2016年の「改正がん対策基本法」では「がん患者の状況に応じた良質なリハ

MEMO

国立がん研究センターがん情報サービス（ganjoho.jp）
国立研究開発法人国立がん研究センターがん対策情報センターが運営するインターネットによるがん情報提供サービス．一般の方向けサイト，医療関係者向けサイト，がん登録・統計サイト，小児がん情報サイトの4サイトから構成されている．

QOL（quality of life；生活の質）

MEMO

CAREER (Cancer Rehabilitation Education program for Rehabilitation teams)
CAREERの到達目標は，「がんの患者さんとともに歩む医療スタッフのリハビリテーション領域の知識と技術のステップアップを質の高い研修で支援すること」と提唱されている（がんのリハビリテーション研修・新リンパ浮腫研修 http://www.lpc.or.jp/reha/）.

MEMO

がん患者リハビリテーション料
1単位205点，患者1人につき1日6単位まで算定可能（2019年4月現在）.

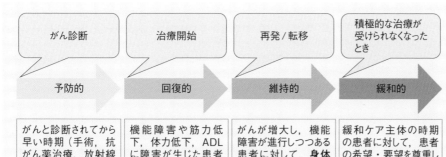

図1　がんのリハビリテーションの病期別（時期別）の目的（Dietz の分類）
（国立がん研究センターがん対策情報センター編：がんの療養とリハビリテーション．がんの冊子，がんと療養シリーズ．国立がん研究センターがん対策情報センター；2013．p.4[6]）をもとに作成）

MEMO
がんの転移の分類
①血行性に遠隔臓器に転移するもの（骨転移，脳転移など）
②リンパ行性に転移するもの（リンパ節転移）
③胸腔や腹腔に直接ばらまかれ転移するもの（播種性転移：がん性胸膜炎，腹膜播種，髄膜播種など）

ADL（activities of daily living；日常生活活動）

MEMO
Dietz の分類
Dietz JH（米国）が 1980～81 年に提唱したがんのリハビリテーションの病期別分類のこと．がんのリハビリテーションの目的を図1 のように4つに分類しており，これによりがんのリハビリテーションの目的を明確にすることができる．単に術後の機能回復のリハビリテーションだけではなく，診断直後からの能力低下の予防，余命の限られた時期の機能維持，緩和期の QOL 維持向上も大きな役割であることを示している．

ビリテーションの提供が確保されるようにすること」が新たに盛り込まれている．2018 年の「第3期がん対策推進基本計画」にもリハビリテーションは「がん医療の充実」のなかの 10 の項目に組み込まれている．

　今後は，より画一化され，質の高いがんのリハビリテーションが全国で提供されることが期待されている．

2. がんのリハビリテーションの病期別（時期別）分類

　がんのリハビリテーションは，病期別に予防的，回復的，維持的および緩和的リハビリテーションの4段階に分けられる（Dietz の分類；**図1**）[6]．いずれの段階においてもリハビリテーションは大きな役割を担う[3]．

3. がんのリハビリテーションの対象となる障害

　がんのリハビリテーションの対象となる障害は，がんそのものによる障害とがんの治療過程において起こりうる障害とに大別され（**表1**）[3]，さまざまな機能障害によって移乗動作や歩行，ADL，手段的 ADL に制限を生じ，QOL の低下をきたすおそれがある[3]．最近は運動器疾患とのかかわり（がんロコモ；Step

表1　リハビリテーションの対象となる障害の種類

がんそのものによる障害
1）がんの直接的影響
● 骨転移
● 脳腫瘍（脳転移）に伴う片麻痺，失語症など
● 脊髄・脊椎腫瘍（脊髄・脊椎転移）に伴う四肢麻痺，対麻痺
● 腫瘍の直接浸潤による神経障害（腕神経叢麻痺，腰仙骨神経叢麻痺，神経根症）
● 疼痛
2）がんの間接的影響（遠隔効果）
● がん末梢神経炎（運動性・感覚性多発性末梢神経炎）
● 悪性腫瘍随伴症候群（小脳性運動失調，筋炎に伴う筋力低下）

主に治療の過程において起こりうる障害
1）全身性の機能低下，廃用症候群
● 化学・放射線療法，造血幹細胞移植後
2）手術
● 骨・軟部腫瘍術後（患肢温存術後，四肢切断術後）
● 乳癌術後の肩関節拘縮
● 乳癌・子宮癌手術（腋窩・骨盤内リンパ節郭清）後のリンパ浮腫
● 頭頸部癌術後の嚥下・構音障害，発声障害
● 頸部リンパ節郭清後の肩甲周囲の運動障害
● 開胸・開腹術後の呼吸器合併症
3）化学療法
● 末梢神経障害など
4）放射線療法
● 横断性脊髄炎，腕神経叢麻痺，摂食嚥下障害

（日本がんリハビリテーション研究会編：がんのリハビリテーションベストプラクティス．金原出版；2015．p.10-26[3]）

MEMO
悪性腫瘍随伴症候群
がんによって引き起こされる疾患または症候のこと．肺癌，乳癌，卵巣癌，リンパ腫で多い．傍腫瘍性小脳変性症，多発性筋炎，皮膚筋炎，高カルシウム血症，トルソー症候群，腫瘍熱など多岐にわたる．

ここがポイント！
開胸・開腹術後の呼吸器合併症
術後に無気肺や閉塞性肺炎などの呼吸器合併症が発生するリスクがある．術前からの呼吸器リハビリテーション，喫煙者への禁煙指導を行うことが推奨される．

手段的 ADL
（instrumental activities of daily living：IADL）

表2 がん患者リハビリテーション料の対象患者

入院中のがん患者であって，以下のいずれかに該当する者をいい，医師が個別にがん患者リハビリテーションが必要であると認めるものである．

ア 食道癌，肺癌，縦隔腫瘍，胃癌，肝臓癌，胆嚢癌，膵臓癌または大腸癌と診断され，当該入院中に閉鎖循環式全身麻酔によりがんの治療のための手術が行われる予定の患者または行われた患者

イ 舌癌，口腔癌，咽頭癌，喉頭癌，その他頸部リンパ節郭清を必要とするがんにより入院し，当該入院中に放射線治療もしくは閉鎖循環式全身麻酔による手術が行われる予定の患者または行われた患者

ウ 乳癌により入院し，当該入院中にリンパ節郭清を伴う乳房切除術が行われる予定の患者または行われた患者で，術後に肩関節の運動障害等を起こす可能性がある患者

エ 骨軟部腫瘍またはがんの骨転移に対して，当該入院中に患肢温存術もしくは切断術，創外固定もしくはピン固定等の固定術，化学療法または放射線治療が行われる予定の患者または行われた患者

オ 原発性脳腫瘍または転移性脳腫瘍の患者であって，当該入院中に手術もしくは放射線治療が行われる予定の患者または行われた患者

カ 血液腫瘍により，当該入院中に化学療法もしくは造血幹細胞移植が行われる予定の患者または行われた患者

キ 当該入院中に骨髄抑制をきたしうる化学療法が行われる予定の患者または行われた患者

ク 在宅において緩和ケア主体で治療を行っている進行がんまたは末期がんの患者であって，症状増悪のため一時的に入院加療を行っており，在宅復帰を目的としたリハビリテーションが必要な患者

（医学通信社編：診療点数早見表2018年4月版. 医学通信社；2018. p.570-1[7]）

up 参照）も注目を集めている．これらの障害への対応を考慮されたがん患者リハビリテーション料の対象患者を**表2**[7]に示す．

4. がんのリハビリテーションの目的・目標設定と進め方

1）目的・目標

　がん患者にとって，がん自体に対する不安は当然大きく，さらにがんの直接的影響や治療（手術，化学療法，放射線療法など）による機能障害や能力低下に対する苦悩も同様に大きい．がんのリハビリテーションの目的は，これらの問題に対して，症状の緩和や二次的障害を予防し，機能や生活能力の維持・改善を図ることである[8]．

　ベネフィットとして機能，ADL，QOLの向上があげられ，リスクとしては全身状態の悪化，有害事象，転倒，骨折などがあげられる．身体的・心理的・社会的な現状を評価・判断し，リハビリテーションのバランスをとることが重要である．主治医もしくはリハビリテーション科医によって作成されるリハビリテーション処方には，目的・目標に加え，運動負荷量や運動の種類などに関しての注意事項が記載されることが望まれる．検査所見，画像所見に関する記載があると，リスク管理が行いやすい．

2）チーム医療（連携）

　がん患者へのかかわり方として，担当するリハビリテーションスタッフは，治療のスケジュールを把握して治療に伴う安静度や容態の変化を予測しながらプログラムを作成し，さらにカンファレンスに積極的に参加し，治療担当科の医師および他のメディカルスタッフと緊密にコミュニケーションをとる．特に進行した病期のがん患者の場合には，患者の身体機能や精神・心理面は日々変化し，当初のリハビリテーションの目標が現状と合致しないこともある．多職種でカンファレンスを開催し，医療者間の意思統一を図ることが必要である．

3）告知における説明と同意

　主治医の行う告知の原則は，「いかに事実を伝え，その後どのように患者とともに治療を計画し援助していくか」と考えられている．しかし，原発がんは告知されていても骨転移や脳転移については，家族が告知を望まない場合など患者本人には告知さ

MEMO
ベネフィット
患者が受けるメリット，利益．よい方向に向かう場合に使用される用語．

MEMO
有害事象
薬物との因果関係がはっきりしないものを含め，薬物を投与された患者（あるいはリハビリテーションを施行された患者）に生じたあらゆる好ましくない，あるいは意図しない徴候，症状，または病気のこと．

MEMO
カンファレンスに参加する職種
主治医，リハビリテーション科医，看護師，薬剤師，リハビリテーションセラピスト，管理栄養士，医療ソーシャルワーカーなど．

れていないこともあり，主治医がどこまで本人に説明しているか十分に注意を払う．原則としてリハビリテーションを行う際に，患者とその家族にリハビリテーションによって生じるベネフィットと生じる可能性のあるリスクについて説明し，同意を得る．

4）適切な疼痛管理と精神・心理的問題への配慮

疼痛管理はリハビリテーションを進めるうえで重要である．消炎鎮痛薬から医療用麻薬まで多様性のある治療が行われており，十分な確認が必要である．動作時に疼痛が増強する場合，リハビリテーション開始前にレスキューとしてオピオイドを頓用することもあるが，疼痛が隠されてしまうことがあり，注意を要する[8]．

がん患者は不安など精神・心理的問題を抱えていることが多く，リハビリテーションにあたってコミュニケーションや対応に苦慮することがある．連日対応できるリハビリテーションスタッフだからこそ寄り添える部分はあるが，看護師との情報共有をうまく図り，臨床心理士や精神腫瘍科医とも意見交換を行う[8]．

5. がんのリハビリテーションの実際（総論）

1）周術期

周術期リハビリテーションの目的は，術前および術後早期からのリハビリテーションにより術後の合併症を予防し，後遺症を最小限にしてすみやかな回復を図ることである．また，術前の患者は手術そのものに対する不安に加え，術後に生じる可能性のある機能障害による日常生活への影響，社会復帰の可能性，それまでに必要な期間などに対する不安も同じように大きい．術前にリハビリテーションスタッフの立場から術後のリハビリテーションと自宅復帰・社会復帰の過程について説明することで，その不安を軽減することも重要である．

周術期リハビリテーションのチーム連携には主治医の理解と協力を得ること，看護師・薬剤師などを含めた多職種カンファレンスに積極的に参加することが重要である．クリニカルパスの積極的活用もスムーズなリハビリテーションにつながりやすい[8]．

2）化学療法・放射線療法中

化学療法・放射線療法中には，がん自体や治療の有害事象による疼痛・しびれ，倦怠感，吐き気・下痢，口腔内の粘膜障害による食欲減退，栄養状態の悪化，睡眠障害，精神的ストレスなどが生じる．化学療法による心機能の低下（Step up 参照）も運動のリスクである．その結果として，日中の臥床傾向や不活動になると全身の筋力低下，体力低下，関節機能低下などに至り，さらに身体活動が低下する．そのため，化学療法・放射線療法中およびその後には身体活動性の維持向上を目標とした対応を積極的に行う．体力・持久力に乏しい患者では，短時間で低負荷の運動を頻回に行うことが基本であり，患者の要求に応じ気分転換や休息もうまく取り入れる．このような運動療法で，心肺機能や骨格筋機能の改善だけでなく，全身倦怠感の減少，精神面の安定，QOL の向上といった効果もある．

3）緩和ケア主体の時期

進行がんにおける緩和ケア主体の時期のリハビリテーションの目的は，「患者家族の希望/要望を十分に把握したうえで，身体に負担が少ない ADL の習得とその時期におけるできるかぎり質の高い生活を実現すること」[8]に集約される．疼痛や苦痛の強い時期でもあるのでその緩和を図りつつ，環境整備を考慮しながら ADL を拡大し，精神・心理的な援助も図る．患者の希望・要望を受け止めて，それらをかなえられるように多職種チームとしてかかわる．この時期はリハビリテーションスタッフのかかわりによって，以下のことが可能となる．
- 動作のコツや適切な補助具の使用を習得する．

●疼痛や筋力低下をカバーする方法を習得する.

●残存する能力をうまく活用してADL，基本動作，歩行の安全性を担保する.

　症状が安定してくると一時的な自宅退院の可能性もあり，在宅における介護指導や自宅環境調整などの準備も視野に入れる．一方，症状緩和治療やリハビリテーションによりある時期まではADLの維持・改善をみることができるが，症状の進行とともにADLが下降していく時期が必ずくる．それ以降は症状緩和や精神・心理面のサポートが中心となるリハビリテーションへ移行する．「リハビリテーションがまだ続けられている」「リハビリテーションセラピストが明日も部屋を訪れてくれる」という心理的支援もリハビリテーションの意義・効果といえる.

6. がんのリハビリテーションにおけるリスク管理

1）リスク管理と中止基準

　リハビリテーションを進めるうえで，全身状態，がんの進行度，治療経過について把握し，リスク管理を行うことは重要である．表3に示した中止基準は，がん患者が安全にリハビリテーションを行えるかどうかの目安として汎用されている．現実的には，これらの所見をすべて満たしていなくとも必要な理学療法は継続するが，その場合にはリハビリテーション処方の運動負荷量や運動の種類の詳細な指示・注意事項を確認すると同時に，全身状態の観察を注意深く行い，問題のあるときには躊躇せずに中断する[8].

　心肺機能の低下，貧血，四肢の筋萎縮・筋力低下，体力・全身持久力低下などにより，呼吸困難などの症状が乏しくとも，安静時や運動時の酸素化が低下していることもある．パルスオキシメータ（図2）によるSpO_2と脈拍の測定はリスク管理上有用であり，安静時・運動時の酸素動態と脈拍のモニタリングはリスク管理の面からも重要である[3].

2）がん悪液質

　末期がん患者では，しばしば食欲不振，体重減少，全身衰弱，倦怠感などを呈するが，このような状態を悪液質という．悪液質の特徴は，脂肪組織のみならず骨格筋の多大な喪失を呈することである．単なる飢餓状態では脂肪組織の減少が主であり，骨格筋の大きな喪失を伴わないことと対照的である．がん悪液質は単なる栄養学的異常ではなく，代謝，免疫，神経科学的異常によって引き起こされる病態であると考えられており，関連するサイトカインや腫瘍由来物質の同定と食欲，脂肪，筋肉などに対する作用が分子レベルで研究されつつある[9].

　骨格筋に関しては，腫瘍壊死因子や炎症性サイトカインが骨格筋の蛋白分解を増加させることで，骨格筋は萎縮し筋力や持久力の低下を引き起こす[9]．さらに，治療に伴う安静臥床は筋骨格系，心肺系などの廃用をもたらし，日常生活のさらなる制限をもたらすという悪循環に陥るため，易疲労に注意しながら低負荷・頻回の筋力トレーニングや関節可動域練習・ストレッチングを実施し，機能維持に努める．また，運動療法とともに，栄養面のサポートも必要である[3].

表3　がん患者におけるリハビリテーションの中止基準

1. 血液所見：ヘモグロビン7.5 g/dL以下，血小板50,000/μL以下，白血球3,000/μL以下
2. 骨皮質の50%以上の浸潤，骨中心部に向かう骨びらん，大腿骨の3 cm以上の病変などを有する長管骨の転移所見
3. 有腔内臓，血管，脊髄の圧迫
4. 疼痛，呼吸困難，運動制限を伴う胸膜，心嚢，腹膜，後腹膜への滲出液貯留
5. 中枢神経系の機能低下，意識障害，頭蓋内圧亢進
6. 低・高カリウム血症，低ナトリウム血症，低・高カルシウム血症
7. 起立性低血圧，160/100 mmHg以上の高血圧
8. 110回/分以上の頻脈，心室性不整脈

（辻　哲也編：がんのリハビリテーション．標準理学療法学・作業療法学・言語聴覚障害学，別巻．医学書院；2018．p.19-34[8]）

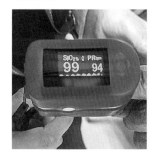

3）骨髄抑制

　骨髄抑制とは白血球・好中球減少による感染（発熱），血小板減少による出血傾向，ヘモグロビン減少による貧血症状が出現した状態をいう．化学療法中や放射線療法中は骨髄抑制を生じる可能性があり，血液所見に注意を払う必要がある．

（1）白血球の減少

　白血球が減少すると易感染性が問題となる．特に好中球が 500/μL 以下の場合は感染リスクが高く，顆粒球コロニー刺激因子（G-CSF）や予防的な抗菌薬投与，クリーンルーム管理などの感染予防対策を実施しながら，リハビリテーションを行う[10]．抗がん薬の職業性曝露にも注意を払う．

a．感染予防対策

　血液がん患者が治療中に骨髄抑制を生じた場合，クリーンルーム管理となることが多い．クリーンルーム入室前にはマスク着用，手指消毒を行う（**図3**）．クリーンルームはクラス 10,000 とクラス 100 に分かれている．クラスは空気の清浄度の単位であり，1 立方フィート（1 ft³）あたりの粒径 0.5 μm 以上の粒子（粉じん）の個数（個/ft³）で表される．

b．抗がん薬の職業性曝露

　殺細胞性抗がん薬や分子標的薬などの取り扱いに注意を要する抗がん薬など，曝露によって健康への有害な影響をもたらすか，または疑われる薬品を HD という．HD の投与時，HD 汚染された環境表面の接触時，輸液チューブから薬液がこぼれたとき，HD を投与された患者の排泄物や体液，使用後のリネン類の取り扱い時にセラピストも曝露する可能性がある．多くの HD は投与後 48 時間以内に排泄されるため，施設の基準に準じて曝露対策を行う必要がある．なかには排泄に 48 時間以上要す HD もあるため，曝露対策を継続する[11]．

（2）血小板の減少

　血小板が減少すると出血が問題となる．急性骨髄性白血病において，肉眼的な出血は血小板 20,000/μL 以上であればまれであり，脳内出血は血小板 10,000/μL 以上であれば生じない．

　一般的に，血小板が 30,000/μL 以上であれば運動の制限は必要ないが，10,000〜20,000/μL では有酸素運動主体にして抵抗運動は行わない．10,000/μL 以下の場合には，積極的な運動は行うべきではない．強い負荷での抵抗運動は筋肉内や関節内出血を引き起こす可能性があるので注意する．血小板数に応じた運動プログラム例を**表4**に示す．

（3）ヘモグロビンの減少

　ヘモグロビンが減少すると，貧血症状が問題となる（**表5**）．ヘモグロビン値が 7〜

表4　血小板数に応じた運動プログラム

血小板（/μL）	運動プログラム
150,000〜450,000	制限なく普通の活動
50,000〜150,000	漸増抵抗運動，水泳，自転車
30,000〜50,000	中等度活動運動・関節可動域練習，低負荷での筋力トレーニング（0.5〜1.0 kg，重くない抵抗・等速性），歩行，水中運動，エルゴメータ
20,000〜30,000	セルフケア，低負荷（自動・他動）での運動，機能動作練習
20,000 以下	主治医からの許可のもと，歩行とセルフケア（耐久性やバランスの安全を保つために必要であれば介助下），最小限の注意深い運動・活動，必要最小限の ADL のみ

（日本がんリハビリテーション研究会編：がんのリハビリテーションベストプラクティス．金原出版；2015．p.10-26[3]）

ヘモグロビン（hemoglobin：Hb）

白血球（white blood cell：WBC）
好中球（neutrophil）

MEMO
顆粒球コロニー刺激因子（granulocyte-colony stimulating factor：G-CSF）
サイトカインの一種で顆粒球産出の促進，好中球の機能を高める作用がある．

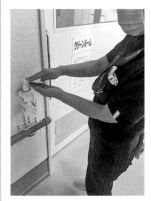

図3　クリーンルームへの入室時

HD（hazardous drugs）

血小板（platelet）

表5 ヘモグロビン (Hb) 濃度と貧血症状

Hb濃度 (g/dL)	貧血症状
9〜10	皮膚，口唇，口腔粘膜，眼瞼結膜の蒼白
8〜9	心拍数の増加，動悸，息切れ
7〜8	頭痛，めまい，耳鳴，倦怠感，四肢冷感，思考能力低下，心拍出量の低下，酸素不足
6〜7	心雑音
3〜6	口内炎，筋肉のこむらがえり，食欲不振，悪心，便秘，低体温（全身の酸素欠乏による）
3以下	心不全，浮腫，昏睡（生命にとって危険な状態）

（日本がんリハビリテーション研究会編：がんのリハビリテーションベストプラクティス．金原出版；2015．p.10-26[3]）

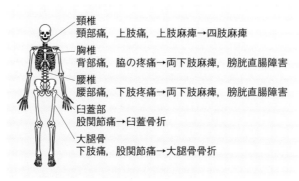

図4 骨転移の好発部位とその症状
（辻　哲也ほか編：癌のリハビリテーション．金原出版；2006．p.247[12]）

頚椎
頚部痛，上肢痛，上肢麻痺→四肢麻痺
胸椎
背部痛，脇の疼痛→両下肢麻痺，膀胱直腸障害
腰椎
腰部痛，下肢疼痛→両下肢麻痺，膀胱直腸障害
臼蓋部
股関節痛→臼蓋骨折
大腿骨
下肢痛，股関節痛→大腿骨骨折

表6 リハビリテーションにおいて骨転移が問題となりやすい原発巣

高頻度	前立腺癌，乳癌，腎癌，肺癌
中等度〜低頻度	甲状腺癌，肝癌，膀胱癌，子宮癌，食道癌，胃癌，卵巣癌

（宮越浩一編：がん患者のリハビリテーション―リスク管理とゴール設定．メジカルビュー社；2013．p.78-91[13]）

骨転移は Lecture 10 参照．

MEMO
骨シンチグラフィ
骨にがんが転移しているかどうかを，放射線を発する物質（アイソトープ）によって全身にわたって調べる検査．がん以外の骨の病気や骨折，骨周辺組織の炎症などもわかる．

病的骨折
(pathological fracture)

MEMO
骨関連事象 (skeletal related events : SRE)
①病的骨折，②骨病変に対する放射線治療，③骨病変に対する外科的手術，④脊髄圧迫，⑤高カルシウム血症，があげられる．

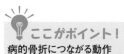
ここがポイント！
病的骨折につながる動作
● 大腿骨・上腕骨などの骨転移を認めた場合，長管骨は捻転に弱いため病的骨折を起こすことがある．身体を捻る動作を行わないよう動作指導が必要になる．

10 g/dL のときは，運動前後の脈拍数，SpO$_2$ や，動悸，息切れなどの自覚症状に注意し，7 g/dL 未満のときには積極的な運動は行うべきではない[3]．

4）骨転移

（1）骨転移の病態と診断
　骨転移は脊椎，骨盤や四肢長管骨近位部に好発し，初期症状として罹患部位の疼痛を生じるので（**図4**）[12]，進行がん患者が四肢・体幹の痛みを訴えた場合には常に骨転移を念頭におく．骨転移を生じやすいがんで，リハビリテーションにおいて問題になりやすいものは，前立腺癌，乳癌，腎癌，肺癌などである（**表6**）[13]．骨シンチグラフィ，CT，MRI，単純X線写真などの検査で骨転移の有無を確認する．骨転移を生じる進行がんでは，骨転移による疼痛により ADL および QOL の低下を生じることが多い．また，同様に病的骨折も ADL や QOL の低下の原因となる．病的骨折は，悪性腫瘍の転移により骨の強度が低下したことで生じる骨折で，外傷などによる一般的な骨折とは区別される．これらの有害な骨関連事象（SRE）に対して積極的な治療をすることで患者の ADL や QOL を向上させる．

（2）リハビリテーションの方針
　骨転移に対する治療方針は，腫瘍の放射線感受性，骨転移発生部位と患者の予想される生命予後などにより決定される．多くの場合で放射線照射が第一選択となり，長管骨転移では，病的骨折を生じると QOL の著しい低下をきたすため手術対象となることも多い．リハビリテーションに際しては全身の骨転移の有無，病的骨折や神経障害の程度を評価して，骨折のリスクを認識し，介入プログラムを組み立てる（**図5**）．リハビリテーション開始にあたっては，患者，家族への病的骨折のリスクについての説明を十分に行い，承諾を得る[8]．最近では，多職種参加の骨転移カンファレンス

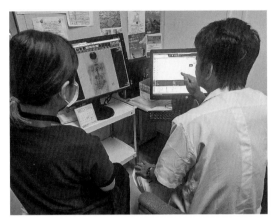

図5 介入プログラムの立案

（骨転移キャンサーボード）を開催し，骨転移の治療方針・リハビリテーションの方針を検討する施設も増えてきている．

5）血栓・塞栓症

（1）血栓・塞栓症の病態

進行したがん患者では凝固・線溶系の異常をきたしている場合があり，長期の安静臥床も相乗し血栓・塞栓症を生じるリスクが高い．下肢の深部静脈血栓症（DVT）の臨床症候は，局所浮腫，発赤，腓腹部の疼痛，熱感，ホーマンズ徴候である．DVTにより静脈系に生じた血栓が塞栓子となり，血流に乗って運ばれ肺動脈が閉塞すると肺血栓塞栓症（PTE）を生じる．完全に閉塞すると肺組織の壊死が起こり肺塞栓をきたす．自覚症状として突然の呼吸困難，胸痛，咳，血痰などを認めるが，突然ショック状態で発症する場合も多く，注意を要する[8]．

（2）DVT，PTE の診断

DVT は D ダイマー高値，下肢静脈超音波検査・造影 CT で，PTE は胸部 CT，肺血流・肺換気シンチグラフィ，心電図（右心負荷），動脈血ガス分析（低酸素血症），胸部 X 線検査（部分的透過性亢進）で診断される．

（3）DVT，PTE の治療と予防

DVT の診断後は抗凝固療法が開始され，肺塞栓のリスクが高い場合は下大静脈フィルターが挿入される．PTE の治療には，抗凝固療法と血栓溶解療法および深部静脈血栓の遊離による新たな肺塞栓を予防するために安静を要する．下肢マッサージも禁忌となる[8]．したがって DVT，PTE の予防が重要となる．以下に予防のポイントを示す．

- 弾性包帯：下肢を圧迫することで表在静脈に流れる血液を減少させて，深部静脈の血流を増やし，血栓形成を抑える．
- 間欠的空気圧迫法（フットポンプ）：足底部を反復的に圧迫することにより，足底部からの静脈血流を保つ．
- 足関節自動運動：下肢血流停滞を予防する．
- 安静期間の短縮

6）胸水・腹水

がん性胸膜炎はがん細胞を含む胸水の存在（悪性胸水），もしくは胸膜播種病変が単独あるいは悪性胸水を伴っている病態をいう．がん性胸膜炎などによって胸水が貯留している患者で安静時に呼吸困難を生じている場合には，呼吸法の指導やベッド上の体位の工夫が有効である．また軽度の動作によってすぐに SpO_2 の低下がみられることがあり，このような場合には少ないエネルギーで動作を遂行できるように指導

MEMO
がんサバイバー
がん治療を終えた患者だけでなく，がんと診断されたばかりの患者や，がんの治療中および経過観察中の患者なども含むすべての「がん体験者」のこと．

MEMO
緩和ケア病棟
主として苦痛の緩和を必要とする悪性腫瘍および後天性免疫不全症候群の患者を入院させ，緩和ケアを行うとともに，外来や在宅療養への円滑な移行も支援する病棟である．

MEMO
呼吸練習器具
インセンティブスパイロメトリーなど．深呼吸を促す目的で使用される．

RCT（randomized controlled trial；ランダム化比較試験）

し，環境を整える．呼吸困難により補助呼吸筋を使用している場合には，上肢動作により補助呼吸筋の使用が妨げられ，呼吸困難を悪化させるため注意を要する[8]．四肢に浮腫がみられる患者で胸水や腹水も貯留している場合には，圧迫やドレナージによって胸水・腹水が増悪することがあり，注意する．

7．今後の課題

　がんのリハビリテーションの重要性がうたわれている現在，いっそうのがん専門医療機関やがん診療連携拠点病院（Step up 参照）におけるリハビリテーション資源の拡充が重要である．さらに，超高齢社会での介護保険におけるがんのリハビリテーションの充実やがんサバイバーへの運動の提供も必要である．

　診療報酬算定上の課題として，2019 年度の時点では「がん患者リハビリテーション料」が算定可能であるのは入院がん患者に限られていることがある．外来でも算定できるようになることで恩恵を受ける患者が増加することが予想される．また緩和ケア病棟入院料の算定を届けている病棟では，疾患別リハビリテーション料は個別算定ができず包括される点が，リハビリテーションスタッフの介入を鈍らせている可能性があり今後の課題である．加えて，術前呼吸リハビリテーションに使用される呼吸練習器具は医療保険給付対象ではなく自己購入であり，患者負担となっていることも解消したい課題の一つである．

　学術研究としては，RCT を含むデザインされた研究を計画・実施すること，学会・学術集会で適切に報告すること，可能な限り論文として公表することが重要となる．ガイドライン（Step up 参照）とそれに準拠したプログラムの作成を行い，より質の高い医療を実践する必要がある．また，市民公開講座や講演会，一般向けのガイドブックの出版，メディア取材などで的確な情報発信を行うことも重要である．

■引用文献

1）国立がん研究センターがん対策情報センター：国立がん研究センターがん情報サービス．がん診療連携拠点病院等院内がん登録生存率集計．
https://ganjoho.jp/reg_stat/statistics/brochure/hosp_c_reg_surv.html
2）Fialka-Moser V, Crevenna R, et al.：Cancer rehabilitation：particularly with aspects on physical impairments. J Rehabil Med 2003；35（4）：153-62.
3）辻　哲也：総論．日本がんリハビリテーション研究会編．がんのリハビリテーションベストプラクティス．金原出版；2015．p.10-26.
4）辻　哲也：がん．久保俊一総編．リハビリテーション医学・医療コアテキスト．医学書院；2018．p.248-58.
5）鶴川俊洋，山下真由子ほか：総論—がんのリハビリテーション．臨床リハ 2015；24（1）：10-8.
6）国立がん研究センターがん対策情報センター編：がんの療養とリハビリテーション．がんの冊子，がんと療養シリーズ．国立がん研究センターがん対策情報センター；2013．p.4.
7）医学通信社編：診療点数早見表 2018 年 4 月版．医学通信社；2018．p.570-1.
8）辻　哲也：がんのリハビリテーション概論．辻　哲也編．がんのリハビリテーション．標準理学療法学・作業療法学・言語聴覚障害学，別巻．医学書院；2018．p.19-34.
9）赤水尚史：がん悪液質の病態．静脈経腸栄養 2008；23（4）：607-11.
10）渡邉純一郎：がん治療の理解—化学療法．臨床リハ 2003；12（10）：868-72.
11）福村直樹：がん薬物療法における職業性曝露対策ガイドライン 2019 年版．金原出版；2019．p.1-4
12）片桐浩久：原発性悪性骨・軟部腫瘍，転移性骨腫瘍．辻　哲也ほか編．癌のリハビリテーション．金原出版；2006．p.247.
13）宮越浩一：骨転移．宮越浩一編．がん患者のリハビリテーション—リスク管理とゴール設定．メジカルビュー社；2013．p.78-91.

Step up

1. がんロコモティブシンドローム（がんロコモ）

　人生100年時代に突入し健康寿命の延伸が国の政策の重要な位置づけを占めるようになってきている．このなかで，日本整形外科学会が運動器の痛みとそれに伴う運動・生活機能の低下を幅広く含むロコモティブシンドローム（以下，ロコモ）の概念を提唱している．これまで，健常者におけるロコモについては詳細が明らかになり，その予防が強調されてきた．しかしさまざまな疾患をもつ中高齢者における運動器への対応は，遅れがちとなっている．

　診療技術の向上によりがんの治療成績がよくなり，2018年の全がん罹患数は100万人を超え，担がん患者が激増し，2人に1人ががんになる時代である．根治しなくても長期間がんとともに生活する「がんと共存する時代」といわれるようになり，がんを「慢性疾患」としてとらえる疾患概念の変化も起きている．2018年12月，日本整形外科学会は「がんロコモ」対策を打ち出した[1]．がんロコモとは，「がん自体あるいはがんの治療によって，運動器の障害が起きて移動能力が低下した状態」と定義され，進行すれば要介護状態となる．

　がん患者において，最も頻度の高い症状は疼痛であり，疼痛コントロールを行い，不動化を防いでいくことががんロコモ予防には必要である．がんによる運動器に関する問題として，骨転移や軟部組織転移による骨折，麻痺もあげられる．がんの治療による臥床や有害事象により運動器が障害され，がんロコモになる場合もある．また，がん患者は高齢者が多く，変形性膝関節症や腰部脊柱管狭窄症，骨粗鬆症などの運動器疾患を合併している場合が多いため，がんロコモを併発しやすい状態といえる．がん治療を継続するためにも，がんだからこそ，がんロコモを予防し，動ける状態でいるということが必要不可欠となる．

2. 抗がん薬による心機能低下と運動療法

　抗がん薬による心毒性は最も重大な副作用のひとつである．古くからアントラサイクリン系抗がん薬や放射線治療（胸部への照射）が心血管合併症を引き起こすことは有名である．分子標的薬が登場してからは，これらによる新しい心毒性・血管毒性も注目されている．近年，患者の生命予後の延長や治療を受ける患者の高齢化，心毒性をもつ新規薬剤の使用や従来の薬剤の投与期間の長期化によって，心機能障害の発生率が高まっており，心毒性のマネジメントの重要性は増している．がん患者の心機能障害と運動療法に関する報告は少ないが，循環器疾患やそのリスクに関係なく，化学療法による心機能障害はすべての患者に起こる可能性があり，治療中の臨床症状の把握が重要である．

　アントラサイクリン系薬剤の心毒性は用量依存性で，用量制限が設けられているが，用量上限に達する前に心機能が低下する症例や，他の分子標的薬の追加投与により心不全を発症する症例もある．ドキソルビシン（アドリアシン®）では，総投与量が$500 \, mg/m^2$を超えると重篤な心筋障害を起こすことが多くなり，継時的な心臓超音波検査や累積投与量の把握が必要である[2]．また，化学療法の既往がその後の心血管疾患発病のリスク因子となりうることも指摘されている．高齢者ほど心不全を発症しやすいため，がんの治療を受ける年齢も高齢になってきている．よって日常生活や運動時における循環動態の管理が重要であり，心不全や心疾患の運動療法や心臓リハビリテーションの知識も必要となる．

3. がん診療連携拠点病院等[3]

　全国どこでも質の高いがん医療を提供することができるよう，全国にがん診療連携拠点病院が392か所（都道府県がん診療連携拠点病院50か所，地域がん診療連携拠点病院〈高度型〉14か所，地域がん診療連携拠点病院325か所，特定領域がん診療連携拠点病院1か所，国立がん研究センター2か所），地域がん診療病院が36か所，指定されている（平成31年4月1日現在）．小児・AYA（思春期・若年成人）世代の患者についても，全人的な質の高いがん医療および支援を受けることができるよう，全国に小児がん拠点病院が15か所，小児がん中央機関が2か所指定されている（平成31年4月1日現在）．さらに，ゲノム医療を必要とするがん患者が，全国どこにいても，がんゲノム医療を受けられる体制を構築するため，がんゲノム医療中核拠点病院が全国に11か所指定され，がんゲノム医療連携病院が156か所公表されている（平成31年4月1日現在）．これらの医療機関においては，専門的

ながん医療の提供，がん診療の地域連携協力体制の構築，がん患者・家族に対する相談支援および情報提供などが行われている．がん情報サービスによるとこのうち約 88％の施設でがんリハビリテーションが実施されており（平成 28 年 10 月現在），確実に発展してきている．ただし従事しているセラピストはまだけっして多くはないので，がんのリハビリテーションの量的・質的な発展はまだこれからである．

4. ガイドライン，学会，研究会について

　がんのリハビリテーションに関して，原発巣や治療的介入別に網羅された包括的なガイドラインは数少ない．2010 年にアメリカスポーツ医学会から発表された『がん患者の運動療法に関するガイドライン』では，「がん治療中・後の運動を実施する際には特別のリスク管理を要するが，運動の実施は安全である」と総括されている．日本においては「がんのリハビリテーションガイドライン作成のためのシステム構築に関する研究」が実施され，日本リハビリテーション医学会と協働して 2013 年 4 月に『がんのリハビリテーションガイドライン』が出版された．2016 年から改訂版に向けた作業が始まり，2019 年 6 月に『がんのリハビリテーション診療ガイドライン，第 2 版』が出版された．「発刊によせて」には「改訂版では，リハビリテーション治療の益と害のバランス，患者の価値観や好み，コスト（患者の負担）や臨床適応性（全国の医療施設で実施可能か）を十分に勘案し，多職種の医療職・がん患者団体代表のがんサバイバーも含む委員で構成された推奨決定会議での投票により推奨を決定した点が，初版と大きく異なる点である」[4]と記載されている．

　そのほか，日本臨床腫瘍学会，日本緩和医療学会，日本乳癌学会，日本頭頸部癌学会などから発刊される書籍などにおいてもがんのリハビリテーションに触れられており，一読の必要がある．学会，研究会においては多職種が参加する日本がんサポーティブ学会，日本がんリハビリテーション研究会，日本緩和医療学会，日本リハビリテーション医学会などで情報収集が可能である．臨床場面での経験は当然重要であるが，ガイドラインや学会参加を通じての学術的活動への参加も積極的に行ってほしい．

■引用文献

1）小又理恵子：始めよう，がんロコモ対策．ロコモティブシンドローム特集．日経メディカル特別編集版 2018/12/28.
2）牧浦大祐，井上順一朗ほか：化学療法中・後．日本がんリハビリテーション研究会編．がんのリハビリテーションベストプラクティス．金原出版；2015．p.186-93.
3）厚生労働省ホームページ：がん診療連携拠点病院等．
　https://www.mhlw.go.jp/stf/seisakunitsuite/bunya/kenkou_iryou/kenkou/gan/gan_byoin.html
4）辻　哲也：発刊によせて．日本リハビリテーション医学会がんのリハビリテーション診療ガイドライン改訂委員会編．がんのリハビリテーション診療ガイドライン，第 2 版．金原出版：2019.

■参考文献

1）酒井良忠：がんロコモとがんリハビリテーション治療との関係性．整形・災害外科 2019；62（7）：835-42.
2）辻　哲也：がんの基礎的理解．辻　哲也編．がんのリハビリテーションマニュアル—周術期から緩和ケアまで．医学書院；2011．p.12-22.

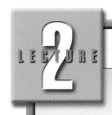

がんの疫学と治療

LECTURE 2

到達目標

- がん罹患, がん死亡, がん生存率の用語の意味を理解し, 最新の状況や部位別の特徴を理解する.
- がんのリスク要因について, エビデンスを把握する.
- がん治療の概観を理解する.

この講義を理解するために

疫学は, 集団を対象として健康に関連するさまざまな事象の頻度や分布について明らかにすることを目的とするため, 公衆衛生学など社会医学領域の知識が事前にあると理解が進みます. また, がんに関する基本的な病態の知識を有していることが望ましく, 部位別にがんの特徴を把握するためには, 臓器に関する解剖学的知識も必要です. 一方, 現行の教育過程では, がんに特化した講義が十分に組まれていない場合も予想され, 本講義を通してがんに関する知識をしっかりと身につけましょう. また, 近年のがん治療は日進月歩で, 常に情報が更新され続けており, 新しい治療法についても把握しておく必要があります.

そのため, 講義の前に以下の点についてあらかじめ整理・学習しておきましょう.

- ☐ 公衆衛生学など社会医学領域の用語を整理しておく.
- ☐ がんの基礎的な病態を理解しておく.
- ☐ 臓器に関する解剖学の知識を整理しておく.
- ☐ 最新のがん治療に関する適切な情報を取得しておく.

講義を終えて確認すること

- ☐ がん罹患, がん死亡, がん生存率の用語の意味を理解し, 最新の状況や部位別の特徴を理解できた.
- ☐ 生活習慣などを含めたがんのリスク要因について, エビデンスを把握できた.
- ☐ 三大治療をはじめとしたがん治療の概観を理解できた.

1. がんの疫学

疫学とは,「明確に規定された人間集団の中で出現する健康関連のいろいろな事象の頻度と分布およびそれらに影響を与える要因を明らかにして, 健康関連の諸問題に対する有効な対策樹立に役立てるための科学」[1] と定義されている.

がんのリハビリテーションの対象は最終的には個人であるが, 疫学はがんに関連するさまざまな事象の頻度や分布を観察することを目的とするため, 最初に集団としてのがんの疫学についてふれ, がんに関する全般的な記述統計と, 科学的根拠に基づくがんの発生に影響を与える要因について記述する.

1) がん統計

がんは, 1981 年以来, 日本人の死因第 1 位であり続け, 2016 年の罹患数は 1981 年の約 3.8 倍となっている. これは, 社会の高齢化, 診断技術の向上, およびがん登録制度の向上などが主な要因と考えられており, 男性では 50 代, 女性では 40 代を境にしてがんの罹患率が増加していることが示されている (図 1)[2]. がん罹患者が増加する一方で, がんの早期発見と治療技術の向上により, がん罹患後の生存率は飛躍的に向上している. そのため, がんによってさまざまな機能が低下した状態から回復し, 早期に社会復帰を目指すことを目的としたがんのリハビリテーションの重要性が高まっている.

(1) がん罹患

2016 年の 1 年間にがんと診断された症例の全国値は, 男性 566,574 人, 女性 428,499 人, 男女計 995,131 人と, 2015 年の男女合計 903,914 人より増加している[2]. がんの部位別罹患数をみると, 男性は胃, 前立腺, 大腸, 肺, 肝臓の順で, 女性は乳房, 大腸, 胃, 肺, 子宮の順で, 男女計では, 大腸, 胃, 肺, 乳房, 前立腺の順で多かった (表 1). しかし, 2014 年のがんの部位別罹患数では, 女性での多い順は変わらないが, 男性では胃, 肺, 大腸, 前立腺, 肝臓の順で多く, 年度ごとに罹患数が異なる.

年齢の違いによるがん罹患部位の特徴をみると, 男性では 40 歳以上で消化器系のがん (胃, 大腸, 肝臓) の罹患が多いが, 70 歳以上ではその割合は減少し, 前立腺癌と肺癌の割合が増加する傾向にある. 一方女性では, 40 歳代では乳癌, 子宮癌, 卵巣癌の罹患が多いが, 高齢になるほどその割合は減少し, 消化器系のがん (胃, 大

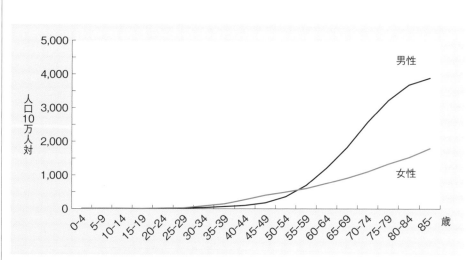

図 1 2014 年の年齢階級別の全がん罹患率
(国立がん研究センターがん情報サービス. 最新がん統計[2])

> **ここがポイント!**
> がん罹患数とがん死亡数の順位は一致しないことに注意が必要. その理由は, かかりやすいがん, 治癒が難しいがん等, がんの部位別によって異なるからである.

表 1　部位別がん罹患数（2016 年）

	1 位	2 位	3 位	4 位	5 位
男性	胃	前立腺	大腸	肺	肝臓
女性	乳房	大腸	胃	肺	子宮
男女計	大腸	胃	肺	乳房	前立腺

（国立がん研究センターがん情報サービス．最新がん統計[2]）

表 2　部位別がん死亡数（2018 年）

	1 位	2 位	3 位	4 位	5 位
男性	肺	胃	大腸	膵臓	肝臓
女性	大腸	肺	膵臓	胃	乳房
男女計	肺	大腸	胃	膵臓	肝臓

（国立がん研究センターがん情報サービス．最新がん統計[2]）

LECTURE 2

腸，肝臓）と肺癌の割合が増加する傾向にある．また男女別にがん罹患率を比較すると，多くの部位（口腔・咽頭，食道，胃，肝臓，喉頭，肺，膀胱，腎臓など）で男性が女性より高いが，甲状腺では女性のほうが男性より高い．累積罹患リスクから，生涯で何らかのがんに罹患する確率は，男性 62%（2 人に 1 人以上），女性 47%（2 人に 1 人）と推計されている[2]．

　がんの罹患を把握する手段として用いられる仕組みに「全国がん登録」があり，2016 年 1 月から始まった．これは，日本国内でがんと診断されたすべての人のデータを，国で一つにまとめて集計・分析・管理する新しい仕組みである．がんの罹患情報を収集する仕組みとして，従来より都道府県が主体となって実施してきた「地域がん登録」があるが，この仕組みでは，住んでいる都道府県以外の医療機関で把握されたがんや，がんに罹患してから他の都道府県に移動した人のデータが重複するなどの可能性があり，より正確ながん罹患情報を収集することが課題となっていた．がん罹患の実態を正確に把握することは，その後のがん対策や，医療計画全体にも影響を及ぼすため，「全国がん登録」によって得られる情報は非常に重要である．

（2）がん死亡

　2018 年にがんで死亡した人は 373,584 人（男性 218,625 人，女性 154,959 人）と国立がん研究センターより公表されている．がんの部位別死亡数をみると，男性は肺，胃，大腸，膵臓，肝臓の順で，女性は大腸，肺，膵臓，胃，乳房の順で，男女計では肺，大腸，胃，膵臓，肝臓の順で多かった（表 2）．累積死亡リスクから，生涯でがんによって死亡する確率は，男性 25%（4 人に 1 人），女性 15%（7 人に 1 人）と推計されている[2]．

　表 1 と表 2 を見比べると，がん罹患数とがん死亡数は部位別に特徴が異なっている．表 1 で，前立腺は男性の罹患数が多い部位だが，表 2 では 5 位までに入っていない．一方，表 1 より男性，女性ともに膵臓は罹患数が多い部位ではないが，表 2 より男性で 5 位，女性で 3 位と死亡数が多い部位であることがわかる．このようにがんの部位によっては，罹患数と死亡数は必ずしも一致しない場合がある．

（3）がん生存率

　生存率には実測生存率と相対生存率という考え方がある．実測生存率とは，実際に診療した患者の生存割合で，死因に関係なくすべての死亡を計算に含めた生存率である．一方，相対生存率とは，患者集団の実測生存率を，患者集団と同じ性や年齢構成の一般集団における期待生存率で除することによって算出する生存率である．これによって，がん以外の死因などによる影響を取り除いて解釈することが可能になる．

　国立がん研究センターが 2019 年に公表した全がんの 3 年実測生存率は 67.5%，相対生存率は 72.4%で，5 年実測生存率は 58.8%，相対生存率は 66.4%（前回 65.8%）であった[2]．部位別では，がん診療連携拠点病院等全体，都道府県別，施設別の 5 年生存率集計を行った結果，部位別の 5 年相対生存率は，高い部位から，前立腺（98.8%），乳房（女性）（92.2%），子宮体部（82.2%），喉頭（80.6%），腎（80.1%），子宮頸部（75.0%），大腸（72.6%），胃（71.4%），膀胱（68.4%），腎盂尿管（49.0%），食道（45.7%），肺（41.4%），肝臓（40.4%），胆嚢（29.3%），膵臓（9.8%）と報告さ

MEMO
累積罹患リスク
ある年齢までにある病気に罹患するおおよその確率．

MEMO
累積死亡リスク
ある年齢までにある病気で死亡するおおよその確率．

💡 **ここがポイント！**
表 1 と表 2 は対象年度が異なるので，解釈には注意が必要．

MEMO
全がん協（全国がんセンター協議会）
日本におけるがんの予防，診断および治療等の向上に資することを目的として，昭和 48 年に設立された．平成 26 年 7 月 1 日現在，全国 32 か所の，がんその他の悪性新生物の医療，調査研究および研修を行う公立病院またはこれに準じる医療施設で構成されている．
（ホームページより）

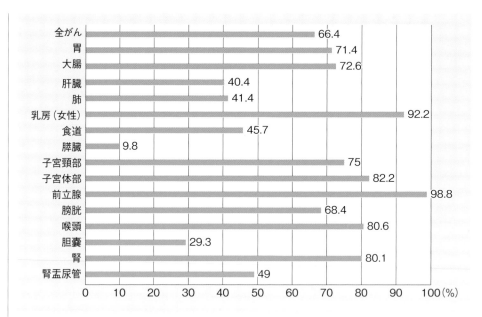

図2　部位別がん5年相対生存率
（国立がん研究センターがん情報サービス．最新がん統計[2]）

れている（**図2**）[2]．このように，がん生存率は，部位によって大きな差があり，がん生存率の違いが，がん罹患数とがん死亡数が異なる理由である．

　一方，これらの生存率は，がんの病期（ステージ）によっても異なる．乳癌では5年相対生存率は全体で92.2％と比較的高い割合だが，4段階の病期（UICC TNM総合ステージ）に分けて5年相対生存率では，ステージⅠ：99.8％，ステージⅡ：95.7％，ステージⅢ：80.6％，ステージⅣ：35.4％である[2]．この結果より，乳癌罹患者のだれしもが92.2％の5年相対生存率だと理解してはならない．仮にステージⅣの乳癌罹患者に対して，「5年相対生存率は92.2％です」と伝えたら，それはきわめて深刻な誤情報を与えたこととなる．記述統計から算出される数値を画一的に覚えることは，大きなあやまちを生む可能性がある．がんの部位や病期によって生存率が異なること，さらに，これらの数値がどのような集団によって算出されたかを，しっかりと理解したうえで情報を整理することが重要である．

2) がんのリスク要因

　がんは，さまざまな要因によって発症していると考えられており，その中には予防できるものも多く含まれている．日本人では男性のがんの53.3％，女性のがんの27.8％は，生活習慣や感染が原因で発症するという報告があり，そのうちの大きな原因は喫煙（男性：29.7％，女性：5.0％）と感染（男性：22.8％，女性：17.5％）が占めている[3]．

　国立がん研究センターが実施した評価では，喫煙，飲酒のリスクについては多くのがんで，またBMIの数値や感染については一部のがんで，その関連の確実性が示されている．一方，食事要因についてはほとんどの食品・栄養素において，いまだデータ不十分という評価であり，塩，緑茶，コーヒーなどの一部で関連が示されている（**図3**）[3]．

　国立がん研究センターでは，このようなリスク評価と，現時点で科学的に妥当な研究方法で明らかにされている結果をもとに，日本人のためのがん予防法を提示している（**表3**）．

(1) 喫煙

　国際がん研究機関（IARC）では，喫煙は肺だけでなく，口腔，咽頭，喉頭，食道，胃，大腸，膵臓，肝臓，腎臓，尿路，膀胱，子宮頸部，鼻腔，副鼻腔，卵巣のがんお

MEMO
BMI（body mass index）
計算式：［体重（kg）］÷［身長（m）の2乗］

MEMO
国際がん研究機関
（International Agency for Research on Cancer：IARC）
IARCは世界保健機関（WHO）の一機関で，発がん状況の監視，発がん原因の特定，発がん性物質のメカニズムの解明，発がん制御の科学的戦略の確立を目的として活動している．
（農林水産省ホームページより）

	全部位	肺	肝	胃	大腸 結腸	大腸 直腸	乳房	食道	膵	前立腺	子宮頸部	子宮体部（内膜）	卵巣	頭頚部	膀胱	血液
喫煙	確実↑	確実↑	確実↑	確実↑	可能性あり↑	可能性あり↑	可能性あり↑	確実↑	確実↑	データ不十分	確実↑	データ不十分	データ不十分	確実↑	確実↑	（急性骨髄性白血病）ほぼ確実↑
受動喫煙	データ不十分	確実↑	データ不十分	データ不十分	データ不十分	データ不十分	可能性あり↑	データ不十分	データ不十分	データ不十分	データ不十分	データ不十分	データ不十分		データ不十分	
飲酒	確実↑	データ不十分	確実↑	データ不十分	確実↑	確実↑	データ不十分	確実↑	データ不十分	データ不十分	データ不十分	データ不十分	データ不十分		データ不十分	
肥満	可能性あり↑（BMI 男18.5未満 女30以上）	データ不十分	ほぼ確実↑	データ不十分	ほぼ確実↑	ほぼ確実↑	（閉経前）可能性あり↓（BMI 30以上）（閉経後）確実↑	データ不十分	データ不十分	データ不十分	データ不十分	可能性あり↑	データ不十分			
運動	データ不十分	データ不十分			ほぼ確実↓	データ不十分	可能性あり↓				データ不十分	データ不十分	データ不十分			
感染症		（肺結核）可能性あり↑	（HBV, HCV）確実↑	（H.ピロリ菌）確実↑							（HPV16, 18）確実↑（HPV33, 52, 58 クラミジア）データ不十分					
糖尿病と関連マーカー	可能性あり↑	データ不十分	（糖尿病）ほぼ確実↑	データ不十分	可能性あり↑	可能性あり↑	データ不十分	データ不十分	ほぼ確実↑	データ不十分	データ不十分	可能性あり↑	データ不十分			
メタボ関連要因	データ不十分	データ不十分	データ不十分							データ不十分						
社会心理学的要因	データ不十分	データ不十分		データ不十分			データ不十分	データ不十分	データ不十分							
IARC Group 1		（職業性アスベスト）ほぼ確実↑	（砒素）データ不十分	（EBV）データ不十分			（ホルモン補充療法）データ不十分									
その他			（服薬歴）データ不十分		（高身長）データ不十分		（授乳）可能性あり↓				（授乳/服薬歴）データ不十分		（授乳/服薬歴）データ不十分	（授乳/服薬歴）データ不十分	（授乳/服薬歴）データ不十分	

図3　がんのリスク・予防要因の評価一覧
（国立がん研究センター社会と健康研究センター：科学的根拠に基づくがんリスク評価とがん予防ガイドライン提言に関する研究[3]）

および骨髄性白血病に対して発がん性があることについて十分なエビデンスがあると評価している[4]．また，禁煙した人では，吸い続けた人と比べて，口腔，喉頭，食道，胃，肺，膀胱，子宮頸部のがんのリスクが低いことが「確実」と評価している[4]．日本人を対象とした研究の系統的レビューによる因果関係評価では，喫煙により，がん全体のリスクが上がることは「確実」と評価されている[3]．部位別では，食道，肺，肝臓，胃，膵臓，子宮頸部，頭頚部，膀胱に対しては「確実」，急性骨髄性白血病に対しては「ほぼ確実」，大腸（直腸）と乳房に対しては「可能性あり」と評価されている[3]．

（2）飲酒

IARCの評価では，口腔，咽頭，喉頭，食道，肝臓，大腸，乳房（女性）の発がんについての十分なエビデンスがあると評価されている[4]．日本人を対象とした研究の系統的レビューによる因果関係評価では，飲酒によりがん全体のリスクが上がることは「確実」と評価されている[3]．部位別には，肝臓，大腸，食道のがんにおいてその影響が「確実」とされており，その他，胃，乳房，肺それぞれのがんについては，研究数はある程度あるものの関連性が一致しない，あるいは，個々の研究で関連がみられないため「データ不十分」と判定されている[3]．

（3）食事

世界がん研究基金（WCRF International/AICR）の報告によると，塩蔵食品が胃癌のリスクを上げることは，「ほぼ確実」とされている[5,6]．日本人を対象としたあるコ

表3　日本人のためのがん予防法

喫煙	タバコは吸わない．他人のタバコの煙を避ける．
飲酒	飲むなら，節度のある飲酒をする．
食事	偏らずバランスよくとる．・塩蔵食品，食塩の摂取は最小限にする．・野菜や果物不足にならない．・飲食物を熱い状態でとらない．
身体活動	日常生活を活動的にする
体形	適正な範囲内にする
感染	肝炎ウイルス感染検査と適切な措置をとる　機会があればピロリ菌検査を受ける

（国立がん研究センター社会と健康研究センター：科学的根拠に基づくがんリスク評価とがん予防ガイドライン提言に関する研究[3]）

 MEMO

科学的根拠に基づくリスク評価とがん予防ガイドライン提言に関する研究における評価基準[3]

確実である：
疫学研究の結果が一致していて，逆の結果はほとんどない．相当数の研究がある．なぜそうなるのか生物学的な説明が可能である．

ほぼ確実である：
疫学研究の結果がかなり一致してはいるが，その方法に欠点（研究期間が短い，研究数が少ない，対象者数が少ない，追跡が不完全など）があったり，逆の結果も複数あったりするために決定的ではない．

可能性がある：
研究は症例対照または横断研究に限られる．観察型の研究の数が十分でない．疫学研究以外の，臨床研究や実験結果などからは支持される．確認のために，もっと多くの疫学研究が実施され，その理由が生物学的に説明される必要がある．

十分ではない：
2，3の不確実な研究があるにとどまる．確認のために，もっと信頼性の高い方法で研究が実施される必要がある

ホート研究では，食塩摂取量の多いグループで胃癌のリスクが高まることが男性で示されている[3]．塩分濃度の高い食品を控えるとともに，食品の加工・保存に食塩を使わない工夫も必要である.

日本人を対象とした研究の系統的レビューによる因果関係評価では，野菜・果物の評価は食道癌のリスクが低くなるのは「ほぼ確実」，胃，および肺癌（果物のみ）のリスクが低くなる「可能性がある」という評価であった[3].

南米で高温で飲まれる習慣のあるマテ茶が食道癌のリスクを上げることは「ほぼ確実」であると指摘されている[5,6]．金属の吸い口から吸い込むように飲むもので，お茶の成分ではなく，高温により粘膜が障害されるためといわれている.

WCRF International/AICRでは，ハム・ソーセージ・ベーコンなどの加工肉や赤肉（牛，豚，羊など．鶏肉，魚は含まない）は大腸癌のリスクを上げることが「確実」と評価されている[5,6]．また，加工肉は胃癌のリスクを上げることが「ほぼ確実」と評価されている[5,6]．赤肉や加工肉は鶏肉などに比べて動物性脂肪含有量が高く，がんの発生にかかわる化合物や成分も含むことが知られている．IARCによる発がん性の分類によると，加工肉はグループ1（ヒトへの発がん性あり），赤肉はグループ2A（ほぼ確実にヒトへの発がん性あり）との評価であった[4]．一方，赤肉には鉄，亜鉛，ビタミンB_{12}など必要な栄養素も多く含まれているため，赤肉でも脂肪の少ないものの摂取や，バランスのとれた食生活における摂取を心がけることが重要である.

(4) 身体活動

WCRF International/AICRでは，中等度から強度の身体活動が，大腸（結腸）癌のリスクを下げることは「確実」，また，閉経後乳癌，子宮体癌のリスクを下げることは「ほぼ確実」，強度の身体活動により閉経前乳癌のリスクが下がることは「ほぼ確実」と評価されている．日本人を対象とした8研究においても，身体活動は大腸（結腸）癌のリスクを下げることは「ほぼ確実」と評価されている[3]．身体活動ががんに予防的な理由としては，肥満の改善をはじめ，性ホルモンやインスリンの調節，免疫調節機能の改善などがメカニズムとして推察されているが，これらのメカニズムが完全に解明されているわけではなく，今後の研究の積み重ねが必要である.

(5) 体形

WCRF International/AICRでは，肥満は，食道（腺がん），膵臓，肝臓，大腸，乳房（閉経後），子宮体部，腎臓の各部位のがんのリスクを上げることは「確実」と評価されている[5,6]．肥満に伴ってインスリンが十分に働かなくなり，インスリンが過剰に分泌されてしまう高インスリン血症をきたし，細胞の増殖・分化を促進するインスリン様成長因子が持続的に増加することで，結腸癌や膵癌などのリスクを上げると考えられている．また，脂肪組織からエストロゲン（女性ホルモン）が産生されることで，女性のなかでもとくに脂肪の多い人では，子宮体癌や閉経後乳癌のリスクを上げると考えられている.

(6) 感染

IARCにより，B型・C型肝炎ウイルスの持続感染は，肝癌および非ホジキンリンパ腫（C型肝炎ウイルス）について，また，ヒトパピローマウイルス16型は，子宮頸部，外陰，膣，陰茎，肛門，口腔，中咽頭，扁桃のがんについて，ヘリコバクター・ピロリ菌は非噴門部胃癌，胃MALTリンパ腫について，発がん要因であるのは「確実」（グループ1）と評価されている[4].

2. がん治療の概要

がんの治療法は，基本的には手術療法，化学療法，放射線療法が三大治療として実

施されている．近年では手術療法だけでなく，化学療法や放射線療法，あるいはこれらを組み合わせた集学的な治療が頻回に行われ，がん治療のバリエーションは多岐にわたる．この背景には，三大治療の技術的な進歩によって治療成績が向上したこと，また，その治療成績を科学的な根拠に基づいて標準化（標準治療）し，診療ガイドラインという形で適切に普及していることなどがあげられる．一方，これらの治療には，副作用や後遺症が伴うことが少なくない．がん治療の前後，あるいはがん治療中にリハビリテーションを施行する場合には，それぞれのがん治療の副作用や後遺症を十分に把握しながら，リハビリテーションアプローチを立案する．

1）手術療法

手術療法とは，手術によりがんの治療を行うことであり，がん周囲の組織やリンパ節を含めて切除することが一般的である．血液のがん（白血病やリンパ腫など）をのぞいて，手術療法はがん治療の中心とされており，第一に選択されることが多い．

手術療法のメリットは，がん病巣を完全に切除できれば体内からがんを消すことができる点であり，最も根治の可能性が高いことである．一方デメリットは，身体への侵襲があることや，それに対する回復過程に時間を要すること，別の合併症が引き起こされる可能性があることなどがあげられる．特に高齢者では，このようなデメリットのリスクが高くなる．

これに対し，最近では内視鏡を挿入して手術を行う鏡視下手術が行われることが増えている．低侵襲で行われるこの手術は体にかかる負担が少なく，入院期間の短縮や早期の社会復帰につながりやすい．

2）化学療法

化学療法とは，がん細胞の増殖を阻害する薬を患者に投与する治療法であり，主に以下の3種類が使用される．

（1）抗がん薬（細胞障害性）

一般的に「化学療法」といわれているのは細胞障害性の抗がん薬を使用した治療である．細胞障害性の抗がん薬の基本的な作用機序は，がん細胞が正常細胞に比べて細胞分裂が活発である特性を標的にしており，がん細胞が増加していくことを阻害したり，がんの細胞死を誘導したりする．しかし，このような抗がん薬はがん細胞だけでなく正常な細胞にも影響を与えるため，さまざまな副作用が生じやすい．特に正常細胞のなかでも比較的細胞分裂が活発である骨髄細胞，毛髪細胞，口腔粘膜などの細胞は影響を受けやすく，骨髄抑制，脱毛，口腔内膜炎などの副作用の出現につながる．

（2）ホルモン製剤（内分泌療法）

前立腺癌や乳癌など，ホルモンの働きにより腫瘍が増えていくがんに対して使用され，腫瘍が増える原因となるホルモンの働きを抑えることで，腫瘍の増殖を抑える効果がある．乳癌に対するホルモン療法の作用メカニズムは，乳癌の増殖を促すエストロゲンがエストロゲン受容体と結合するのを妨げることにより，ホルモン依存性の乳癌の増殖を抑える作用をもつ．この作用は，多くの臨床試験で乳癌の縮小効果や再発抑制効果が確認されており，標準治療の一つとなっている．しかし，ホルモン療法の効果が期待できるのはホルモン受容体をもった乳癌に限られ，全体の約7割といわれている．

（3）分子標的治療薬（分子標的薬）

従来の抗がん薬はがん細胞と正常細胞を区別することが難しく，多くの薬物有害反応を生じていた．しかし近年の分子生物学の急速な進歩により，がん細胞だけがもつ特徴を分子レベルでとらえられるようになり，それを標的とした薬が分子標的治療薬（分子標的薬）とよばれる．がん細胞特有の分子もしくは遺伝子にだけ働くため，正

MEMO
三大治療を基本とした標準治療以外の，エビデンスのない民間療法（代替療法）が多く存在する．適切な治療のアドバイスを受けるために，がん診療連携拠点病院のセカンドオピニオンやがん相談支援センターを活用することが推奨される．

MEMO
手術の前後や手術中に，化学療法や放射線療法などが行われることもあり，これを集学的治療という．

MEMO
手術療法と化学療法の組み合わせ
手術と化学療法を組み合わせる場合，手術の前後（術前・術後）ではそれぞれ目的が異なる．「術前化学療法」の目的は，腫瘍を薬で縮小させることで手術しやすい状態にすること，正常組織をできるだけ切除せずに残すこと，薬の治療効果をあらかじめ確認することなどである．「術後化学療法」の目的は，がんの再発する可能性を減らすことである．手術でがんを肉眼的に切除しても，体内に確認できないほど小さながんが残っていて，やがて再発する場合があるため，再発の可能性が高いと想定される場合には術後に化学療法を行う．

表4 代表的な分子標的治療薬の例

血管新生阻害薬	ベバシズマブ	結腸・直腸癌，非小細胞肺癌，乳癌，卵巣癌など
	パゾパニブ	悪性軟部腫瘍，腎細胞癌
	レゴラフェニブ	結腸・直腸癌
	ソラフェニブ	腎細胞癌，肝細胞癌
EGFR 阻害薬	セツキシマブ	結腸・直腸癌，頭頸部癌
	パニツムマブ	結腸・直腸癌
	ゲフィチニブ	非小細胞肺癌
HER2 阻害薬	トラスツズマブ	乳癌，胃癌
	ペルツズマブ	乳癌
Bcr-Abl 阻害薬	イマチニブ	慢性骨髄性白血病など

常な細胞への影響が比較的少ない．近年では消化器がんの治療をはじめ，さまざまながんに対して使用されている（**表4**）．

　分子標的薬のなかでベバシズマブなどの血管新生阻害薬は，がん細胞が自ら増殖するために酸素や栄養を補充する血管を新生させる働きを抑えることによって，がんの増殖を阻止する．また，*EGFR* 遺伝子変異を標的にしたアファチニブ，エルロチニブ，ゲフィチニブなどの分子標的薬は，EGFR が活性化しているがん細胞では EGFR に EGF が結合すると増殖が活性化されるため，その指令の伝達を遮断することによってがんの増殖を抑制する．一つの分子標的薬は複数のがん部位に対して使用される．従来型の部位別に治療手段を立案する医療から，個人の分子的特徴（バイオマーカー，遺伝子情報など）をもとに治療選択をする個別化医療（プレシジョンメディシン）は，この治療に代表的である．

3）放射線療法

　さまざまな種類の放射線（X 線，電子線，ガンマ線など）を用いて，がんを安全かつ効果的に治療する方法である．放射線はがん細胞内の遺伝子（DNA）にダメージを与え，がん細胞を破壊するのが主要な効果メカニズムである．高い治療効果と少ない副作用を目指して，がん細胞に多くの放射線量を照射し，周囲の正常組織にはできる限り少ない量の放射線を照射する方法が開発されているが，放射線によって正常細胞も同様にダメージを受ける．放射線治療の急性期的に起こる可能性のある副作用として，全身的なものでは疲労感やだるさ，食欲不振，貧血などのほか，感染や出血しやすくなるなどがあげられる．また，局所的なものでは，皮膚の変化（ただれ）などがある．

■引用文献

1）日本疫学会ホームページ．http://jeaweb.jp/
2）国立がん研究センターがん対策情報センター：国立がん研究センターがん情報サービス．最新がん統計．
　https://ganjoho.jp/reg_stat/statistics/stat/summary.html
3）国立がん研究センター社会と健康研究センター：科学的根拠に基づくがんリスク評価とがん予防ガイドライン提言に関する研究．
　https://epi.ncc.go.jp/can_prev/index.html
4）IARC Monographs – General Information.
　https://monographs.iarc.fr/iarc-monographs-preamble-preamble-to-the-iarc-monographs/
5）World Cancer Research Fund AIfCRF, Nutrition, Physical Activity, and the Prevention of Cancer：A Global Perspective. Washington, DC：American Institute for Cancer Research；2007.
6）The CUP Panel's judgements.
　http://wcrf.org/int/research-we-fund/continuous-update-project-findings-reports/continuous-update-project-cup-matrix.

EGFR（epidermal growth factor receptor；上皮成長因子受容体）
EGF（epidermal growth factor；上皮成長因子）

プレシジョンメディシン
（precision medicine）

LECTURE
2

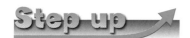

1.　がんサバイバー生存率（がんと診断されてからの年数別の生存率）

　がんサバイバー生存率は，診断から一定年数後生存している患者（サバイバー）の，その後の生存率である．胃癌，大腸（結腸と直腸）癌，膵癌，肺癌では，診断からの年数が経過するにつれて5年相対生存率は高くなる．比較的生存率が低い膵癌，肺癌でも，診断から5年後サバイバーの5年相対生存率は80％近い．一方，前立腺癌，肝癌，乳癌では，サバイバーのその後の生存率は，数年が経過してもあまり変わらない（図1）[1]．

2.　身体活動量とがん罹患

　国立がん研究センターによる多目的コホート研究から，身体活動量とがん罹患との関連について報告されている．この研究では，45〜74歳の男女約8万人を約8年間追跡した結果，男女とも，身体活動量が多い群ほど，何らかのがんに罹患するリスクが低下していることが明らかにされた（図2）．身体活動量の最小群と比較した場合，最大群のがん罹患リスクは，男性で0.87倍，女性で0.84倍だった．部位別にみると，男性では結腸癌，肝癌，膵癌で，女性では胃癌で，統計学的有意にがん罹患リスクが低下していた[2]．一方，腎癌，膀胱癌，腎盂尿管癌など

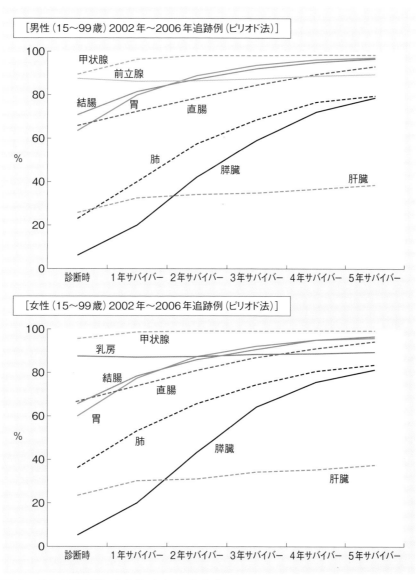

図1　がんの部位別にみたサバイバー生存率
（国立がん研究センターがん情報サービス．最新がん統計[1]）

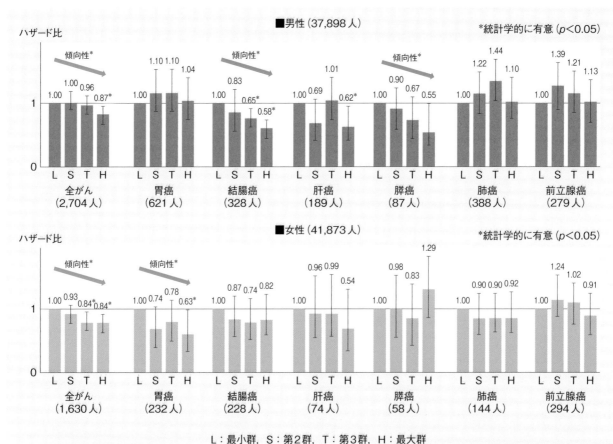

図2　1日の身体活動量（METs）とがん罹患との関連
79,771人を約7.5年追跡，追跡期間中のがん罹患4,334人．
（Inoue M, et al.：Am J Epidemiol 2008；168（4）：391-403[2]）

の泌尿器系のがんでは，身体活動量と関連を認めなかったという報告もあり，部位や地域（国）によって予防要因の影響は異なることも理解する必要がある[3]．

　身体活動量によるがんの予防効果のメカニズムは完全に解明されてはいない．しかし肥満の改善をはじめ，性ホルモンやインスリンおよびインスリン様成長因子1（insulin-like growth factor-1：IGF-1）の調節，免疫調節能の改善，フリーラジカル産生の抑制などが考えられている．

3. 免疫療法

　免疫療法は，免疫本来の力を回復させることによってがんを治療する方法で，近年注目されており研究が進められている．現在までの臨床での研究で，免疫チェックポイント阻害薬などの一部の薬剤に治療効果が認められている．2019年8月現在，保険診療として認められた免疫チェックポイント阻害薬は，**巻末資料・表1**を参照．

■引用文献

1）国立がん研究センターがん対策情報センター：国立がん研究センターがん情報サービス．最新がん統計．
　　https://ganjoho.jp/reg_stat/statistics/stat/summary.html
2）Inoue M, Yamamoto S, et al.：Daily total physical activity level and total cancer risk in men and women：results from a large-scale population-based cohort study in Japan. Am J Epidemiol 2008；168（4）：391-403.
3）Ihira H, Sawada N, et al.：Physical activity and subsequent risk of kidney, bladder and upper urinary tract cancer in the Japanese population：the Japan Public Health Centre-based Prospective Study. Br J Cancer 2019；120（5）：571-4.

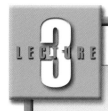

がん患者の評価尺度

到達目標

- がん患者のリハビリテーションを行ううえで，評価尺度を用いる目的を説明できる．
- がん患者の身体機能，活動能力の評価尺度とその特徴を理解し説明できる．
- がん患者の症状（身体的，心理的）の評価尺度とその特徴を理解し説明できる．
- がん患者の QOL（生活の質）や予後予測に用いる評価尺度とその特徴を理解し説明できる．

この講義を理解するために

　この講義では，がん患者に対するリハビリテーションの目的や目標を設定し，具体的なプログラムを判断する効果判定を行うために必要なさまざまな評価尺度について学習します．最初におおまかな身体機能や活動能力の評価に用いられる代表的な尺度を理解し，その後，がん患者に特有な症状や精神・心理的側面の評価尺度について学習します．さらに，QOL や生命予後を予測する評価尺度を理解し，がん患者を幅広い視点でとらえることを学習します．

　がん患者の評価尺度を学ぶにあたり，以下の項目をあらかじめ学習しておきましょう．

- □ 基本的ながんの種類と治療について学習しておく．
- □ がんのリハビリテーションの対象となる障害の種類について学習しておく．
- □ 各病期におけるがんのリハビリテーションの目的やリスク管理について学習しておく

講義を終えて確認すること

- □ がんのリハビリテーションで用いる評価尺度の目的を理解できた．
- □ がん患者の身体機能や活動能力の評価尺度と使用方法を理解できた．
- □ がん患者の身体的症状や精神・心理的症状の評価尺度と使用方法を理解できた．
- □ がん患者に用いる QOL の評価尺度と使用方法を理解できた．
- □ 生命予後の予測に用いる評価尺度と使用方法を理解できた．

1. 評価尺度を用いる意義

ADL（activities of daily living；日常生活活動）

QOL（quality of life；生活の質）

『がんのリハビリテーション診療ガイドライン第2版』(2019) では，がん患者の身体機能，ADL，QOL や予後予測などに用いる評価尺度については，信頼性・妥当性が検証されており，汎用されているものを用いることが推奨されている.

がんのリハビリテーションは，予防的，回復的，維持的，緩和的という4つの目的だけではなく，がんそのものによる症状やがん治療による二次的な症状，精神・心理的側面や社会的側面，QOL といったさまざまな範囲に影響を与える. がん患者の身体機能や活動能力などの評価は，リハビリテーションのプログラム立案や効果判定に必要であり，生命予後のおおまかな予測にも重要となる. 生存期間の予測は，がんリハビリテーションの目的やプログラムを決定する際，重要な情報である.

2. 身体機能，活動能力の評価尺度

ECOG（Eastern Cooperative Oncology Group）

(1) ECOG の Performance Status (PS)（表1）[1]

PS は，米国の ECOG が発表した活動能力の評価方法である. がん患者の身辺動作および日常生活活動の評価尺度として，日本でも多職種で広く用いられており，0～4の5段階で簡便に評価できることも特徴である. 数値が高くなるほど活動能力が低下していることを示し，おおまかに，PS 0～2 or 3～4 を境界として，積極的な抗がん治療を行うか否かを検討するなど，がんの治療現場で用いられている.

気をつけよう！
PS は，本来はがんの進行やがん治療など，がんによる直接的な影響での活動能力低下を把握する評価尺度であるが，脳転移や脊椎転移などによる運動麻痺の場合など，間接的な影響での活動能力低下を反映してしまうこともあり解釈には注意が必要である.

(2) Karnofsky Performance Status (KPS)（表2）[2]

KPS は，カルノフスキーらが発表した活動能力の評価方法であり，「0％：死」から「100％：正常」までの11段階で評価することができ，PS よりも段階が多く，患者の状態の変化をとらえやすいのが特徴である. KPS 100～90％ を PS 0，KPS 80～70％ を PS 1，KPS 60～50％ を PS 2 というように変換してとらえることも可能である.

カルノフスキー（Karnofsky）

(3) Palliative Performance Scale (PPS)（表3）[3]

PPS は，カナダのホスピスで作成された緩和ケアが主体となる時期のがん患者を対象とした活動能力の評価方法である. 歩行，活動と疾患の根拠，セルフケア，摂取量，意識レベルの5項目で，0～100％の11段階で評価する. 項目は，表の左側（歩行）から右へ優先度の高い順に並べられており，歩行から順番に評価し，患者の状態で最も当てはまる活動レベルを決定する. KPS での問題点も考慮し，終末期がん患

気をつけよう！
KPS は PS とならび広く用いられているが，古くから用いられている評価方法である. 入院治療を前提としている点や主観的判断を基準としている点は注意が必要である.

表1 PS

スコア	定義
0	まったく問題なく活動できる. 発病前と同じ日常生活が制限なく行える.
1	肉体的に激しい活動は制限されるが，歩行可能で，軽作業や座っての作業は行うことができる. 例：軽い家事，事務作業
2	歩行可能で自分の身の回りのことはすべて可能だが，作業はできない. 日中の50％以上はベッド外で過ごす.
3	限られた自分の身の回りのことしかできない. 日中の50％以上をベッドか椅子で過ごす.
4	全く動けない. 自分の身の回りのことはまったくできない. 完全にベッドか椅子で過ごす.

(Oken MM, et al.：Am J Clin Oncol 1982；5 (6)：649-55[1])

表2 KPS

%	症状	介助の要・不要
100	正常，臨床症状なし	正常な活動可能，特別のケアを要していない
90	軽い臨床症状があるが正常の活動が可能	
80	かなりの臨床症状があるが努力して正常の活動が可能	
70	自分自身の世話はできるが正常の活動・労働は不可能	労働不可能，家庭での療養可能，日常の行動の大部分に病状に応じて介助が必要
60	自分に必要なことはできるが時々介助が必要	
50	病状を考慮した看護および定期的な医療行為が必要	
40	動けず，適切な医療および看護が必要	自分自身のことをすることが不可能，入院治療が必要，疾患が急速に進行していく時期
30	まったく動けず入院が必要だが死はさしせまっていない	
20	非常に重症，入院が必要で精力的な治療が必要	
10	死期が切迫している	
0	死	

(Karnofsky DA, et al.：Cancer 1948：1（4）：634-56[2])

表3 PPS

%	歩行	活動と疾患の根拠	セルフケア	摂取量	意識レベル
100	歩行可能	日常生活ができ，病気の進行がみられない	自身でできる	食欲があり，一般食が食べられる	清明
90		日常生活ができ，軽度の病気の進行がみられる			
80		日常生活に努力が必要，軽度の病気の進行がみられる			
70	歩行量の減少	職場における労働が不可能，病気の進行が明らかである		すべての食種において食欲減退	
60		趣味，家事が不可能，病気の進行が明らかである			
50	主に座っているか，寝ている	すべての仕事（家事など），労働ができない，病気の重症度が明らかである	時々介助が必要		清明もしくは混乱がみられる
40	主にベッドでの生活	趣味（読書，編み物など）がほとんどできない，病気の重症度が明らかである	主に介助が必要，自身ではほとんどできない		清明もしくは傾眠，混乱がみられることもある
30	ベッドから起き上がれない状態	趣味（読書，編み物など）がまったくできない，病気の重症度が明らかである	完全介護		
20				少量の水，氷の摂取	傾眠もしくは昏睡状態，混乱がみられることもある
10				口腔ケア	
0	死亡	―	―	―	―

(Anderson F, et al.：J Palliat Care 1996；12（1）：5-11[3])

者の看護度判定や予後予測にも有用である．

(4) Cancer Functional Assessment Set (cFAS)（表4）[4]

　cFASは，がん患者の機能障害や能力障害の程度を包括的に評価し，リハビリテーションのプログラム立案や介入効果を的確に判定することを目的に，日本で開発された評価尺度である．最大動作能力，筋力，関節可動域，バランス，感覚，活動性を計24項目，102点満点で判定する．実際の判定は，がん患者の日々の身体的・精神的状態にも左右されるため，評価日の前後1日の最大能力で評価する．また，幅広く評価を用いることができるよう，特別な計測器機を必要としない．

3. その他の ADL および IADL の評価尺度

　ADLや手段的日常生活活動（IADL）の評価では，がん特異的な評価尺度はなく，他の疾患でも広く使用されているBIやFIMといった一般的な評価尺度が用いられ

IADL（instrumental activities of daily living）
BI（Barthel Index）
FIM（Functional Independence Measure）

表4　cFAS

評価項目		点	0	1	2	3	4	5
最大動作能力	起き上がり		全介助〜最大介助	中等介助	軽介助	見守り	補助具を要する	自立
	立ち上がり							
	移乗							
	50 m 歩行							
	階段昇降							
筋力	握力（kg）		<10	10〜15	15〜20	20〜25	25〜30	30≦
	体幹（45度傾斜座位から）		起き上がり不可	起き上がり可	弱い抵抗にも可	強い抵抗にも可		
	MMT：股屈曲		右/左	右/左	右/左	右/左	右/左	右/左
	MMT：膝伸展		右/左	右/左	右/左	右/左	右/左	右/左
	MMT：足背屈		右/左	右/左	右/左	右/左	右/左	右/左
関節可動域（度）	肩外転他動	右	<140	140〜165	165〜175	175≦		
		左	<140	140〜165	165〜175	175≦		
	足背屈他動	右	<5	5〜15	15〜25	25≦		
		左	<5	5〜15	15〜25	25≦		
バランス	開眼片脚立位（秒）	右	不可	1〜2	3〜4	5〜6	7〜9	10≦
		左	不可	1〜2	3〜4	5〜6	7〜9	10≦
	閉眼閉脚立位（体幹動揺：cm）		不可	10≦	5〜10	<5		
感覚	上肢		重度	中等度	軽度	正常		
	下肢		重度	中等度	軽度	正常		
活動性			ベッド上	自室内	病棟内/屋内	院内/屋外		

（Miyata C, et al.：Am J Phys Med Rehabil 2014；93（8）：656-64[4]）

ている．BI は，「できる ADL」を評価し，10 項目を 100 点満点で判定する．FIM は，「している ADL」を評価し，運動 13 項目と認知 5 項目の計 18 項目を 126 点満点で判定する．

　IADL は，ADL に関連する周辺の活動全般をさし，掃除・洗濯などの家事や炊事，買い物や交通機関の利用，金銭管理や服薬管理，電話対応や公共交通機関の利用などのさまざまな生活動作である．一般的に IADL は年齢や性別，生活環境などにより重要となる項目が異なるとされている．

Lawton IADL Scale

　代表的な IADL の評価尺度としては Lawton IADL Scale があり，電話の使用，買い物，乗り物の利用，金銭管理，服薬管理，食事の準備，掃除，洗濯の 8 項目（男性は前半の 5 項目）をそれぞれ非自立：0 点，自立：1 点の 2 段階で判定する．点数が高いほど自立していることを表す評価である．

4. 身体症状に関する評価尺度

1）痛みの強さ　（図 1）[5]

　がん患者の痛みは，部位，パターン，性状，ADL への影響度，増強因子や軽減因子など，さまざまな側面からの評価が必要である．痛みの強さは，治療効果の判定や目標設定，状態の変化をとらえるうえで重要であり，さまざまなツールが用いられている．NRS は，0〜10 の 11 段階の尺度で，痛みがまったくない場合を「0」，考えられる最悪の痛みを「10」として評価する．VAS は，100 mm の線の左端を「まったく痛みがない」，右端を「これ以上の強い痛みは考えられない」とした場合で，現在の痛みの程度を線上に記して評価する．VRS は，現在の痛みの程度を表している言葉を

NRS（Numerical Rating Scale）

VAS（Visual Analogue Scale）

VRS（Verbal Rating Scale）

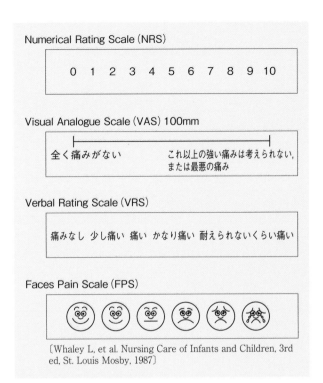

図1　痛みの強さの評価スケール
(日本緩和医療学会緩和医療ガイドライン委員会編：がん疼痛の薬物療法に関するガイドライン2014年版. 2014；金原出版. p.32[5])

選んで評価する．FPSは，現在の痛みの程度に一番合う顔の表情を選んで評価する．一般的には，道具や場所を選ばず，多段階の尺度で評価が可能であることからNRSが用いられている．

2) 倦怠感

がん関連倦怠感 (CRF) は，がん患者に特有の有害事象であり，がん治療を受けている患者の多くが経験する．がん関連倦怠感は休息による改善が得られにくく，QOLや生命予後にも影響する．がん患者の倦怠感については次の評価尺度を用い，患者の状態を定期的に把握するとともに，倦怠感を引き起こす要因の除去に努める．

(1) 日本語版簡易倦怠感尺度 (Brief Fatigue Inventory：BFI) (図2)[6]

BFIは，がん患者の倦怠感を簡便な質問で評価するために米国M.D.アンダーソンがんセンターで開発された尺度である．質問は10項目 (倦怠感の有無1項目，強さ3項目，生活への支障6項目) で構成され，24時間の倦怠感に関する内容を調査する．倦怠感の有無を除く9項目の0〜10で表される数値の平均を総合的倦怠感スコアとし，1〜3を軽症，4〜6を中等症，7〜10を重症と表現することもある．

(2) Cancer Fatigue Scale (CFS) (表5)[7]

CFSは，15項目の質問による全体的倦怠感に加え，身体的倦怠感，精神的倦怠感，認知的倦怠感という3つの下位尺度から構成され，得点が高いほど強い倦怠感を表す．各質問は5段階 (いいえ〜とても) で評価され，最高60点，各下位尺度の点数は決められた計算式をもとに算出する．

3) 呼吸困難感

呼吸困難感は，「呼吸に関する不快な感覚」と定義される．特に終末期のがん患者では呼吸困難感の出現頻度は高く，明らかな呼吸器病変がなくても生じるため，呼吸困難感の多面的な評価は重要である．

FPS (Faces Pain Scale)

CRF (cancer related fatigue)

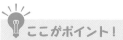

ここがポイント！
身体症状の評価では，安静時の点数だけでなく，動作時やADL場面での変化（軽減因子・増悪因子の把握），さらにはどの程度ADLに支障をきたしているかを知ることが重要である．

簡易倦怠感調査票

登録番号 _____　　　病院番号 _____

日付：____／____／____　　時刻：_____
氏名：_____　_____
　　　　姓　　　　　　名

だれでも一生のうちには，とても疲れたり，とてもだるかったりすることがあります。
この1週間に，普通とは異なる疲れやだるさを感じましたか？
　　　　　　　　　　　　　　　　はい □　　いいえ □

1. あなたが今感じているだるさ（倦怠感，疲労感）を
　　もっともよく表す数字1つに○をして下さい。

0	1	2	3	4	5	6	7	8	9	10
だるさなし										これ以上考えられないほどのだるさ

2. この24時間にあなたが感じた通常のだるさ（倦怠感，疲労感）を
　　もっともよく表す数字1つに○をして下さい。

0	1	2	3	4	5	6	7	8	9	10
だるさなし										これ以上考えられないほどのだるさ

3. この24時間にあなたが感じたもっとも強いだるさ（倦怠感，疲労感）を
　　もっともよく表す数字1つに○をして下さい。

0	1	2	3	4	5	6	7	8	9	10
だるさなし										これ以上考えられないほどのだるさ

4. この24時間のうちで，だるさがあなたの生活にどれほど支障になったかを
　　もっともよく表す数字1つに○をして下さい。

A. 日常生活の全般的活動
0	1	2	3	4	5	6	7	8	9	10
支障なし										完全に支障になった

B. 気持ち，情緒
0	1	2	3	4	5	6	7	8	9	10
支障なし										完全に支障になった

C. 歩行能力
0	1	2	3	4	5	6	7	8	9	10
支障なし										完全に支障になった

D. 通常の仕事（家庭外での仕事や毎日の生活における雑事を含む）
0	1	2	3	4	5	6	7	8	9	10
支障なし										完全に支障になった

E. 対人関係
0	1	2	3	4	5	6	7	8	9	10
支障なし										完全に支障になった

F. 生活を楽しむこと
0	1	2	3	4	5	6	7	8	9	10
支障なし										完全に支障になった

図2　倦怠感の評価指標−日本語版簡易倦怠感尺度（BFI）
（UT. M. D. ANDERSON. CANCER CENTER 1997/Okuyama T, et al.：J Pain Symptom Manage 2003；25（2）：106-17[6]）

Cancer Dyspnoea Scale（CDS）（表6）[8]

　CDSは，12項目の質問による総合的な呼吸困難感に加え，努力呼吸感，呼吸不快感，呼吸不安感という3つの下位尺度から構成され，得点が高いほど強い呼吸困難感を表す．各質問は5段階（いいえ〜とても）で評価され，最高48点，各下位尺度の点数は決められた計算式をもとに算出する．

5. 包括的な症状の評価尺度

（1）M.D. Anderson Symptom Inventory 日本語版（MDASI-J）（図3）[9]

　MDASI-Jは，米国M.D.アンダーソンがんセンターで開発され，痛みやだるさ，吐き気，息切れ，食欲不振，気持ちなどの13項目の身体・精神症状の程度と生活全般や情緒，仕事，楽しみなど6項目の生活への支障について評価する尺度である．症状ごとの把握や要因の分析に用いるとともに，症状スコアの平均や支障スコアの平均を算出し，総合的な患者の状態を評価する．吐き気，嘔吐，食欲不振の3項目の平均を消化器スコア，それ以外の10の症状項目の平均を一般症状スコアとして扱う．

気をつけよう！
評価票を使用する際は，患者の状態（せん妄，認知機能低下）による信頼性低下，質問内容によるストレスなど，患者の身体的・心理的状態に十分な配慮が必要である．

表5 倦怠感の評価指標（CFS）

この質問票ではだるさについておたずねします.
各々の質問について，現在のあなたの状態に最も当てはまる番号に，ひとつだけ○をつけて下さい.
あまり深く考えずに，第一印象でお答え下さい.

いま現在…	いいえ	すこし	まあまあ	かなり	とても
1 疲れやすいですか？	1	2	3	4	5
2 横になっていたいと感じますか？	1	2	3	4	5
3 ぐったりと感じますか？	1	2	3	4	5
4 不注意になったと感じますか？	1	2	3	4	5
5 活気はありますか？	1	2	3	4	5
6 身体がだるいと感じますか？	1	2	3	4	5
7 言い間違いが増えたように感じますか？	1	2	3	4	5
8 物事に興味をもてますか？	1	2	3	4	5
9 うんざりと感じますか？	1	2	3	4	5
10 忘れやすくなったと感じますか？	1	2	3	4	5
11 物事に集中することはできますか？	1	2	3	4	5
12 おっくうに感じますか？	1	2	3	4	5
13 考える早さは落ちたと感じますか？	1	2	3	4	5
14 がんばろうと思うことができますか？	1	2	3	4	5
15 身の置き所のないようなだるさを感じますか？	1	2	3	4	5

(Okuyama T, et al. : J Pain Symptom Manage 2000 ; 19 (1) : 5-14[7])

MEMO

CFS の計算方法
身体的倦怠感（点）＝（項目1, 2, 3, 6, 9, 12, 15 の合計点）−7
精神的倦怠感（点）＝20−（項目5, 8, 11, 14 の合計点）
認知的倦怠感（点）＝（項目4, 7, 10, 13 の合計点）−4

LECTURE 3

表6 呼吸困難感の評価指標（CDS）

あなたの息切れ感，息苦しさについておたずねします.
この数日間に感じられた息苦しさの状態にもっともあてはまる番号に各々一つだけ○をつけてください.
感じたまま第一印象でお答えください.

	いいえ	少しし	まあまあ	かなり	とても
1 らくに息を吸い込めますか？	1	2	3	4	5
2 らくに息をはき出せますか？	1	2	3	4	5
3 ゆっくり呼吸ができますか？	1	2	3	4	5
4 息切れを感じますか？	1	2	3	4	5
5 ドキドキして汗が出るような息苦しさを感じますか？	1	2	3	4	5
6 「はあはあ」する感じがしますか？	1	2	3	4	5
7 身のおきどころのないような息苦しさを感じますか？	1	2	3	4	5
8 呼吸が浅い感じがしますか？	1	2	3	4	5
9 息が止まってしまいそうな感じがしますか？	1	2	3	4	5
10 空気の通り道がせまくなったような感じがしますか？	1	2	3	4	5
11 おぼれるような感じがしますか？	1	2	3	4	5
12 空気の通り道に，何かひっかかっているような感じがしますか？	1	2	3	4	5

(Tanaka K, et al. : Br J Cancer 2000 ; 82 (4) : 800-5[8])

MEMO

CDS の計算方法
呼吸努力感（点）＝（項目4, 6, 8, 10, 12 の合計点）−5
呼吸不快感（点）＝15−（項目1, 2, 3 の合計点）
呼吸不安感（点）＝（項目5, 7, 9, 11 の合計点）−4

(2) The Japanese version of the Support Team Assessment Schedule (STAS-J)（巻末資料・図1，2参照）[10,11]

　STAS-J は，英国で開発されたホスピスや緩和ケア領域における包括的な評価尺度である．痛みのコントロール，症状が患者に及ぼす影響，患者の不安，家族の不安，患者の病状認識，家族の病状認識，患者と家族とのコミュニケーション，医療専門職

症状評価票（M.D.アンダーソンがんセンター版）

Ⅰ．あなたの症状の強さはどのくらいですか？

がん患者さんは，病気やその治療から生じる症状を経験することがあります．ここでは，***この24時間***に以下の症状がどのくらいの強さだったかをお聞きします．各項目について0（症状は全くなかった）から10（症状はこれ以上考えられないほど強かった（ひどかった））までの数字に1つだけ○をつけてください．

		全くなかった										これ以上考えられないほど強かった（ひどかった）
1	**痛み**が最も強かった時の程度は？	0	1	2	3	4	5	6	7	8	9	10
2	**だるさ（つかれ）**が最も強かった時の程度は？	0	1	2	3	4	5	6	7	8	9	10
3	**吐き気**が最も強かった時の程度は？	0	1	2	3	4	5	6	7	8	9	10
4	**睡眠の障害**が最もひどかった時の程度は？	0	1	2	3	4	5	6	7	8	9	10
5	**ストレス**が最も強かった時の程度は？	0	1	2	3	4	5	6	7	8	9	10
6	**息切れ**が最も強かった時の程度は？	0	1	2	3	4	5	6	7	8	9	10
7	**もの忘れ**が最もひどかった時の程度は？	0	1	2	3	4	5	6	7	8	9	10
8	**食欲不振**が最も強かった時の程度は？	0	1	2	3	4	5	6	7	8	9	10
9	**眠気（うとうとした感じ）**が最も強かった時の程度は？	0	1	2	3	4	5	6	7	8	9	10
10	**口の渇き**が最も強かった時の程度は？	0	1	2	3	4	5	6	7	8	9	10
11	**悲しい気持ち**が最も強かった時の程度は？	0	1	2	3	4	5	6	7	8	9	10
12	**嘔吐**が最もひどかった時の程度は？	0	1	2	3	4	5	6	7	8	9	10
13	**しびれやピリピリ痛む感じ**が最も強かった時の程度は？	0	1	2	3	4	5	6	7	8	9	10

Ⅱ．あなたの症状は，どのくらい生活の支障になりましたか？

症状はしばしば私たちの気持ちや活動の妨げになります．***この24時間***，あなたの症状は以下の項目についてどのくらい支障になりましたか？

		支障なかった										完全に支障になった
14	**日常生活の全般的活動**には？	0	1	2	3	4	5	6	7	8	9	10
15	**気持ち，情緒**には？	0	1	2	3	4	5	6	7	8	9	10
16	**仕事（家事を含む）**には？	0	1	2	3	4	5	6	7	8	9	10
17	**対人関係**には？	0	1	2	3	4	5	6	7	8	9	10
18	**歩くこと**には？	0	1	2	3	4	5	6	7	8	9	10
19	**生活を楽しむこと**には？	0	1	2	3	4	5	6	7	8	9	10

図3　MDASI-J

（Okuyama T, et al.：J Pain Symptom Manage 2003；26（6）：1093-104[9]）

間のコミュニケーション，患者・家族に対する医療専門職とのコミュニケーションの9項目で構成される．第3版（2007）では，STAS-J 症状版が新たに追加されている．

6．精神・心理面の評価尺度

がん患者の抑うつ状態や不安などの精神・心理的側面の評価尺度には，包括的な評価尺度やQOLの評価尺度における心理項目が用いられる場合，あるいは精神・心理評価に限定した評価尺度が用いられている．精神・心理的問題は，がん患者のリハビリテーションの目標設定やプログラムの実施において大きく影響するため，的確な評価が重要である．

(1) Hospital Anxiety and Depression Scale (HADS)（巻末資料・図3参照）[12]

HADSは，がん患者に限らない身体的な疾患を有する患者の抑うつと不安の評価尺度である．評価は，不安（HADS-A）に関する7項目，および抑うつ（HADS-D）に関する7項目の計14項目について，各項目を4段階で判定する．

MEMO

HADS-A（7項目）で8点以上を不安状態，HADS-D（7項目）で11点以上を抑うつ状態と判定する．合計点（14項目）を用いる場合は，0～7点は不安・抑うつなし，8～10点は不安・抑うつの疑い，11点以上は不安・抑うつありと判定する．

(2) Profile of Mood States (POMS)

POMSは，感情や気分，情緒といった主観的側面の評価尺度であり，緊張・不安，抑うつ・落ち込み，怒り・敵意，活気，疲労，混乱の6つの気分尺度からなる全65項目の質問で構成される．被検者に対する負担軽減のために短縮版も用意され，がん患者に限らず広く用いられている．現在ではPOMS 2（2nd Edition）が発表され使用されているが，使用には登録が必要となる．

(3) つらさと支障の寒暖計 (Distress and Impact Thermometer：DIT)（図4）[13]

DITは，がん患者に多い適応障害やうつ病のスクリーニングツールとして作成された自記式質問票である．確定診断を目的とした評価尺度ではないが，HADSと同

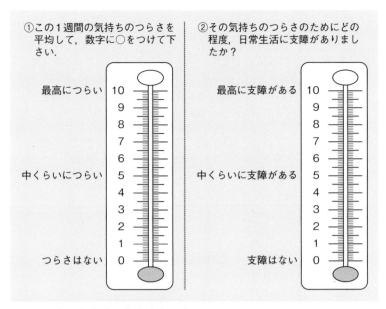

図4　つらさと支障の寒暖計（DIT）
（Akizuki N, et al.：J Pain Symptom Manage 2005：29（1）：91-9[13]）

程度のスクリーニング精度（感度，特異度）を有することが確認されている．簡便に点数で評価することができ，専門家以外でも容易に扱うことができるのも特徴である．スクリーニングの目的によりいくつかのカットオフ値が使用されているが，つらさの点数が4点以上，かつ支障の点数が3点以上で，適応障害もしくはうつ病を発見できる．

7. QOL の評価尺度

がん患者の QOL 評価尺度には，どのような疾患でも用いることができるように，一般的な状態を評価する SF-36 や EQ-5D などの包括的尺度，がんという疾患に特異的な症状も含めて評価できる FACT や EORTC QLQ などのがん特異的尺度がある．がん患者に特異的な評価尺度では，身体面，役割や機能面，精神・心理面，社会面といった QOL の各側面に関連する項目，加えて，がんの種類，治療法，症状などの特異性に対応した項目が設定されている．がん患者のリハビリテーションで目標設定や効果判定などに用いる場合，どのような評価尺度が適切であるかについて一定の見解はなく，がんの種類や病期，評価の利用目的などに応じて個別に選択することが重要である．

(1) Medical Outcomes Study 36-Item Short-Form Health Survey (SF-36)

SF-36 は，がん患者に限らない健康関連 QOL の評価尺度として広く一般的に用いられている．身体機能，日常役割機能，身体の痛み，活力，心の健康など8領域で計36項目の質問から構成され，100点満点で判定する．短縮版（SF-8）が用意されていること，国際的に普及していること，国民標準値との比較が可能（SF-36v2）といった特徴がある．

(2) Functional Assessment of Cancer Therapy (FACT)（表7）[14]

FACT は，がん患者の特異的な健康関連 QOL の評価尺度として広くがん診療および臨床試験の分野で用いられている．中心となる質問紙（FACT-G）は，身体面7項目，社会・家族面7項目，心理面6項目，機能面7項目の4つの下位尺度で構成され，27項目の質問からなる評価尺度である．さらに追加の下位尺度として，がん種別，

調べてみよう
QOL の評価尺度
さまざまな QOL 評価尺度が存在するため，それぞれの特徴を比較してみよう．

MEMO
FACT-G（FACT-General）
例えば肺癌患者の QOL 評価に用いる場合，
FACT-G のスコア＋肺癌用の追加下位尺度のスコア＝FACT-L（肺癌）のスコア
として評価できる．

表 7 FACT の構成

FACT-G の下位項目（合計 27 項目）
- 身体面（physical well-being）7 項目
- 社会・家族面（social/family well-being）7 項目
- 心理面（emotional well-being）6 項目
- 機能面（functional well-being）7 項目

追加の下位項目
- がん種別：12 種類（乳癌，肺癌，前立腺癌など）
- 治療関連：4 種類（免疫療法，神経毒性など）
- 症状関連：7 種類（悪液質，疲労など）
- スピリチュアル：1 種類

（Cella DF, et al.：J Clin Oncol 1993；11（3）：570-9[14]）

表 8 EORTC QLQ の構成

- 総合的 QOL（global health status）
- 身体面（physical functioning）
- 役割面（role functioning）
- 認知面（cognitive functioning）
- 心理面（emotional functioning）
- 社会面（social functioning）
- 症状スケール（symptom scales）

合計 30 項目（緩和医療用は 15 項目：C15-PAL）
下位尺度別の合計点を 100 点満点に換算

（Aaronson NK, et al.：J Natl Cancer Inst 1993；85（5）：365-76[15]）

表 9 EORTC QLQ-C15-PAL 質問項目

1 屋外の短い距離を歩くことに支障がありますか
2 一日中ベッドやイスで過ごさなければなりませんか
3 食べること，衣類を着ること，顔や体を洗うこと，トイレに行くことに人の手を借りる必要がありますか
4 息切れがありましたか
5 痛みがありましたか
6 睡眠に支障がありましたか
7 体力が弱くなったと感じましたか
8 食欲がないと感じましたか
9 吐き気がありましたか
10 便秘がありましたか
11 疲れていましたか
12 痛みがあなたの日々の活動のさまたげになりましたか
13 緊張した気分でしたか
14 落ち込んだ気分でしたか
15 この一週間，あなたの全体的な生活の質はどの程度だったでしょうか

（Aaronson NK, et al.：J Natl Cancer Inst 1993；85（5）：365-76[15]／Groenvold M, et al.：Eur J Cancer 2006；42（1）：55-64[16]）

治療関連，症状関連，スピリチュアルという使用目的に合わせた質問項目も用意されている．

(3) European Organization for Research and Treatment of Cancer Quality of Life Questionnaire（EORTC QLQ）（表 8，9）[15, 16]

EORTC QLQ は，FACT 同様にがん患者の QOL を評価する尺度として作成され，世界的に広く用いられている．身体，役割，認知，情緒，社会生活の 5 項目の機能スケールと疲労感，疼痛，悪心・嘔吐，呼吸困難，不眠，食欲不振，便秘，下痢，経済的困難の 9 項目の症状スケールで構成され，30 項目の質問からなる評価尺度である（EORTC QLQ-C30）．緩和ケアを受けるがん患者にも簡便に適用できるよう，質問項目を 15 項目に絞った短縮版も開発されている（EORTC QLQ-C15-PAL）．

8. 栄養の評価尺度

がん患者では，がんにより引き起こされる悪液質や症状，治療，精神機能の低下などに伴う二次的な栄養障害が生じることも多く，このような栄養障害による体重減少は生命予後にも影響する．悪液質や二次的な栄養障害への対応では，できるだけ早期からの適切なマネージメントが重要であり，各時期に合ったスクリーニングは必須である．

(1) 簡易栄養状態評価表（Mini Nutritional Assessment：MNA®）

MNA® は，栄養障害を簡便に評価するがん患者に限らない評価表である．6 個の

📖 **調べてみよう**
MNA® の評価内容は，https://www.mna-elderly.com/forms/MNA_japanese.pdf より確認することができる．

予診項目（最大 14 点）と 12 個の問診項目（最大 16 点）の合計 30 点で評価する．予診項目で 12 点以上の場合は栄養状態良好としてそれ以降の問診を行わないこともできる．現在では，予診の 6 項目を利用し，スクリーニングとして用いられることが多い（MNA-SF）．結果の解釈には 65 歳以上の高齢者を対象に作成されている点も考慮する．

(2) Patient Generated Subjective Global Assessment (PG-SGA) 日本語版

　PG-SGA は，栄養状態評価の尺度として海外でも広く用いられている．患者による自己記入の主観的評価と医療者による客観的評価を含めた包括的な栄養評価として，栄養サポートチームの活動などでも用いられている．栄養状態のスクリーニングだけでなく，低栄養の病態を把握することもできる．

■引用文献

1) Oken MM, Creech RH, et al.：Toxicity and response criteria of the Eastern Cooperative Oncology Group. Am J Clin Oncol 1982；5（6）：649-55.
2) Karnofsky DA, Abelmann WH, et al.：The use of nitrogen mustard in the palliative treatment of carcinoma. Carner 1948；1（4）；634-56.
3) Anderson F, Downing GM, et al.：Palliative performance scale（PPS）：a new tool. J Palliat Care 1996；12（1）：5-11.
4) Miyata C, Tsuji T, et al.：Cancer Functional Assessment Set：a new tool for functional evaluation in cancer. Am J Phys Med Rehabil 2014；93（8）：656-64.
5) 日本緩和医療学会緩和医療ガイドライン委員会編：がん疼痛の薬物療法に関するガイドライン 2014 年版．2014；金原出版．p.32.
6) Okuyama T, Wang XS, et al.：Validation study of the Japanese version of the brief fatigue inventory. J Pain Symptom Manage 2003；25（2）：106-17.
7) Okuyama T, Akechi T, et al.：Development and validation of the Cancer Fatigue Scale：a brief, three-dimensional, self-rating scale for assessment of fatigue in cancer patients. J Pain Symptom Manage 2000；19（1）：5-14.
8) Tanaka K, Akechi T, et al.：Development and validation of the Cancer Dyspnoea Scale：a multidimensional, brief, self-rating scale. Br J Cancer 2000；82（4）：800-5.
9) Okuyama T, Wang XS, et al.：Japanese version of the MD Anderson Symptom Inventory：a validation study. J Pain Symptom Manage 2003；26（6）：1093-104.
10) Miyashita M, Matoba K, et al.：Reliability and validity of the Japanese version of the Support Team Assessment Schedule（STAS-J）. Palliat Support Care 2004；2（4）：379-85.
11) STAS ワーキング・グループ編：STAS-J（STAS 日本語版）スコアリングマニュアル，第 3 版．日本ホスピス・緩和ケア研究振興財団；2007.
12) Zigmond AS, Snaith RP（北村俊則訳）：Hospital anxiety and depression scale（HAD 尺度）．精神科診断学 1993；4（3）：371-2.
13) Akizuki N, Yamawaki S, et al.：Development of an Impact Thermometer for use in combination with the Distress Thermometer as a brief screening tool for adjustment disorders and/or major depression in cancer patients. J Pain Symptom Manage 2005；29（1）：91-9.
14) Cella DF, Tulsky DS, et al.：The Functional Assessment of Cancer Therapy scale：development and validation of the general measure. J Clin Oncol 1993；11（3）：570-9.
15) Aaronson NK, Ahmedzai S, et al.：The European Organization for Research and Treatment of Cancer QLQ-C30：a quality-of-life instrument for use in international clinical trials in oncology. J Natl Cancer Inst 1993；85（5）：365-76.
16) Groenvold M, Petersen MA, et al.：The development of the EORTC QLQ-C15-PAL：a shortened questionnaire for cancer patients in palliative care. Eur J Cancer 2006；42（1）：55-64.

📖 **調べてみよう**

PG-SGA の評価内容は，Japanese. http://pt-global.org/?page_id=6098 より確認することができる.

LECTURE
3

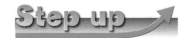

予後予測に用いられる評価尺度

生命予後の予測は，リハビリテーションの目的やゴール設定に大きな影響を与える．今後の見通しを知ることで，予防的，回復的，維持的，緩和的といったリハビリテーションの目的の中心をどこにおくのかを明確にすることが可能となる．しかし，がん治療の進歩に伴い生命予後も改善しているため，予後予測の尺度はできる限り最新のものを利用することが望ましい．

Palliative Prognostic Score (PaP score)（表1)[1]は，月単位の中期的生命予後を予測する評価尺度である．医師の臨床的な予後予測に加え，KPS（講義・表2)，食思不振，呼吸困難，白血球数，リンパ球割合の6項目の合計点により算出する．得点が高いほど生命予後が短いことを示し，カットオフ値を指標に用いる場合は，9点以上では生命予後21日以下，5.5点以下では生命予後30日以上の可能性が高いとしている．その他，生存曲線による指標を用いる場合，生存期間が30日を超える確率として，0〜5.5点の群は70%以上，5.6〜11点の群は30〜70%，11.1〜17.5点の群は30%未満と報告されている．

Palliative Prognostic Index (PPI)（表2)[2]は，短期的（週単位）な予後を予測する評価尺度である．血液検査の数値や医師の主観を用いないため，在宅療養中のがん患者でも使用しやすいことが特徴である．PPS（講義・表3)，経口摂取，浮腫，安静時呼吸困難，せん妄の5項目の合計点により算出する．合計点が大きいほど生命予後が短いことを示し，6点より大きい場合は生命予後が3週以内である可能性が高く（感度80%，特異度85%)，4点より大きい場合は生命予後が6週以内である可能性が高い（感度80%，特異度77%)．

骨転移に対する治療方針や生命予後の見通し，骨転移部位の病的骨折のリスクについて評価することは，がんリハビリテーションを行ううえでも重要となる．片桐スコア（Lecture 10参照）は骨転移を有するがん患者の生命予後の予測に用いる．6つの因子から点数を合計し，6か月，12か月，24か月のそれぞれの生存率を3つの群で予測できると報告されている．0〜3点の群では6か月で98%，12か月で91%，24か月で77%，4〜6点の群ではそれぞれ74%，50%，28%，7〜10点の群では27%，6%，2%である．

■引用文献

1) Pirovano M, Maltoni M, et al.：A new palliative prognostic score：a first step for the staging of terminally ill cancer patients. Italian Multicenter and Study Group on Palliative Care. J Pain Symptom Manage 1999；17 (4)：231-9.
2) Morita T, Tsunoda J, et al.：The Palliative Prognostic Index：a scoring system for survival prediction of terminally ill cancer patients. Support Care Cancer1999；7 (3)：128-33.

表1 PaP score

項目	基準	点数
臨床的な予後の予測	1〜2週	8.5
	3〜4週	6.0
	5〜6週	4.5
	7〜10週	2.5
	11〜12週	2.0
	>12週	0
KPS	10〜20	2.5
	≧30	0
食思不振	あり	1.5
	なし	0
呼吸困難	あり	1.0
	なし	0
白血球数 (/mm³)	>11,000	1.5
	8,501〜11,000	0.5
	≦8,500	0
リンパ球 (%)	0〜11.9	2.5
	12〜19.9	1.0
	≧20	0

(Maltoni M, et al.：J Pain Symptom Manage 1999；17 (4)：231-9[1])

表2 PPI

項目	基準	点数
PPS	10〜20	4.0
	30〜50	2.5
	≧60	0
経口摂取[*1]	著明に減少（数口以下）	2.5
	中等度減少（数口より多い）	1.0
	正常	0
浮腫	あり	1.0
	なし	0
安静時呼吸困難	あり	3.5
	なし	0
せん妄[*2]	あり	4.0
	なし	0

＊1：消化管閉塞のための高カロリー輸液を試行している場合は0点.
＊2：原因が薬物単独によるものは含めない.

(Morita T, et al.：Support Care Cancer1999；7 (3)：128-33[2])

周術期リハビリテーション（1）
肺癌，消化器癌

到達目標

- 肺癌および消化器癌（主に食道癌）の患者に対する周術期リハビリテーションの目的について理解する．
- 肺癌や消化器癌の外科的侵襲が生体へ与える影響や機能障害を理解する．
- 周術期に必要な理学療法のポイントを理解する．
- 周術期に理学療法を行う際に必要なリスク管理を理解する．

この講義を理解するために

　この講義では肺癌や消化器癌（主に食道癌）の患者に対する周術期リハビリテーションについて学びます．周術期とは術前から術後を含めた一連の期間をさし，周術期リハビリテーションは手術に伴う合併症や身体的影響を抑え，手術からのスムーズな回復を図ることを目的に，術前から術後にかけて行います．

　肺癌や消化器癌に対して外科的治療を行うと，開胸や開腹に伴う手術侵襲が加わります．手術侵襲が生体に与える影響を理解していないと，手術前後における適切な理学療法の選択ができず，リスク管理もできません．この講義では周術期リハビリテーションとして行う運動療法を含む呼吸理学療法の内容，周術期に起こる問題点やリスク管理について解説します．

　この講義を学ぶにあたり，以下の項目をあらかじめ学習しておきましょう．

☐ 肺や消化器の機能について学習しておく．

☐ 肺癌や消化器癌発症の危険因子や症状について学習しておく．

☐ 肺癌や消化器癌の手術適応について学習しておく．

講義を終えて確認すること

☐ 周術期リハビリテーションの必要性を理解できた．

☐ 周術期リハビリテーションの流れを理解できた．

☐ 術前に行う理学療法の内容を把握できた．

☐ 術後に起こる身体的な影響と合併症について理解できた．

☐ 術後に行う理学療法と必要なリスク管理について理解できた．

1．周術期リハビリテーション

周術期とは術前から術後の期間をさし，この期間に行うリハビリテーションを周術期リハビリテーションとよんでいる．手術侵襲による身体機能への影響についてはさまざまな報告があり，侵襲による合併症や後遺症は術後の回復に大きな影響を与える．周術期リハビリテーションは術後の合併症を予防し後遺症を最小限にすることで，スムーズな早期退院を可能にするといわれている[1]．

2016年のがん罹患数の全国合計では男性が約56.7万人，女性が約42.8万人であり，そのうち肺癌や消化器癌の罹患率は男性で約6割，女性で約5割弱と高い割合を占める[1]．このような罹患率の高い肺癌や消化器癌は手術件数も多く，病院では周術期リハビリテーションの依頼を受ける機会が多くなっている．

肺癌や消化器癌の手術のように切除目的に行う手術は，開胸・開腹による高度侵襲を伴う場合が多いため，手術侵襲が生体に及ぼす影響を十分に理解しておく必要があり，早期回復や合併症の予防を目的とした術後早期のリハビリテーションを行う際のリスク管理が重要となる．

1）肺癌

（1）疫学

肺癌の死亡率は高く，2017年の報告ではがん死亡全体に占める割合は，男性では約24%で第1位，女性では約14%で第2位となっている[1]．肺癌と喫煙は関連が強く，喫煙の肺癌死亡リスクは男性で4.8倍，女性で3.9倍であり，肺癌予防には禁煙が重要であるとされている．

（2）診断

a．症状と診断方法

肺癌発症の早期では無症状であることが多く，初期症状として咳や痰などの呼吸器症状が出現するが，癌の進展に伴って組織を浸潤し，血痰，胸痛，呼吸困難，嗄声などが出現する．

診断の流れとしては，胸部X線像やCT像の陰影の性状などから肺癌を疑う場合は，喀痰細胞診や気管支鏡生検などを行い，病理学的に診断される．肺癌は症状が出現してから治療を開始しても予後不良であることが多く，検診などによる早期発見が重要である．そのほかに，脳MRIや骨シンチグラフィ，PETなどにより，脳や骨，リンパ節への転移の有無を確認し，治療方針を決定するための病期診断を行う．

b．病期診断

上記のような全身検査をもとに，腫瘍の大きさやリンパ節転移の程度，遠隔臓器転移の有無などに応じてTNM分類により治療前の進行度（臨床病期）を決定する（**表1，2**）[2]．TNM分類は治療法決定の基準となるだけでなく，予後予測の目安となる．

（3）治療

a．治療法の選択

肺癌は非小細胞癌か小細胞癌かによって大まかに治療法が選択される．小細胞癌の場合は早期からリンパ節転移や遠隔転移をきたしやすいこともあり，化学療法や放射線療法が中心とされている．

非小細胞癌の場合には外科的手術が適応となるが，臨床病期ごとに治療法が分けられている．Ⅰ～Ⅱ期は手術適応となるが，縦隔リンパ節転移の有無で術前後の化学療法や放射線療法を組み合わせる．Ⅲ～Ⅳ期は一般的に手術適応とはならず，化学療法

MEMO
がん罹患数
2016年に新たにがんと診断された罹患数は約99.5万人であり，部位別では男性が胃，前立腺，大腸，肺，肝臓，女性が乳房，大腸，胃，肺，子宮の順であった．Lecture 2 参照．

MEMO
喀痰細胞診
患者から採取した痰を顕微鏡で調べてがん細胞の有無を確認する．肺癌の場合は痰の中にがん細胞が排出されることもあるので，診断法の一つとされている．
気管支鏡生検
直径5mm程度の管を口や鼻から挿入し気管支内を直接観察することで正確な判断が可能となり，組織や細胞を採取することもできる．

MEMO
骨シンチグラフィ
放射性薬剤を点滴で投与し，放射される放射線を特別なカメラでとらえて全身の骨の様子を観察する．骨の代謝や反応がさかんな場所に薬剤が集まるので，骨の腫瘍や炎症の診断ができる．
PET（positron emission tomography）
がん細胞は正常細胞に比べてたくさんのブドウ糖を取り込むという性質がある．これを利用しブドウ糖に近い成分の検査薬を体内に注射し，しばらくしてから全身をPETで撮影する．検査薬が多く集まる場所を見つけることで，がん細胞を発見する手がかりとなる．

MEMO
胸腔鏡下手術（video-assisted thoracic surgery：VATS）
小さなビデオカメラを胸腔内に挿入してモニター画面を見ながら，別の小さな穴から手術器具を挿入して肺を切除する方法．通常の開胸に比べて創も小さく，術後の痛みも少ないことが特徴．

表 1　肺癌の TNM 臨床分類

T-原発腫瘍	N-所属リンパ節
TX　原発腫瘍の存在が判定できない，あるいは喀痰または気管支洗浄細胞診でのみ陽性で，画像診断や気管支鏡では観察できない	NX　所属リンパ節が判定できない
TO　原発腫瘍を認めない	N0　所属リンパ節に転移なし
Tis　上皮内癌（carcinoma in situ）：肺野型の場合は充実成分 0 cm かつ病変全体径≦3 cm	N1　同側気管支周囲かつ/または同側肺門，肺内リンパ節への転移で原発腫瘍の直接浸潤を含める
T1　腫瘍の充実成分≦3 cm，肺または臓側胸膜に囲まれている．葉気管支より中枢への浸潤が気管支鏡上認められない（すなわち主気管支に及んでいない）	N2　同側縦隔かつ/または気管分岐部リンパ節への転移
T1mi　微小浸潤性腺癌：部分充実型を示し，充実成分≦0.5 かつ病変全体径≦3 cm	N3　対側縦隔，対側肺門，同側あるいは対側の前斜角筋，鎖骨上リンパ節への転移
T1a　充実成分径≦1 cm でかつ Tis・T1mi には相当しない	**M-遠隔転移**
T1b　充実成分径>1 cm でかつ≦2 cm	M0　遠隔転移なし
T1c　充実成分径>2 cm でかつ≦3 cm	M1　遠隔転移がある
T2　充実成分径>3 cm かつ≦5 cm，または充実成分≦3 cm でも以下のいずれかであるもの	M1a　対側肺内の副腫瘍結節，胸膜または心膜の結節，悪性胸水（同側・対側），悪性心嚢水
・主気管支に浸潤が及ぶが，気管分岐部には及ばない	M1b　肺以外の一臓器への単発遠隔転移がある
・臓側胸膜に浸潤	M1c　肺以外の一臓器または多臓器への多発転移がある
・肺門まで連続する部分的なまたは一側全体の無気肺か閉塞性肺炎がある	M1 は転移臓器によって以下のように記載する
T2a　充実成分径>3 cm でかつ≦4 cm	肺：PUL，骨髄：MAR，骨：OSS，胸膜：PLE，肝臓：
T2b　充実成分径>4 cm でかつ≦5 cm	HEP，腹膜：PER，脳：BRA，副腎：ADR，リンパ節：
T3　充実成分径>5 cm でかつ≦7 cm，または充実成分径≦5 cm でも以下のいずれかにあたるもの	LYM，皮膚：SKI，その他：OTH

T-原発腫瘍（続き）
・壁側胸膜，胸壁（superior sulcus tumor を含む），横隔神経，心膜のいずれかに直接浸潤
・同一葉内の不連続な副腫瘍結節
T4　充実成分径>7 cm，または大きさを問わず横隔膜，縦隔，心臓，大血管，気管，反回神経，食道，椎体，気管分岐部への浸潤，あるいは同側の異なった肺葉内の副腫瘍結節
注）「病変全体径」とはすりガラス成分と充実成分を合わせた最大径，「充実成分径」とは充実成分の最大径を表す

（日本肺癌学会編：臨床・病理肺癌取り扱い規約．第8版．金原出版；2017．p.3-4[2]）

表 2　肺癌の病期分類

	N0	N1	N2	N3
T1	IA			
T1mi	IA1			
T1a	IA1	IIB	IIIA	IIIB
T1b	IA2	IIB	IIIA	IIIB
T1c	IA3	IIB	IIIA	IIIB
T2a	IB	IIB	IIIA	IIIB
T2b	IIA	IIB	IIIA	IIIB
T3	IIB	IIIA	IIIB	IIIC
T4	IIIA	IIIA	IIIB	IIIC

M1 と診断された場合，M1a～M1b は IVA 期，M1c は IVB 期となる．

（日本肺癌学会編：臨床・病理肺癌取り扱い規約．第8版．金原出版；2017．p.6[2]）

および放射線療法となる．

b. 外科的治療

　肺癌手術では肺そのものを切除するため，切除する範囲が大きければ術後の呼吸機能の低下も大きくなる．術前評価で低呼吸機能や低運動耐容能を認める症例では，術後経過を考慮し切除範囲を縮小する場合もある．近年では，切除範囲や患者状態によって通常の開胸術でなく，侵襲度の少ない胸腔鏡下手術が選択される．

　術後は胸腔ドレーンが挿入され，閉胸後に胸腔内に貯留した滲出液や空気の排出を行い，残存肺の拡張を促す．通常，胸腔内は常に陰圧に保たれ肺実質は拡張した状態を保っており，ドレーンを挿入すると胸腔内の陰圧が保てなくなるため，ドレーンは解放せず持続的に吸引し胸腔内を陰圧に保ち続ける．

　近年，手術手技の進歩により低侵襲での手術が可能となってきたが，術後の創部痛はある程度出現する．術後に強い創部痛が出現すると深呼吸・咳・運動の妨げとなり，さらには無気肺などの合併症を引き起こす．硬膜外麻酔など鎮痛薬を積極的に使用し痛みを抑えることで，術後合併症の予防につながる．

2）食道癌

(1) 疫学

　食道癌の罹患率は人口10万人あたり31.0人，そのうち女性は5.6人で男性に多い傾向が認められ，年代別では50歳代から増加し70歳代がピークといわれている[1]．

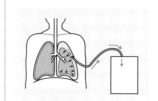

図 1　胸腔ドレーンによる排出

食道癌発症の危険因子は，喫煙，飲酒，熱い飲食物などがあげられ，特に喫煙と飲酒両方の習慣がある人はより食道癌発症の可能性が高まる．

(2) 診断

a. 症状と診断方法

食道癌は発症初期には自覚症状が乏しく，癌の進行度によって症状は変化する．飲食時の胸の違和感やつかえ感が出現し，癌が進行してくると食道を塞ぎ狭窄感や嚥下困難感が出現する．

診断方法としては，食道内視鏡検査や造影検査で場所や大きさなどを確認し，組織の病理検査を行って診断を確定する．また，CTやMRI検査により，癌の周辺臓器やリンパ節への転移の有無を確認する．これにより食道癌の病期診断が行われ，治療方針が選択される．

b. 病期診断

食道癌においても，全身検査をもとにリンパ節転移や遠隔臓器転移の有無などに応じてTNM分類により治療前の進行度（臨床病期）を決定し，治療法を選択する（**表3，4，図2**）[3]．

(3) 治療

食道癌のうち深達度が浅くリンパ節転移がない場合は，内視鏡下で病変を切除する方法もある．『食道癌診療ガイドライン』によれば，Ⅰ〜Ⅲ期（T4は除く）が手術適応となっている．食道癌のうち深達度が浅くリンパ節転移がない場合は内視鏡下で切除することも可能であるが，標準的な術式では右開胸開腹胸部食道全摘3領域郭清が行われる．切除した食道の再建には胃が最もよく利用され，小腸や大腸なども利用される．再建経路として最も多いのが胸骨後経路で，そのほかに胸壁前経路，後縦隔経路で再建される場合もあり，各経路の利点・欠点を**表5**に示す[4]．

2. 周術期の生体反応

手術侵襲として組織の切開・焼却・切離などが加わり，外的損傷やそれに伴い出血，炎症反応，疼痛などの症状が出現する．また，手術の際は患者の意識，疼痛を抑制するために麻酔が行われる．全身麻酔中に患者は自力で呼吸ができないため呼吸の補助を目的として人工呼吸器を装着し，さらに手術時の出血に対して輸血や輸液などの大量の輸液負荷が加わる．このように患者の体に加わる手術中の侵襲や負荷の程度に応じて，術後にさまざまな合併症を発症する可能性がある．

3. 術後の合併症

1）呼吸機能低下

開胸や開腹による侵襲が呼吸に関係する筋肉や骨を損傷することにより，呼吸機能が低下すると考えられる．さらに肺癌の場合は肺実質を切除するため，切除範囲によって肺容量が減少し，さらなる呼吸機能の低下が予想される．

手術の際に使用される麻酔薬は呼吸中枢の働きを抑える作用があり，術後に意識が回復したあとも24時間以内は呼吸抑制が残存していることがある．また，麻酔薬の影響で気管・気管支に存在する線毛運動が抑制され，痰などの異物が気管内に貯留しやすくなる．麻酔により横隔膜の筋緊張が低下し，臥床中は横隔膜が肺側へ移動し肺が圧迫され無気肺が発生しやすくなることもある．

2）無気肺

無気肺とは，何らかの物質により気管支が閉塞したり，肺自体が圧迫されることで肺内の空気が減少し，肺がつぶれてしまう状態をいう．肺癌や食道癌患者は喫煙率が

表3　食道癌の TNM 分類

TX	腫瘍の壁深達度が判定不可能
T0	原発としての癌腫を認めない
T1a	癌腫が粘膜内にとどまる病変
	T1a-EP　癌腫が粘膜上皮内にとどまる病変（Tis）
	T1a-LPM　癌腫が粘膜固有層にとどまる病変
	T1a-MM　癌腫が粘膜筋板に達する病変
T1b	癌腫が粘膜下層にとどまる病変（SM）
	T1b-SM1　粘膜下層を3等分し上1/3にとどまる病変
	T1b-SM2　粘膜下層を3等分し中1/3にとどまる病変
	T1b-SM3　粘膜下層を3等分し下1/3にとどまる病変
T2	癌腫が固有筋膜層にとどまる病変（MP）
T3	癌腫が食道外膜に浸潤している病変（AD）
T4	癌腫が食道周囲臓器に浸潤している病変（AI）
	T4a　胸膜，心膜，横隔膜，肺，胸管，奇静脈，神経
	T4b　大動脈（大血管），気管，気管支，肺静脈，肺動脈，椎体
N0	リンパ節転移がない
N1	第1群リンパ節のみに転移がある
N2	第2群リンパ節まで転移がある
N3	第3群リンパ節まで転移がある
N4	第4群リンパ節まで転移がある
	※頸部から腹部に存在するリンパ節をがんが転移した場所別に1群，2群，3群，4群と分類する．
M0	遠隔転移がない
M1	遠隔転移がある

（日本食道学会編：食道癌診療ガイドライン2017年版．第4版．金原出版；2017．p.111[3]）

表4　食道癌の進行度

壁深達度＼転移	N0	N1	N2	N3	N4	M1
T0　T1a	0	II	II	III	IVa	IVb
T1b	I					
T2	II		III			
T3		III				
T4a	III					
T4b	IVa					

（日本食道学会編：食道癌診療ガイドライン2017年版．第4版．金原出版；2017．p.14[3]）

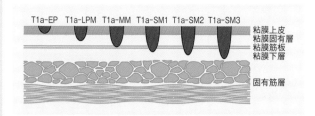

図2　食道表在癌の深達度亜分類

（日本食道学会編：食道癌診療ガイドライン2017年版．第4版．金原出版；2017．p.111[3]）

表5　切除食道の再建経路

再建経路	利点	欠点
胸壁前経路	縫合不全でも安全 縦隔再発のときに治療が容易 縦隔再発による通過障害がない 再建臓器癌の治療が容易	コスメティックな問題がある 長い再建臓器が必要 縫合不全になりやすい 縫合不全の治癒が遅い 頸部食道癌の屈曲が強い （嚥下障害になりやすい）
胸骨後経路	縫合不全でも比較的安全 コスメティックな問題が少ない 縦隔再発のとき治療が容易 縦隔再発による通過障害がない	再建臓器がんの治療が困難 再建臓器による臓器圧迫
後縦隔経路	縫合不全が少ない 頸部食道の屈曲が少ない （嚥下障害が少ない）	縫合不全で縦隔炎になり危険 縦隔再発のときに治療が困難 縦隔再発による通過障害がある

（辻　哲也編：がんのリハビリテーションマニュアル—周術期から緩和ケアまで．医学書院；2011．p.162[4]）

高く術前に喫煙の経験があると，たばこに含まれるニコチンなどの成分の影響で気道内の分泌物が増加し，気道内に存在する気道粘膜内の線毛運動を低下させるため気道内の分泌物が貯留しやすくなる．また，手術で使われる麻酔薬も気道粘膜を刺激し分泌物の増加と線毛運動を抑制するため，気道内分泌物はさらに貯留しやすくなる．手術侵襲の影響で咳嗽力が低下することで排痰を困難にさせ，分泌物が末梢気道を閉塞することで肺胞が虚脱し，無気肺を発症する可能性が高まる．

3) 術後肺炎

　気道や肺は空気中の細菌などに接する機会が多いため，咳や気道内分泌物などの防御機能により肺への侵入を防いでいる．しかし，術後に咳嗽力が低下し肺内に痰が貯留していたり，術後の誤嚥症状の出現や口腔内の清潔が保たれないことで細菌が肺内へ侵入し，肺炎を発症しうる．また，術後に患者の全身状態が安定せず長期間の人工

📖 調べてみよう

人工呼吸器関連肺炎（ventilator-associated pneumonia：VAP）
治療のため気管挿管下で人工呼吸器を装着した患者が，人工呼吸器装着開始48時間以降に新たに発生した肺炎を指す．唾液などの分泌物や嘔吐による胃内容物の逆流により，気管チューブや胃管カテーテルを伝ってそれらが気管に流入することで起こる．また，吸引操作時の不潔操作，人工呼吸器回路や加湿水の細菌汚染も原因と考えられている．

LECTURE
4

気をつけよう！
心原性脳梗塞は心臓内にでき
た血栓が脳動脈に流れ込み,
脳血管を詰まらせ発症する脳
梗塞である. その原因のほとん
どが心房細動であるといわれて
いる. 通常, 心臓は一定のリズ
ムで動いているが, 心房細動
の発症で心臓の動きが乱れ心
臓内で血液が停滞することで
血栓ができてしまう. 心房細動
の有無には十分な注意が必要
である.

気をつけよう！
肺塞栓症は血栓により肺動脈
が閉塞された状態で, 肺への
血液循環が低下し, ガス交換
も低下する. これにより動脈中
の酸素濃度は低下するため呼
吸困難が出現するが, そのほ
かに胸痛や失神, ショックなど
の症状が現れる. 病状がきわめ
て重い場合は死に至る可能性
もあるので注意が必要である.

気をつけよう！
抗凝固薬を使用すると血液が
固まりにくくなり血栓の形成を
予防することができるが, 使用
により出血傾向が強くなること
もあるので, 術創部の出血の
増減に注意しよう.

調べてみよう
ウェルズ (Wells) スコア
臨床症状からスコアリングを行い,
深部静脈血栓症の可能性を判
断できる. 可能性が示唆される
場合は, CT検査やエコー検査な
どの精密な検査で存在の有無を
確認する.

調べてみよう
リフィリング現象は手術の侵襲だ
けでなく, 外傷, 熱傷, 急性中
毒, 感染症などの強い侵襲が生
体に加わることでも血管透過性
が亢進し生じる可能性がある.

呼吸器装着が必要となった場合も, 肺炎の発症の可能性が高くなる.

4) 貧血

開胸・開腹術による高度の侵襲や手術時間の延長によって術中の出血量は増加する. 術中の出血量が多く輸血などの対応がなされていない場合に貧血となりやすい. 血液中のヘモグロビン濃度が低下することで, 酸素を運ぶ量が低下し足りない分を補うため心拍数が上昇するという現象が起こる. そのほかに倦怠感, めまい, 失神, 息切れなどの症状が出現する.

5) 不整脈

手術侵襲による出血や電解質異常, 酸塩基平衡の異常, 貧血, 炎症などの発生により, 頻脈性不整脈や心房細動などの不整脈を合併する可能性が高まる. また, 肺癌の切除の際に部分的な切除でなく下葉切除など切除部位が大きい場合に, 切除後の肺血管床の低下により肺循環のうっ滞が生じ, 右心不全が引き起こされ, 上室性の頻脈性不整脈を発症する可能性がある.

6) 深部静脈血栓症

術後の安静状態が続き四肢の動きが低下すると, 筋肉によるポンプ機能が低下し血液が停滞して血栓が生成される. とくに下肢に多く発生し, 血栓が形成されると患肢に腫脹, 発赤, 疼痛などが出現する. この血栓がはがれて血液の流れにのり心臓を介して肺動脈に入り込み, 肺動脈を閉塞することで肺塞栓症を発症する. リハビリテーションの際は血栓の有無, 運動の可否を確認してから介入する必要がある.

7) イレウス

通常, 口から摂取した飲食物は胃, 小腸, 大腸を通過し消化・吸収され, 最終的に便とともに排泄される. 便が排泄されずに小腸や大腸で滞ってしまう状態をイレウス（腸閉塞）とよぶ. 消化器癌に対する開腹術により腸管壁の神経や筋が損傷し, 腸管運動が麻痺してイレウスを発症する. 症状として嘔吐, 排便・排ガス停止, 腹痛, 腹部膨満などが出現する.

8) リフィリング現象

術後の侵襲期に細胞と血管内の体液成分が細胞外へ移行する現象をリフィリング現象という. 手術などの侵襲が生体に加わると, 血管壁の透過性が亢進し血管内の水分が細胞外へ逃げてしまう. さらに創部治癒のためアルブミンなどの蛋白質が使用されると血管内の水分はさらに減少するため, たくさんの輸液を行い術後の血管内水分を維持する. 術後の状態が安定すると血管壁の透過性も正常化され, 血管外に移動した水分も血管内に戻ってくる. このときに血管内に増加した水分を体外へ排出できないと, 肺うっ血や四肢の浮腫を発症する.

9) 術後疼痛

手術の侵襲で, 術創部の皮膚や筋, 神経組織が損傷することで術後の疼痛が発生する. 術後の疼痛は手術手技や部位によって異なるが, 疼痛が強く深呼吸や咳嗽, 早期離床が困難になると術後合併症の発症や機能回復の遅延につながる.

10) 嚥下障害

手術の際の挿管期間が長期に及ぶと, チューブが挿入されている咽頭・喉頭周囲筋の廃用性変化をきたし, 嚥下障害を起こしやすくなる. また, 食道癌手術の際のリンパ節郭清などの手術操作で, 反回神経麻痺を発症することがある. 反回神経は声帯や喉頭周囲の筋を支配しているため, 嗄声や嚥下障害を発症することがある.

4. 術前リハビリテーション (表6)

術前リハビリテーションの目的は, 患者が周術期リハビリテーションのイメージが

表6　周術期リハビリテーションプログラム例

○術前リハビリテーション
　　a. 呼吸練習（深呼吸，インセンティブスパイロメータ）
　　b. 排痰練習（ハフィング，咳嗽介助方法）
　　c. 理学療法評価（呼吸機能，身体機能，生化学検査，血液ガス，運動耐容能など）
　　d. 患者指導（自宅 or 入院中の自主的な呼吸練習および運動の指導）
　　※手術まで期間が短い場合は a〜c のみ実施する．

手術

○術後リハビリテーション
　術後早期
　　a. 早期離床（端座位，車椅子乗車，立位〜足踏み，ICU 内歩行練習）
　　b. 呼吸練習（深呼吸，インセンティブスパイロメータ）
　　c. 排痰練習（ハフィング，咳嗽介助方法）
　術後安定期
　　a. 歩行練習（病棟内，病院内）
　　b. 自転車エルゴメータ
　　c. 筋力強化練習
　退院期
　　a. 理学療法評価（呼吸機能，身体機能，運動耐容能など）
　　b. 患者指導（退院後の ADL およびホームエクササイズの指導）

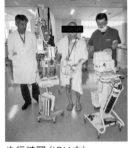
歩行練習（ICU内）

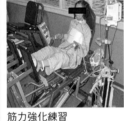
筋力強化練習

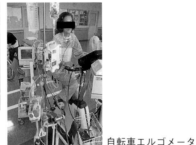
自転車エルゴメータ

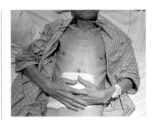

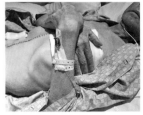

図3　咳嗽時の創部圧迫
術創部がある場合に，体動時や咳嗽時に創部に張力が加わり創部痛が発生する．創部を固定し動揺を抑えることで，創部痛が軽減し効果的な咳嗽が期待できる．

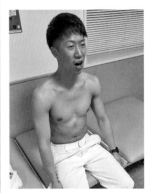

図4　ハフィング
末梢気道の分泌物の移動を目的に行う．中等度の吸気後に口を軽く開いて声門を開き，胸郭と腹筋を使ってゆっくり長く「は〜〜〜っ」と空気を絞り出すように行う．

👁️覚えよう！

嗄声（させい）
咽頭には左右一対の声帯とよばれるヒダが存在する．吸気時は声帯が開いて一度閉じ，再び呼気時に開きその隙間を空気が通り抜けるときに声帯が振動して「音」が生じ，発声することができる．反回神経麻痺や挿管チューブなどの物理的圧迫の影響で声帯の動きが低下し，嗄声が起きる．

6分間歩行テスト（6-minute walk test：6 MWT）
漸増シャトルウォーキングテスト（incremental shuttle walking test：ISWT）

ADL（activities of daily living；日常生活活動）

つかめるように練習内容の説明を行い，術後に行う呼吸練習や排痰練習を指導することである．手術までの期間が十分にある場合はコンディショニングを目的に運動療法の実施や指導を行う．また，これらの術前の患者指導に加えて患者評価も行う．最初に問診にて患者の生活全般や仕事，趣味・運動習慣などの情報を得ておくと，術後のリハビリテーションの目標が立てやすく，退院後の患者指導にも役立つ．

　術前の身体機能の評価として呼吸機能検査や身体組成，生化学検査や血液ガス検査，6分間歩行テストや漸増シャトルウォーキングテストなどを行う．可能であれば術前と同様の評価を退院時にも行い，両者を比較して実際に身体機能がどの程度変化したか明らかにする．

1）横隔膜呼吸練習

　鼻から吸気を行いゆっくりと口から呼気を行う．患者は腹部に自身の手を当て腹部の動きを確認しながら行う．吸気時に膨らませ，呼気時に凹ませると意識しやすい．

2）排痰練習

　術後の咳嗽時に自ら創部を圧迫し創部痛を和らげる手技を指導する（図3）．鎮痛薬を使用することで疼痛を緩和し有効な咳嗽を行わせる．また，中程度の吸気から声門を開いたまま強制的に呼出を行うハフィング（図4）により，創部痛の発生を和らげつつ排痰する方法も指導する．

3）運動耐容能の評価

　患者の体力（運動耐容能）評価を目的に運動負荷テストを行う．負荷テストの結果から患者の体力を把握し運動時の負荷設定や退院時の ADL および運動指導に役立てることができる．テストの方法としては6分間歩行テスト，漸増シャトルウォーキン

グテスト，心肺運動負荷試験などがある．

5. 術後リハビリテーション（表6）

1）術後早期

術後は患者の状態に注意して早期離床を進めていくことが重要となる．早期離床は臥床による廃用症候群の進行や呼吸器合併症の予防を目的に行う．安静臥床が続くことで筋肉が萎縮するだけでなく関節拘縮や骨萎縮が生じ，循環動態の変化や血圧変動などの影響も出現する．また，早期離床を図ることで手術をきっかけに起こる「うつ」や「せん妄」などの予防もできると考えられている．

呼吸器合併症は，術後の侵襲によって咳嗽力の低下から排痰困難や臥床時間中の胸郭可動性低下により肺炎や無気肺を発症する可能性がある．臥位から座位や立位と姿勢を変えるだけで肺容量は改善し患者の呼吸機能の改善を図ることができるため，ICU入室中から積極的に端座位や立位の練習を行う．さらに術前に指導した腹式呼吸練習や排痰練習を実施し，呼吸器合併症の予防・改善を図る．

術後早期離床する場合は，患者には創部管理や栄養管理を目的に点滴や胸腔ドレーンなどが挿入されており，これらチューブ類の抜去や破損がないように十分に注意して離床を開始する．また術後2～3日経過したころに，リフィリング現象に基づく循環血液量の増加に伴い心臓負荷が増強し，心房細動などの不整脈が発生しやすくなる．これらの術後のリスクに注意しつつ端座位，立位，足踏みと離床を進め，歩行練習へとリハビリテーションを進めていく．

2）術後安定期

離床を継続し安定して歩行練習が可能となれば，病棟内など歩行距離を延長し運動量の増加を図る．運動や咳嗽の妨げにならないよう疼痛の軽減を図り，日々のリハビリテーションの状況から病棟内ADLの拡大や，日中に患者が自主的に行える運動の指導を行う．また，患者の状態に応じてリハビリテーションの内容を強化していく．自転車エルゴメータや筋力強化練習を開始し，術後に低下した体力や筋力の回復を促す．

3）退院期

退院が近づくころには点滴やドレーン類は抜去され，さまざまな運動が可能となり，自宅退院など転機を配慮しつつリハビリテーションを行う．日々のリハビリテーションや病棟での生活から退院後のADL上の注意点などがあれば患者に説明し，必要に応じて指導を実施する．可能であれば術前後で運動負荷テストを実施し，その結果をもとに退院後のADL指導やホームエクササイズの指導を行う．患者によって退院後の生活様式は違うので，自宅生活や復職など必要に応じた体力の回復を促すために，自宅でも実施可能な運動などの指導を実施する．

👁️**覚えよう！**
インセンティブスパイロメトリーは患者の吸気を視覚的に確認できる器具である．器具の種類としては容量型（図5）と流量型（図6）とあり，術後の無気肺予防を目的に深呼吸を強調する場合は容量型が適している．

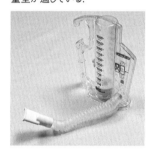

図5　容量型 Coach 2®

図6　流量型（TRIFLO II™）

■引用文献
1）国立がん研究センターがん対策情報センター：国立がん研究センターがん情報サービス．最新がん統計．
https://ganjoho.jp/reg_stat/statistics/stat/summary.html
2）日本肺癌学会編：臨床・病理肺癌取り扱い規約．第8版．金原出版；2017．
3）日本食道学会編：食道癌診療ガイドライン2017年版．第4版．金原出版；2017．
4）辻　哲也編：がんのリハビリテーションマニュアル—周術期から緩和ケアまで．医学書院；2011．

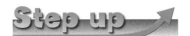

ERAS プロトコール

　周術期の合併症を軽減し，より安全かつ迅速に術後の回復を促進するために，ERAS（enhanced recovery after surgery；術後回復強化プログラム）という概念（図1）[1] が外科分野に導入され，定着されつつある．ERAS は欧州静脈経腸栄養学会（European Society for Clinical Nutrition and Metabolism：ESPEN）によって提案され，術後回復力を高める治療をエビデンスに基づいて集学的に実行することで，術後合併症の減少，在院日数の短縮，安全性向上，医療費削減を目指すプロトコールであるといわれている[2]．以下に，ERAS プロトコールの特徴を解説する．

1）周術期栄養管理

　これまでは全身麻酔時の嘔吐や誤嚥の発生を危惧し，手術前には長時間の絶飲食を行うのが通例であったが，検討の結果，絶飲食による脱水を避けることのほうが，患者の早期回復の助けとなることがわかってきた．水分と電解質を補充できる経口補水液などを術前に摂取することで患者の空腹感や口渇感を改善し，そのうえ余分な点滴の準備が不要となるなどの効果も期待できる．

　術後は経口摂取が困難であっても術直後から栄養を補給する早期経腸栄養が重要視されている．経腸栄養はチューブやカテーテルなどを使用し胃や腸に必要な栄養を直接注入する方法で，口から食事をする際に誤嚥の危険性が高い場合や，消化器系の術後早期に経口摂取が困難な場合に使用される．

　術後は手術侵襲から回復するために多くのエネルギーを必要とするが，食事の摂取ができないまま長時間経過すると栄養不良に陥ってしまう．早期経腸栄養を行うことで術後の栄養不良状態を防ぎ，創部離開や入院期間の延長を抑えるなどさまざまな合併症の予防が期待される．

　また，腸管は食物を消化吸収するだけでなく，腸管内の細菌や毒素が全身に侵入するのを防ぐバリア臓器でもある．術後に経口摂取や経腸栄養も行えず消化管を使用しない状態が続くと，小腸の微絨毛の丈が低くなり粘膜が萎縮し，粘膜層によるバリア機能が失われ細菌などが体内に侵入する現象（bacterial translocation）が起こる．早期から栄養摂取し腸管を使用することでバリア機能が保たれ，さまざまな感染を防ぐ効果があるとされている．

2）早期離床

　周術期の患者治療を十分に行っても，臥床による身体機能低下や合併症の発生は入院期間の延長を招く原因となる．他の職種の周術期の対応と並行して，理学療法士の周術期における対応も行う．

（1）術前

　術前は身体機能の評価や運動耐容能，呼吸機能の検査を行い，必要に応じて運動指導や呼吸練習の指導を行う．機能向上を目的とした運動指導や，術後の呼吸合併症の予防を目的とした呼吸練習や排痰練習を指導するが，術前指導の時点で問題点があり注意が必要な場合は他の職種との情報共有が不可欠となる．

　がん患者の場合に，疾患により生じたサイトカインが全身の炎症状態を引き起こし，さまざまな代謝異常や食欲不振などが出現する「悪液質」とよばれる状態を形成する（悪液質の詳細は Lecture 11 参照）．さらに消化器癌の場合は，術前から食欲不振や摂食困難などを認める場合がある．前述した評価に加えて体重，

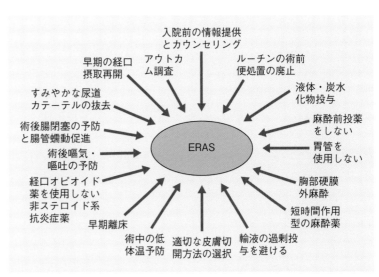

図1　ERAS の概念図
（辻　哲也編：がんのリハビリテーションマニュアル—周術期から緩和ケアまで．医学書院；2011[1]．p.173）

BMI（body mass index），筋肉量やSMI（skeletal muscle index；骨格筋量指標）などの体成分測定も可能であれば行う．体成分測定は，専用の体成分分析装置を用いて，体を構成する水分量や骨格筋，脂肪量などを測定する．患者の栄養状態や筋肉量，浮腫の程度などが定量的に評価できる．

(2) 術後

　術後は臥床状態が遷延することでさまざまな合併症が出現し，入院期間が延長してしまうこともまれではない．術後のリスクに注意し可能であれば術後1日目から離床を目指し，立位や歩行練習を行うことが推奨されている．術後早期離床を図ることで臥床による身体機能の低下

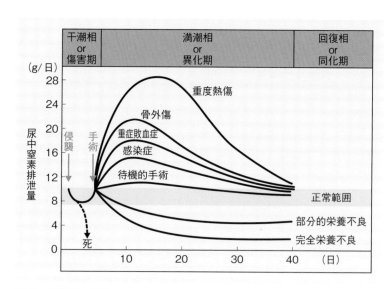

図2　侵襲後の経過
（日本静脈経腸栄養学会編：静脈経腸栄養ハンドブック．南江堂；2011．p.88[3]）

や合併症の予防だけでなく，高次脳機能障害の予防や早期退院なども期待されている．術前の評価で低栄養状態や身体機能低下を認めて手術に臨んだ場合に，術後の身体は手術侵襲に対抗するためエネルギー消費量が増大し，侵襲による「飢餓」状態となる．侵襲後の経過は一般的に3相に分けて説明される（図2）[3]．

a. 傷害期（干潮相）

　侵襲が始まった直後の代謝反応で，エネルギーの消費量は低下傾向となる．

b. 異化期（満潮相）

　損傷組織の回復のためにエネルギー消費量が急激に高まり，増大したエネルギー消費をまかなうために脂肪や筋肉の蛋白質が消費される．このような時期に患者状態に配慮せず運動負荷をかけても十分な効果は得られないだけでなく，運動によるエネルギー消費も加わり低栄養が進行する場合がある．ただし早期離床は必要であるので，この時期は低負荷の基本動作練習や軽めの歩行練習などが適切と考えられる．

c. 同化期（回復相）

　摂取した栄養成分から筋肉や蛋白質が合成され始め，エネルギーの消費量は通常量に戻り，この時期から適切な栄養投与に加え積極的な運動が可能となる．

3) チーム医療

　ERASプロトコールでは多職種の携わりが重要であり，理学療法士，作業療法士は患者状態や治療状況をよく把握してリハビリテーションを進めることが重要な役割となっている．理学療法士，作業療法士以外にも管理栄養士による適切な栄養管理，言語聴覚士による摂食・嚥下の評価，看護師による術前カウンセリングや入院中の経過観察，歯科医師による口腔内のチェックなどがある．さらに麻酔科医師による術後の疼痛コントロールや輸液管理，執刀医師による手術侵襲の軽減やドレーン，カテーテルの早期抜去などがある．これらの多くの職種が患者の早期回復を目指してチームを組み，連携して治療を進めることが重要となる．

■引用文献

1）辻　哲也編：がんのリハビリテーションマニュアル—周術期から緩和ケアまで．医学書院；2011．
2）白川靖博，加藤卓也ほか：ERASと周術期チーム医療．外科2015；77（2）：142-6．
3）日本静脈経腸栄養学会編：静脈経腸栄養ハンドブック．南江堂；2011．p.88．

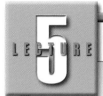

周術期リハビリテーション(2)

頭頸部癌, 乳癌

到達目標

- 頭頸部癌に対する手術療法（主に頸部郭清術）を理解する.
- 乳癌に対する手術療法を理解する.
- 頭頸部癌頸部郭清術の周術期のリハビリテーションを理解する.
- 乳癌周術期のリハビリテーションを理解する.

この講義を理解するために

　この講義では，がんの周術期リハビリテーションのなかで頭頸部癌，乳癌の周術期に対するリハビリテーションについて学習します．周術期リハビリテーションを実施していくうえで，その治療の特徴や目的，術後のリスクなどを理解しておくことが重要となります．はじめに頭頸部癌・乳癌の疫学や手術療法の概要を理解します．次に，手術が生体に与える影響や機能障害，生活への影響を学習し，周術期リハビリテーションの実際やリスク管理について学びます．この講義を通して，頭頸部癌，乳癌の術式や患者の状態に合わせた目標設定ができること，適切なリスク管理のもとでリハビリテーションを実施できることを目標とします.

　なお，頭頸部癌術後の嚥下障害，コミュニケーション障害については Lecture 13 を参照してください.

　この講義の前に，以下の項目をあらかじめ学習しておきましょう.

　　□ 肩関節の解剖，生理について学習しておく.

　　□ 副神経，僧帽筋の解剖，生理について学習しておく.

講義を終えて確認すること

　　□ 頭頸部癌，乳癌の手術療法を理解できた.

　　□ 頭頸部癌頸部郭清術の周術期のリハビリテーションを理解できた.

　　□ 乳癌の周術期のリハビリテーションを理解できた.

1. 頭頸部癌

1）頭頸部癌の特徴

　頭頸部癌とは，中枢神経系や眼窩内を除く頭部，顔面，頸部に生じる悪性腫瘍の総称である．日本のがん罹患数の約5%で全体数は少ないが，舌，歯肉，咽頭，喉頭，甲状腺など種類が非常に多く，発生部位と進行度により症状や治療方針，予後が大きく異なる．男性の割合が多く，発がん因子は喫煙，飲酒，ウイルス感染，口腔内不衛生などがあげられ，同じ頭頸部領域や食道に重複がんが発生しやすい[1]．

　解剖学的には摂食嚥下や発声など重要な機能を有する部位であり，腫瘍の制御とともに治療による機能障害を最小限にすることを目指して手術，放射線治療，化学療法による集学的治療が行われる．

2）頸部郭清術

（1）頸部郭清術の種類

　進行がんの場合，初診時に頸部リンパ節転移を有していることがあり，原発巣の切除とともに頸部郭清術も行われることが多い．

　頸部リンパ節や頸部郭清術の分類にはAAO-HNS分類が広く用いられており，頸部リンパ節は領域（レベル）別に6群に分類されている（**図1**）．頸部郭清術の術式は，根治的頸部郭清術（RND），保存的頸部郭清術（MRND），選択的頸部郭清術（SND）に分類される．AAO-HNS分類による切除範囲を**表1**に示す[2]．

（2）頸部郭清術後の機能障害

a. 僧帽筋，副神経の解剖と機能

　僧帽筋は上部・中部・下部線維からなる大きな筋で，全体として肩甲帯を上方回旋・内転させ，肩の運動時に肩甲骨を胸郭に対して安定させるようにはたらく（**図2**）．僧帽筋の支配神経は副神経であり，頸部リンパ節に隣接して存在する．

b. 僧帽筋麻痺による症状

　僧帽筋麻痺が生じると，安静時には肩甲骨は下垂，外側偏位し，浮き上がったような翼状肩甲を認める（**図3**）．運動時には肩関節の屈曲・外転の制限や肩すくめの制限

AAO-HNS
(American Academy Otolaryngology-Head and Neck Surgery)

根治的頸部郭清術
(radical neck dissection：RND)
保存的頸部郭清術
(modified radical neck dissection：MRND)
選択的頸部郭清術
(selective neck dissection：SND)

LECTURE 5

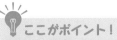

ここがポイント！

翼状肩甲の鑑別
翼状肩甲は僧帽筋麻痺のほか，前鋸筋の筋力低下や麻痺でも生じる．僧帽筋麻痺では安静時に肩甲骨内側縁は脊柱から離れ（肩甲骨外転），肩関節外転時に翼状肩甲が増強するが，前鋸筋麻痺の場合は安静時に肩甲骨内側縁が脊柱に近づき（肩甲骨内転），肩関節屈曲や抵抗を加えて前方突出した際に翼状肩甲が増強する．

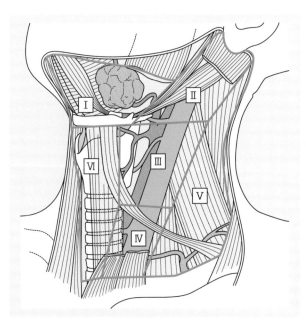

図1　頸部リンパ節のAAO-HNS分類
レベルⅠ：頤下リンパ節群（1A）と顎下リンパ節群（1B）を合わせたもの
レベルⅡ：上内頸静脈リンパ節群
レベルⅢ：中内頸静脈リンパ節群
レベルⅣ：下内頸静脈リンパ節群
レベルⅤ：後方三角リンパ節群
レベルⅥ：前頸リンパ節群
レベルⅠとⅥは左右両側を含むが，その他のリンパ節群には左右がある．
(Robbins KT, et al.：Arch Otolaryngol Head Neck Surg 2002；128（7）：751-8[2] を参考に作成)

表1　AAO-HNS分類による切除範囲

	頸部リンパ節	胸鎖乳突筋	副神経	内頸静脈
根治的頸部郭清術（RND）	レベルⅠ～Ⅴを切除	すべて切除		
保存的頸部郭清術（MRND）	レベルⅠ～Ⅴを切除	一つ以上保存		
選択的頸部郭清術（SND）	レベルⅠ～Ⅴを一つ以上保存	通常保存		

Ⅵは範囲外．

がみられ，頸部や肩甲帯の鈍痛，不快感を訴えることも多い．また，その状態での不動や無理な運動により二次的な肩関節の炎症や拘縮が生じ，肩関節の可動域制限や痛み，頸部から肩甲帯にかけての疼痛やしびれ・こわばりが混在した症状を呈する．

c. 術式による麻痺の違い

術中に副神経が損傷されると僧帽筋に麻痺が生じるが，副神経が切除されるRNDでは永続的な麻痺となる．一方，副神経が温存されたMRND，SNDの場合でも術中の牽引や圧迫などによる副神経の損傷で一時的な不全麻痺が生じることがあり，回復までに数か月から1年程度を要する．

3) 頸部郭清術後のリハビリテーション

(1) リハビリテーションの目的

頸部郭清術後の僧帽筋麻痺に対するリハビリテーションの目的は，①不動による関節拘縮の予防，②誤った運動やADL（日常生活活動）による肩関節の炎症，疼痛の予防，③頸部や肩甲帯の疼痛，こわばりなどの症状緩和，④僧帽筋以外の肩甲帯の筋による代償もしくは僧帽筋麻痺の回復促進による肩の運動障害の改善，があげられる．

『がんのリハビリテーション診療ガイドライン，第2版』（以下，ガイドライン）では「頭頸部がんに対する頸部リンパ節郭清術が行われる患者に対して，術後のリハビリテーション治療（上肢機能練習）を行うことを推奨する」[3]とされ，上肢機能練習が疼痛や能力低下の改善，肩関節可動域の改善に有益とされている．

(2) 術前評価，オリエンテーション

術前に肩関節の可動域や安静時・運動時の肩甲骨の位置を評価しておくと術後の麻痺の出現を判断しやすい．また，術後は発声障害や疼痛でコミュニケーションをとりにくいことが多いため，術前に仕事や家事，趣味や運動習慣など生活状況や日常生活における上肢の使用頻度，肩関節疾患の既往の有無を確認しておき，術後に起こりうる症状を説明し，術後のリハビリテーションのイメージをもってもらうことが望ましい．

(3) 術後リハビリテーション

頸部郭清術の術式とともに副神経が温存されたか否かを確認し，僧帽筋麻痺の回復の見込みに合わせた目標設定や運動を行う．副神経が切除された場合は僧帽筋麻痺は回復しないため，僧帽筋へのアプローチは効果がなく，周囲の筋の強化が重要となる．一方，副神経が温存された場合は，周囲の筋の強化と合わせて僧帽筋の筋力強化を目指す．

a. 評価

僧帽筋麻痺の臨床的評価の方法を表2に示す．僧帽筋麻痺がある場合は，臥位と座位・立位で肩関節の自動屈曲・外転可動域に差が生じ，肩の挙上時の自覚的な鈍重感も異なる．僧帽筋麻痺の神経生理学的評価には筋電図検査や神経伝導検査が行われる．

b. リハビリテーション

術後早期は，頸部のドレーンや創部に注意しながら，マッサージや温熱療法による肩甲帯のリラクセーションから開始し，ドレーンが抜去されたら拘縮予防のために肩関節・肩甲帯，頸部の関節可動域練習を進める．僧帽筋麻痺が強い場合は，臥位で肩関節の運動を行うと上肢の重みを軽減して代償動作や過用による疼痛を生じにくいが，術後早期で痰がからみ，むせが生じて臥位がとれないといった場合は，軽度のティルトアップをすると運動がしやすくなる（図4）．

創部痛が軽減し，関節可動域練習が十分に実施可能と判断できたら，徒手抵抗運動

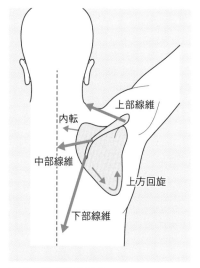

図2　僧帽筋の働き
肩の運動時に僧帽筋は肩甲帯を上方回旋・内転させる．

上部線維
内転
中部線維
上方回旋
下部線維

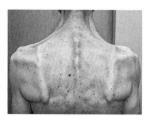

図3　翼状肩甲
両側の僧帽筋麻痺，翼状肩甲を生じている．肩甲骨が外転し，下角が下方回旋している．

MEMO
末梢神経損傷の分類（Seddon分類）
● 神経断裂（neurotmesis）：軸索，髄鞘とも断裂し，神経内膜も連続性を失い神経の再生は期待できない．
● 軸索変性（axonotmesis）：髄鞘は比較的保たれるが，軸索が断裂している．神経内膜は連続しており，軸索は再生し神経伝導は時間をかけて回復する．
● 一過性伝導障害（neuropraxia）：髄鞘の障害があるが軸索は断裂しておらず，神経伝導は速やかに回復する．

ADL（activities of daily living；日常生活活動）

MEMO
ガイドラインではランダム化比較試験3件，システマティックレビュー1件を採用し，リハビリテーション治療（上肢機能練習）により疼痛および能力低下の改善，肩関節可動域の改善が認められた．

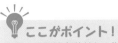
ここがポイント！
患者に肩関節自動外転を指示すると代償動作として屈曲方向へ引っ張られやすい．抗重力位での評価は壁を背にして壁から上肢が離れないように肩関節を外転するように指示する．

LECTURE 5

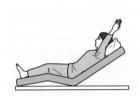

図4　軽度のティルトアップ
頸頭部の術後は痰が多くベッドをフラットな状態にするとむせたり呼吸困難を訴えることがある．軽度ティルトアップすることで呼吸困難は改善しやすく，座位に比べると上肢の重みを軽減しやすい．

MEMO
自主トレーニング終了の目安
定期的に筋電図で神経生理学的評価を行うことは臨床上難しい．僧帽筋麻痺の回復までの期間は神経損傷の程度によって異なるが，壁を背にして壁から上肢が離れないように肩関節外転を連続して行っても肩甲帯の鈍重感がなく非術側と同程度に挙上できると僧帽筋麻痺はおおむね回復していると考えられる．僧帽筋麻痺の回復までにリハビリテーションが終了となる場合は，定期的に患者自身で確認し，麻痺が回復するまでは自主トレーニングを継続するよう指導しておく．

QOL（quality of life；生活の質）

表2　僧帽筋麻痺の臨床的評価

評価方法		僧帽筋麻痺がある場合
自覚症状		肩が上がらない，肩や首がこって重い・痛い
肩関節可動域	自動/他動	自動で外転＞屈曲に制限される
	臥位/座位・立位	臥位と抗重力位（座位・立位）で自動可動域に差が生じる
肩甲帯可動域	肩すくめ（肩甲帯挙上）	肩すくめ困難
肩甲骨の位置	脊柱～肩甲骨内側縁の距離をメジャーで計測	肩甲骨が外側へ偏位 肩自動外転時に肩甲骨の外側偏位が顕著になる
肩関節外転時の肩甲骨の動き	触診	肩甲骨内転，上方回旋の消失，減弱
僧帽筋の筋萎縮	視診，触診	術後しばらく経過してから出現
翼状肩甲	視診，触診	肩外転時に増強

表3　頸部郭清術後の日常生活での注意点と工夫の例

避けたい動作	工夫例
術側で重たい物を持つ	
・買い物かごを持つ	・ショッピングカートを利用する
・子供を抱く	・座った状態や非術側の腕で抱く
腕に負担のかかる体操，動作を避ける	
・腕立て伏せやダンベルを持っての体操	・臥位での関節可動域運動を行う
・高い所に繰り返し手を伸ばす	・物干し竿を低めの位置にする ・踏み台を使ったり，使用頻度の高い物は低めの棚に移動させる
首・肩を冷やさない	市販のホットパックや湯たんぽを利用

や，肩関節の安定性・固定性の維持・向上を目的としたセラバンド®を利用した回旋筋腱板（ローテーターカフ）の筋力増強練習，僧帽筋と同じはたらきをする菱形筋や広背筋などの代償・共同筋の筋力増強練習などを，疼痛が出ないように注意しながら取り入れる．僧帽筋麻痺の回復が期待できる場合は，回復の程度に応じて自動運動から抵抗運動による筋力増強練習へ移行する．

また，退院後も拘縮予防や筋力強化のために自主トレーニングを継続できるよう指導を行う．

c. リスク管理

術後は後出血や創部の離開などが起こる可能性がある．これらが生じた場合は主治医の指示を仰ぐ．また，再建術により血管吻合や皮弁移植が行われている場合は，頸部の安静度を主治医に確認し，創部の過度な伸展や回旋は避ける．

d. 生活指導

頸部郭清術後に僧帽筋麻痺による肩の挙上制限を呈した場合は，ADLや家事・仕事・趣味などの活動に影響し，QOL（生活の質）が低下する．

入院中から上着の着脱や洗髪など上肢挙上を伴う動作方法を指導する．また，退院後の仕事復帰や家事動作など，生活のなかで上肢負担が増え，代償的に対側の肩や肩甲帯周囲筋を過度に使用することで疼痛が生じることがある．退院前に日常生活での注意点を説明し，患者の生活に合わせて過度に負担のかからない動作方法や工夫を考え，日常生活のなかで本人に具体的に意識してもらうことが重要となる．日常生活での注意点と工夫の例を**表3**に示す．

2．乳癌

1）乳癌の特徴

2015 年の乳癌の罹患数は 83,000 人を超えており，30 歳代後半以降の女性で増加する（**図5**）[4]．家庭内での家事や育児・介護や，仕事，地域での活動など社会的にも多くの役割を担っている年代であり，罹患はもちろんその治療によっても生活にさまざまな影響を受ける．病理診断や画像検査の結果から病期・病態に応じて治療方針が決定され，手術や放射線治療などの局所治療と薬物を用いた全身治療を組み合わせた集学的治療が行われる．

2）手術療法

（1）手術の種類

乳房に対する手術は大きく分けて，乳房を残す乳房温存術と乳房をすべて切除する乳房切除術がある．検診の普及による早期乳癌の増加や臨床試験の結果を受けて術式の縮小化が進み（**図6**），現在は術後の機能障害軽減や美容的・心理的な面から乳房温存術の割合が増えており，乳房切除術の場合も胸筋は通常温存される．

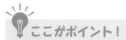
MEMO
乳癌手術関連用語
- 乳房切除術：Bt
- 皮膚温存乳房切除術：SSM
- 乳頭温存乳房切除術：NSM
- 乳房扇状部分切除術：Bq
- 乳房円状部分切除術：Bp
- 腫瘤摘出術：Tm
- センチネルリンパ生検：SNB
- 腋窩リンパ節郭清：Ax
- 広背筋皮弁：LD
- 腹直筋皮弁：RAM
- 深下腹壁動脈穿通枝皮弁：DEIP
- ティッシュエキスパンダー挿入：TE

LECTURE 5

💡**ここがポイント！**
乳癌発症のピークは 40 歳代後半と 60 歳代前半の二峰性を示す．

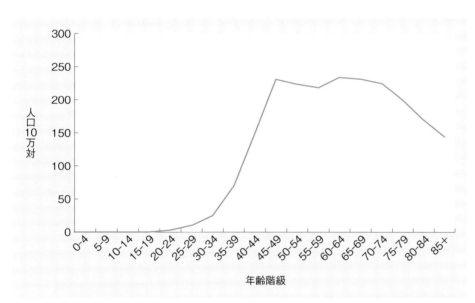

図5　乳癌の年齢階級別発症頻度（2015 年）
（国立がん研究センターがん対策情報センター：国立がん研究センターがん情報サービス．がん登録・統計[4]）

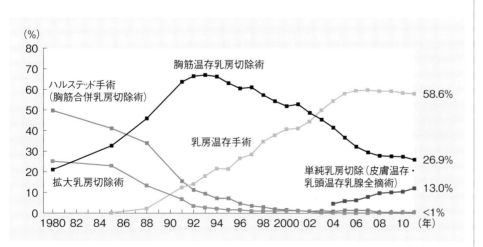

図6　乳房手術術式の推移
（日本乳癌学会編：患者さんのための乳がん診療ガイドライン 2019 年版．金原出版；2019[5]）

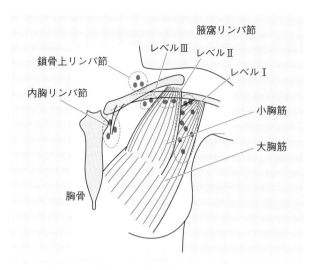

図7 腋窩リンパ節のレベル分類
（日本乳癌学会編：患者さんのための乳がん診療ガイドライン2019年版．金原出版：2019[5]）

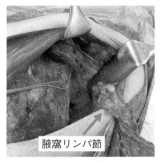

図8 腋窩リンパ節郭清

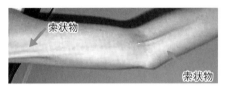

図9 腋窩リンパ管線維化症候群

MEMO
センチネルリンパ節生検
乳房内から腫瘍細胞が最初にたどりつくセンチネルリンパ節を発見，摘出し，転移の有無を術中の迅速検査で確認する．腫瘍の周りや乳輪に微量の放射性同位元素あるいは色素を注入し，放射線が検出されたり色素に染まったりしたセンチネルリンパ節を摘出し，顕微鏡で腫瘍細胞の有無を調べる．

MEMO
術後疼痛
術後疼痛の原因は，創部痛や瘢痕拘縮による胸部の圧迫・絞扼痛，術中の上腕肋間神経損傷などがあげられ，乳房切除後疼痛症候群（postmastectomy pain syndrome：PMPS）のように胸部から腋窩，上腕にかけての慢性的な痛みが持続する場合もある．

MEMO
腋窩リンパ管線維化症候群
（axillary web syndrome：AWS）
AWSは術後1週以降で，手術侵襲によるリンパ・静脈系の障害により血栓や線維化を生じ，通常術後2〜3か月で自然回復するとされるが，皮下に浮き出た索状物のひきつれや痛みにより主に肩外転が困難となる．確立されたリハビリテーション方法はないが，経験上，肘を屈曲すると上腕のひきつれや疼痛が軽減し，肩関節の可動域改善が得られやすい．

センチネルリンパ節とは腫瘍からのリンパ流を最初に受けるリンパ節であり，乳癌の場合は腋窩リンパ節がこれにあたる．腋窩リンパ節は領域別にレベルⅠ〜Ⅲに分類される（**図7**）．センチネルリンパ節生検で腋窩リンパ節転移陰性と診断された場合は，腋窩リンパ節郭清は省略される．腋窩リンパ節郭清では，腋窩を皮膚切開しリンパ節を周囲の脂肪組織と合わせて切除する（**図8**）．レベルⅠ〜Ⅱまでの郭清が標準的である．

また，乳房温存術で整容性が期待できない場合は，乳房切除術後に乳房再建を行う例が増えている．乳房再建は広背筋や腹直筋などの自家組織または人工のインプラントを用いて行われる．乳房切除の際に再建手術を同時に行う一次再建と，乳房切除後に改めて再建手術を行う二次再建がある．また，何回に分けて再建を行うかで一期再建と二期再建がある．1回の手術で再建する一期再建では直接インプラントや自家組織を用いて乳房再建を行い，2回の手術で再建する二期再建では組織拡張器（ティッシュエキスパンダー）を大胸筋下に挿入し段階的に生理食塩水を注入して皮膚を伸展させてから，後日インプラントに置き換えて再建する[5]．

(2) 術後に生じる機能障害

肩関節の可動域制限は肩外転，屈曲で生じやすい．これらの運動に関与する神経や筋は通常は手術で切除されることはなく，運動制限の要因として術後疼痛への不安による安静や，創部縫合による皮弁間張力，創部の治癒過程における軟部組織の癒着（瘢痕拘縮），腋窩リンパ管線維化症候群（AWS）などがあげられる（**図9**）．

術式による違いでは，センチネルリンパ節生検や前胸部の軟部組織切除よりも腋窩リンパ節郭清での腋窩部の皮膚切開が運動制限に対して大きく影響するとされ，腋窩リンパ節郭清が実施された場合には術後のリハビリテーションがより重要になる．

3) 乳癌術後のリハビリテーション

(1) リハビリテーションの目的

乳癌術後のリハビリテーションの目的は，①肩関節の関節可動域制限の予防と改善，②ADLや家事，仕事などの活動制限の改善，③リンパ浮腫の予防および早期発見と治療，などがあげられる．なお，リンパ浮腫についてはStep upで後述する．

ガイドラインでは，「乳がん患者に対して，術後にリハビリテーション治療（肩関節可動域訓練など）を行うことを推奨する」[3]とされ，術後の肩関節可動域の拡大や上

表4　乳癌術前評価の内容

手術予定	術式，術側	利き手側/非利き手側，片側/両側，乳房切除/温存，腋窩リンパ節郭清
基本的事項	利き手	
	既往歴	外傷，肩関節周囲炎など肩疾患の有無
社会的背景	同居家族	
	家事	家事の必要性，協力者の有無
	育児	子供や孫の有無・年齢，協力者の有無
	介護	介護の必要性，協力者の有無
	仕事	上に手を伸ばしたり重たい物を持つ作業の有無，復帰時期，通勤手段
	趣味，運動習慣	内容，頻度
上肢機能	肩関節可動域	屈曲，外転，水平外転，結髪・結帯動作
	握力，上肢筋力	
	上肢周径	
	その他の症状	疼痛，術前化学療法による末梢神経障害・皮膚障害

肢機能の改善に対して肩関節可動域練習などを行うことが有益であるとして強く勧められている．

（2）術前評価，オリエンテーション

　加齢や肩関節周囲炎などの既往により術前から肩関節可動域制限がある場合があり，術前に対側上肢を含めた上肢機能や生活状況を評価することで，術後の目標を個別に，より具体的に設定できる．術前評価の内容を**表4**に示す．退院後早期の家事や育児の必要性，仕事の内容や通勤手段，趣味や運動習慣などできるだけ細かく確認し，術後の生活指導に生かす．術後の浮腫発症を判断するために術前に両側上肢の周径を計測しておくことも有用で，術前に化学療法が施行されている場合は，末梢神経障害，皮膚障害の有無や生活への影響も確認する．

　また，手術や術後の生活に不安をもっている患者も多く，術前にリハビリテーション担当者と顔を合わせ，リハビリテーションの目的や流れの説明を受けておくことで不安軽減にもつながる．

（3）術後リハビリテーション

a．関節可動域練習

　術後は実施された手術内容を確認し，段階的にリハビリテーションを進める．開始時期については，術直後のドレーン留置中から積極的な肩関節可動域練習を開始するという考え方と，ドレーンが抜去されてから開始するという考え方があるが，ガイドラインでは「乳がん術後の患者に対して，積極的な肩関節可動域練習を術後5〜8日目から開始することを推奨する」[3]とされ，このほうが漿液腫や感染など有害事象が少なく安全であるとされている．

　ドレーン留置中は，筋ポンピング作用による浮腫の予防を目的に，肘から遠位の自動運動から開始する．ドレーン抜去後の肩関節可動域練習は疼痛に合わせて無理のない範囲でゆっくりと，胸部や腋窩を持続伸張するように行う（**図10**）．

　また，乳房再建後の肩関節の練習開始時期や許可される運動範囲は術式や施設により異なるため，担当医に術後の安静度を確認しながら実施していく．ティッシュエキスパンダーやインプラント挿入後は位置のずれを予防するために，一定期間，術側肩関節の運動制限が指示されることがある．

　リハビリテーション時に，創部の引きつれ感や「胸に鉄板が押しつけられた感覚」「脇に物が挟まっている感じ」などさまざまな表現で，患者から疼痛・感覚障害に対する不安を訴えられることがある．訴えを傾聴し，不安の軽減を図りながら無理のな

LECTURE 5

MEMO
ガイドラインではランダム化比較試験5件を採用し，リハビリテーション治療（肩関節可動域練習など）により術後の肩関節可動域の拡大，上肢機能の改善が認められ，術後のリンパ浮腫や合併症の発生を増加させる報告はなかった．

MEMO
術後早期に積極的な肩関節可動域練習を開始すると術後5〜8日目から開始した場合に比べて術直後の肩関節可動域制限は小さいが，術後1〜2年後には差がなくなり，術後5〜8日目から開始したほうがドレナージ量や漿液腫のリスクが軽減するため，ガイドラインでは術後5〜8日目から積極的な肩関節可動域練習を開始することを推奨している．

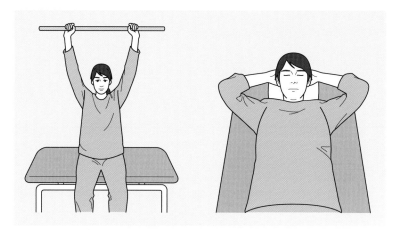

図10　ドレーン抜去後の肩関節可動域練習
伸張の範囲は軽い伸張痛を感じる程度にとどめ、反動を利用せずにゆっくり伸張し、最終可動域で数秒保持させる。

い範囲で運動を行うよう指導する。

　入院中にリハビリテーションを実施できる期間は数日と限られるため、患者の可動域や疼痛、不安感に配慮しつつ、退院後も自主トレーニングが継続できるように運動方法を指導する。退院後は外来で自主トレーニングの実施状況を確認する。自主トレーニングが不十分な場合や可動域制限が残存している場合は、外来で実施するなど、個別の状況に合わせてリハビリテーションを進めるのが望ましい。

b. リスク管理

　術後は後出血や創部の離開などが起こる可能性がある。これらが生じた場合は主治医の指示を仰ぐ。

c. 生活指導

　肩関節可動域制限や疼痛はシャツの着脱や洗髪、髪をとかすなどのADL、家事や仕事、車の運転などの手段的ADLを制限するため、QOLの低下につながる。

　術側上肢の安静指示は施設により異なるが、ドレーンが留置されている場合は肩屈曲・外転は90度以内にとどめ、ドレーン抜去後は創部の問題がなければ術側上肢の使用を制限せず、積極的に使うように促す。退院後は洗濯物を干すなど生活のなかでも術側上肢を使うことを指導するが、疼痛や可動域制限が強い場合や退院直後から子供を抱いたり重い物を運ぶなど強い負荷のかかる動作が必要な場合は、非術側の上肢を使って代償する方法を紹介するなど、個別の状況に応じた対応が必要である。また、外来移行後も生活のなかで困る動作がないか確認し、生活と術後治療の両立や、術前の趣味や運動の再開など、患者のQOL向上につながるような支援を検討する。

■引用文献

1）鬼塚哲郎：頭頸部癌とは．鬼塚哲郎編．多職種チームのための周術期マニュアル4．頭頸部癌．メヂカルフレンド社；2006．p.32-8.
2）Robbins KT, Clayman G, et al.：Neck dissection classification update：revisions proposed by the American Head and Neck Society and the American Academy of Otolaryngology-Head and Neck Surgery. Arch Otolaryngol Head Neck Surg 2002；128（7）：751-8.
3）日本リハビリテーション医学会編：がんのリハビリテーション診療ガイドライン，第2版．金原出版；2019．p.83-6, p.94-102.
4）国立がん研究センターがん対策情報センター：国立がん研究センターがん情報サービス．がん登録・統計．
https://ganjoho.jp/reg_stat/index.html
5）日本乳癌学会編：治療を受けるにあたって．患者さんのための乳がん診療ガイドライン2019年版．金原出版；2019．p.77-96.

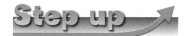

リンパ浮腫

1）リンパ浮腫の病因と病態

（1）リンパ液の循環

リンパ管とはリンパ液を運ぶ管で，皮膚表面に近い毛細リンパ管が合流して徐々に太くなっていき，リンパ節を通過しながら水分や老廃物などを含むリンパ液を心臓に向けて運搬する．頭頸部，上肢，下肢のリンパ管はそれぞれ頸部リンパ節，腋窩リンパ節，鼠径リンパ節を通過する．また，正中矢状面で左右に，鎖骨と臍窩の高さで上下に，リンパ管の流れが分かれる体液区分線がある（図1）[1]．

（2）リンパ浮腫の原因と分類

リンパ浮腫は続発性と原発性に分類される．続発性リンパ浮腫は，乳癌に対する腋窩リンパ節郭清，婦人科癌・泌尿器癌・消化器癌などに対する骨盤内リンパ節郭清のような手術によってリンパ管やリンパ節が切除された場合や，放射線治療によりリンパ管の周囲組織が線維化してリンパ管を圧迫したりリンパ節が萎縮した場合など，がん治療に伴うリンパ還流の障害によって生じる．体液区分線があるため，腋窩リンパ節郭清後には術側の上肢と体幹に，骨盤内リンパ節郭清術後には両側の下肢や下腹部，陰部にリンパ浮腫を発症する可能性がある．リンパ浮腫を発症する時期や程度には個人差があり，続発性リンパ浮腫は治療後3年以内に発症することが多いとされるが，10年以上経過して発症することもある．

リンパ浮腫の病期は，発症前の0期から最も症状の重いⅢ期までに分類される（表1）[2]．

（3）リンパ浮腫による障害と合併症

浮腫が重症化し，手足が太くなると今までの洋服が着られなくなったり，外見上の問題から精神的な苦痛が大きくなり，QOLを低下させる．また，皮膚の硬化が進むと関節運動が制限され，関節拘縮を生じることがある．ペンや包丁が握りにくい，しゃがみこめない，歩きにくいなどとなり，家事や仕事など日常生活に影響する．

リンパ浮腫の合併症として蜂窩織炎などの患肢の炎症や，リンパ漏，象皮病，皮膚潰瘍，多毛症などの皮膚症状を生じることがある．

（4）リンパ浮腫の診断と評価

続発性リンパ浮腫の明確な診断基準はなく，手術や放射線治療の既往など病歴の聴取が重要で，リンパ浮腫以外の浮腫を鑑別除外して診断する．診断にはリンパシンチグラフィや蛍光リンパ管造影が有用だが，これらの画像検

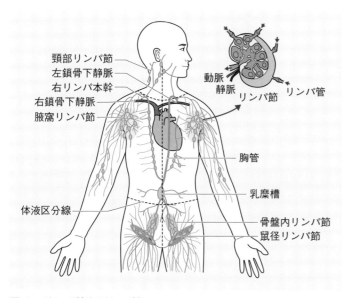

図1　リンパ管とリンパ節
（日本サポーティブケア学会編：Q & A で学ぶリンパ浮腫の診療．医歯薬出版；2019[1]）

表1　国際リンパ学会（ISL）病期分類

0期	リンパ液輸送が障害されているが，浮腫が明らかでない潜在性または無症候性の病態
Ⅰ期	四肢を挙上することにより軽減する．圧痕がみられることがある．
Ⅱ期	四肢の挙上だけでは改善しなくなる．圧痕がはっきりする．
Ⅱ期後期	組織の線維化がみられ，圧痕がみられなくなる．
Ⅲ期	圧痕がみられないリンパ液うっ滞性象皮病のほか，表皮肥厚，脂肪沈着などの皮膚変化がみられるようになる．

（Executive Committee：Lymphology 2016；49（4）：170-84[2]）

査を実施できる医療機関は限られる．臨床では超音波検査や四肢の周径測定，皮膚の状態の評価により，リンパ浮腫の重症度や治療効果を評価することが多い．

周径計測は，計測時間や計測時の体位を統一して記録することが重要である．『リンパ浮腫診療ガイドライン2018年版』[3]では計測部位を図2のように規定している．

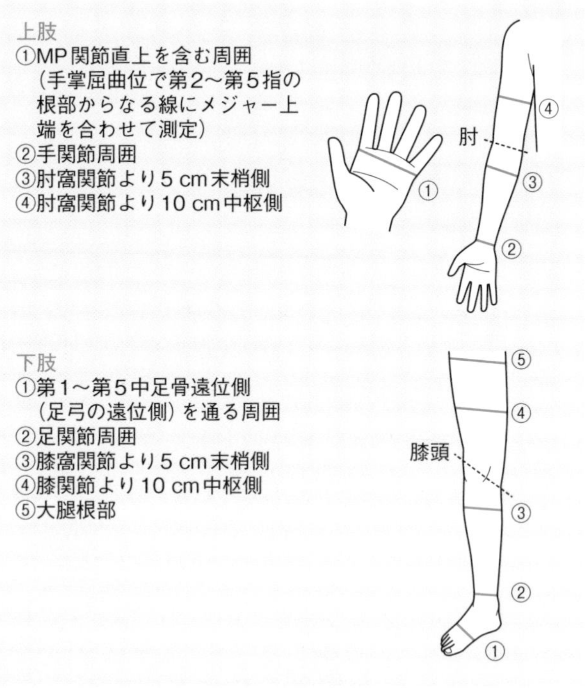

2）リンパ浮腫の予防

リンパ浮腫は発症すれば完治することが難しいが，日常生活上の注意点を意識し，セルフケアを行うことで発症リスクは低下するとされており，患肢の感染症（蜂窩織炎）の予防と体重管理（肥満の予防）が最も重要とされる．患肢の感染はリンパ浮腫の発症や増悪のきっかけとなるため，皮膚の清潔と保護が重要になる．

一方，現在のところリンパドレナージや圧迫療法にはリンパ浮腫予防に対するエビデンスはなく，患者の負担をいたずらに増やすような指導は行うべきでないとされている．

3）リンパ浮腫の治療

リンパ浮腫は重症化すると症状を改善させることが難しく，日常生活への影響も大きくなるため，できるだけ早期に発見し，治療を開始することが重要になる．

リンパ浮腫に対する標準的な治療法を複合的治療といい，圧迫療法，用手的リンパドレナージ，圧迫下での運動，スキンケア，セルフケア指導を組み合わせて行う．リンパ浮腫の重症度や患者のライフスタイル，理解力や価値観，経済状況など種々の条件を考慮して，個々の患者に適した治療を行う．

（1）圧迫療法

弾性スリーブや弾性ストッキングなどの弾性着衣や，弾性包帯による多層包帯法で浮腫のある患肢を圧迫することで，組織間液やリンパ液が過剰に貯留することを防ぐ．圧迫方法は患肢の状態や患者の生活に応じて検討する．

（2）用手的リンパドレナージ

組織間隙に貯留している体液をリンパ管に取り込ませてリンパ液とし，リンパ液を正常に機能するリンパ節へ誘導して排液する．医療手技として専門的な教育を受けた医療者が実施するものもあるが，患者もしくは家族などがセルフケアとして継続できるような指導も重要となる．

（3）圧迫下での運動

運動療法がリンパ浮腫の予防と治療に有効であるとされ，特に弾性着衣や弾性包帯による圧迫下での運動が勧められる．

（4）スキンケア

皮膚の保清と保湿により，健康な皮膚の状態を保ち，リンパ浮腫発症・増悪のきっかけとなる感染の危険性を低下させる．

（5）セルフケア指導

正しい知識を習得し，適切なセルフケアを継続することで浮腫の悪化を防ぐ．リンパ浮腫の予防と同様に，スキンケアによる患肢の感染症予防と体重管理が重要となる．

上肢
①MP関節直上を含む周囲
　（手掌屈曲位で第2〜第5指の根部からなる線にメジャー上端を合わせて測定）
②手関節周囲
③肘窩関節より5cm末梢側
④肘窩関節より10cm中枢側

下肢
①第1〜第5中足骨遠位側（足弓の遠位側）を通る周囲
②足関節周囲
③膝窩関節より5cm末梢側
④膝関節より10cm中枢側
⑤大腿根部

図2　四肢における鼠径の計測部位
（日本リンパ浮腫学会編：リンパ浮腫診療ガイドライン2018年版．金原出版；2018[3]）

■引用文献

1）日本サポーティブケア学会編：Q＆Aで学ぶリンパ浮腫の診療．医歯薬出版；2019．p.5.
2）Executive Committee：The Diagnosis and Treatment of Peripheral Lymphedema：2016 Consensus Document of the International Society of Lymphology. Lymphology 2016；49（4）：170-84.
3）日本リンパ浮腫学会編：リンパ浮腫診療ガイドライン2018年版．金原出版；2018．p.16.

LECTURE
5

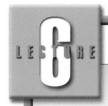

化学療法・放射線療法中のリハビリテーション

到達目標

- がんに対する化学療法，放射線療法の目的や効果，有害事象について理解する．
- 化学療法・放射線療法中に行うリハビリテーションの目的や効果，リスク管理について理解する．

この講義を理解するために

　この講義では化学療法や放射線療法を受けているがん患者のリハビリテーションについて学習します．化学療法や放射線療法はがんの治療に多く用いられており，がん患者のリハビリテーションに携わる際には治療方法への理解が必要不可欠です．介入を行う前に，あらかじめ治療の目的や効果，治療スケジュールを深く理解しておきましょう．また，治療に伴って発生する有害事象とその出現時期は治療の種類によってさまざまです．多くの有害事象は早期に発見し対応することで症状の緩和や増悪の予防ができるため，予想される有害事象を把握したうえで介入内容を立案し，治療の進行に合わせて定期的に見直しをすることが重要です．化学療法や放射線療法が多く実施される頭頸部癌と食道癌を例として，リハビリテーションの必要性やリスク管理について学習します．

　この講義を学ぶにあたり，以下の項目をあらかじめ学習しておきましょう．

　　□ 頭頸部，食道の解剖について学習しておく．

　　□ 頭頸部癌，食道癌にはどのような治療法があるのか調べておく．

　　□ 化学療法，放射線療法にはどのような有害事象が生じるのか調べておく．

講義を終えて確認すること

　　□ 化学療法の目的と効果，有害事象について理解できた．

　　□ 放射線療法の目的と効果，有害事象について理解できた．

　　□ 化学療法や放射線療法を受けている患者に対してリハビリテーションを行う必要性について理解できた．

　　□ 化学療法や放射線療法中にリハビリテーションを行ううえで注意すべきリスク管理について理解できた．

LECTURE 6

1. 化学療法

1）化学療法の特徴

化学療法は手術療法，放射線療法と並ぶがんの三大治療の一つであり，抗がん薬やホルモン製剤などの薬剤を使用した治療のことをさす．

抗がん薬は投与後に血液中に入り，全身を巡って体内のがん細胞を攻撃し，破壊する．手術や放射線療法とは異なり全身に作用する治療であるため，血液のがんや，検査では発見できないような微小ながん細胞に対しても効果が期待できる．作用機序によっていくつかの種類に分類され，種類によって有害事象やリスク管理もさまざまである（**表1**）．

ホルモン療法は，特定のホルモンに対して反対の作用をするホルモン製剤の投与により，がん細胞の発育を抑制する．内分泌療法ともいい，乳癌や子宮体癌，前立腺癌，甲状腺癌，腎癌などが対象となる．

2）化学療法の目的

化学療法の目的は，①治癒，②延命（生存期間の延長），③症状緩和・QOLの向上，である．白血病や精巣腫瘍，卵巣癌，小細胞肺癌などに対しては化学療法単独で治癒が期待できる．がんを完全に治すことが期待できない場合でも，化学療法でのコントロールにより，長期間の生存やQOLの向上が可能である．化学療法単独で治療を行うこともあるが，近年では手術療法や放射線療法と組み合わせた集学的治療が行われる（**表2**）．

3）化学療法の有害事象

抗がん薬は一般の薬と比較して治療域と有害事象域の用量が近く，治療域が狭い．抗がん薬の種類によって出現しやすい有害事象は異なり（**表1，3**），その出現時期や期間もさまざまである（**図1**）[1]．緊急処置が必要な有害事象には，腫瘍崩壊症候群や消化管穿孔，血栓症，白質脳症などがある．頻度は高くないが発症すると重篤化しやすい．

近年では，有害事象の異なる複数の抗がん薬を同時に用いて，薬物有害反応を分散させる多剤併用化学療法も行われる．

表1　抗がん薬の種類

種類	特徴
代謝拮抗薬	代謝物と似た構造をしており，がん細胞内に間違って取り込まれることでDNA合成を阻害する．細胞周期に合わせて作用するため，周期の早い血液細胞や口腔粘膜，胃腸粘膜，毛根の細胞などに影響を与える．
アルキル化薬	アルキル基（$R-CH_2$）をもった構造でDNAと異常な結合を起こし，がん細胞の分裂・増殖を抑制する．分裂休止期にある細胞にも作用しDNAそのものを傷害するため，催奇性や発がんの可能性がある．
抗がん性抗生物質	がん細胞に対して選択的に効果を発揮する抗生物質で，DNAやRNAの合成を阻害することでがん細胞を死滅させる．また，DNA鎖を切断する効果ももつ．
微小管阻害薬	細胞分裂に重要な微小管の働きを阻害することでがん細胞を死滅させる．微小管は神経細胞の刺激伝導に重要な役割をもっており，有害事象として神経障害が生じる特徴をもつ．
白金製剤	分子内に白金を含む薬剤で，作用機序はアルキル化薬と同様である．
分子標的治療薬	がん細胞の特徴を示す分子を標的として作用する．特定の分子をもつ限られた腫瘍に対して効果をもつため，遺伝子検査を確認してから投与する必要がある．投与直後にはインフュージョン・リアクションという急激な生体反応を生じることがある．

📝 **MEMO**
免疫療法
免疫療法のうち科学的に効果が認められたものは薬剤を使用する一部の治療のみであり，広義には化学療法に含まれる（免疫チェックポイント阻害薬，サイトカイン療法，免疫賦活薬）．

📖 **調べてみよう**
免疫チェックポイント阻害薬
がん細胞は，免疫細胞にある「免疫チェックポイント」という免疫を抑制する命令を受け取る部分に結合して偽のシグナルを送り，免疫細胞ががん細胞を攻撃しないようにしてしまう．そこで，がん細胞が免疫チェックポイントに結合しないようにする免疫チェックポイント阻害薬が開発された．代表例がオプジーボ®（一般名：ニボルマブ）であり，肺癌，腎細胞癌，胃癌などで，広く効果が認められている．

QOL（quality of life；生活の質）

📝 **MEMO**
有害事象共通用語規準
化学療法や放射線療法の有害事象の程度を「有害事象共通用語規準（Common Terminology Criteria for Adverse Events：CTCAE）」を用いて評価する．Grade1から5まであり，数字が大きいほど重篤であることを示す．

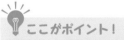
💡 **ここがポイント！**
化学療法中の運動療法を安全に行うためには，患者に使用される抗がん薬の特徴についてあらかじめ確認し，運動内容については主治医や薬剤師と相談をしておくことが重要である．

📝 **MEMO**
血栓症
がん細胞自体が血液凝固異常を引き起こすことが知られており，血栓症には注意が必要である．

表2　化学療法の種類

術前補助化学療法	手術前にがんを小さくし，手術効果を高める
術後補助化学療法	手術後に全身に散らばっている可能性のある微小ながん細胞を攻撃し再発や転移を予防する
導入化学療法	他の治療に先行して強力な化学療法を行うことで，その後の治療成績を高める
放射線化学療法	放射線治療と併用することで強力な治療効果を得る．また，手術で臓器を切除しないため機能温存や審美性確保が期待できる

表3　化学療法の有害事象

種類	症状
過敏反応インフュージョン・リアクション	発疹，血管性浮腫，気管支れん縮，低血圧，溶血性貧血，悪心，頭痛，頻脈など
骨髄抑制	白血球（好中球減少）による易感染状態，赤血球減少による貧血，血小板減少による出血
消化器症状	悪心・嘔吐，下痢，便秘，口内炎，味覚障害，食道炎
循環器症状	心筋障害によるうっ血性心不全，不整脈，高血圧症，静脈血栓症
呼吸器症状	間質性肺炎，気管支れん縮
神経障害	末梢神経障害，自律神経障害，聴力低下，味覚障害
その他	肝障害，腎障害，皮膚障害，全身倦怠感，精神症状

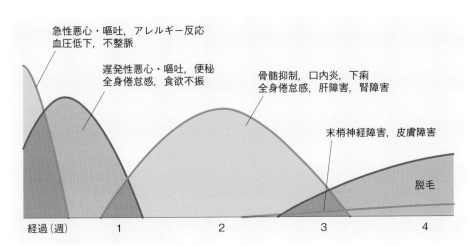

図1　主な有害事象の出現時期
（岡元るみ子ほか編：がん化学療法副作用対策ハンドブック．羊土社：2019[1]）

2. 放射線療法

1）放射線療法の特徴

　放射線療法はがんの三大治療の一つであり，X線や電子線，γ線などの放射線を専用の装置で発生させて利用する治療法である．

　がん細胞は異常に分裂・増殖を繰り返していく細胞である．放射線にはこの細胞分裂に必要なDNAを損傷させる作用があり，結果としてがん細胞を死滅させる．放射線によって損傷を受けたがん細胞は1回以上の細胞分裂を経て死に至るため，放射線療法の効果は放射線照射が終了してある程度の期間が経過した後に現れる．放射線療法は手術療法と同様に局所的な治療だが，手術のように臓器を取り除いたりせずに治療を行うため，機能の温存や審美性の維持が可能である．

　放射線療法には体の外から放射線を照射する外照射と，放射線を出す小さな線源を病巣付近に入れて体の中から照射する内部照射がある（表4）[2]．

2）放射線療法の目的

　放射線療法の目的は，①根治，②根治のための補助療法，③症状緩和，である．近年では手術療法や化学療法と組み合わせた治療が行われることも多い．②はさらに術

 MEMO
審美性
外見の美しさを意味し，特にがん治療においては元々の容姿を維持できることをさす．がんを手術で摘出したことで容姿が大きく変化してしまい，治療が奏効したにもかかわらず社会的な生活に支障をきたすことがある．放射線療法は組織を取り除くことのない治療のため，容姿の変化を最小限にとどめることが可能とされている．ただし，がんの種類によっては放射線療法では根治が困難なものもあり，治療の可否は慎重に判断される．

 MEMO
最大耐用線量
放射線療法における放射線量の単位はグレイ（Gy）である．各臓器で照射できる最大耐用線量というものが決められており，これを超えると重篤な有害事象を生じる可能性が高くなる．

 MEMO
全身状態が不良な患者や高齢の患者に対しては，侵襲の高い手術療法よりも放射線療法を選択することがある．

表4 放射線療法に用いられる主な放射線の種類と適用がん種

治療の方法		放射線の種類	適用がん種
外照射		X線 電子線	限定なし
		γ線	脳腫瘍，脳転移のあるがん
		重粒子線 陽子線	小児の限局性固形悪性腫瘍，骨軟部腫瘍，頭頸部悪性腫瘍，前立腺癌が適応になる場合がある
内部照射	密封小線源治療	X線，β線，γ線など	前立腺癌，舌癌，皮膚癌，乳癌，子宮腔・膣腔・口腔・食道・気管支・直腸などのがん
	放射線核種治療	α線，β線，γ線など	甲状腺癌，悪性リンパ腫，骨転移を伴うがん

（国立がん研究センターがん対策情報センター：がん情報サービス[2]）

表5 放射線照射の目的と内容

照射目的		内容
根治		がんを完全に治す目的で実施される．放射線に感受性の高いがんや小さながん，切除できない部位のがんに対して行われる．放射線単独での照射と，化学療法を併用した放射線化学療法がある．白血病や一部の肺癌などが対象となる
根治の補助	術前照射	できるだけがんを小さくして手術をしやすくする
	術後照射	手術で取り切れなかったがん細胞を殺して再発を予防する
	化学療法の補助	骨髄移植を施行する前に実施して拒絶反応と再発を予防する
症状緩和		骨転移による痛みや脳転移による神経症状，がんが臓器を圧迫することで生じる症状などを和らげるために実施する

表6 放射線療法の有害事象

急性期有害事象	全身的	全身倦怠感，食欲不振，骨髄抑制
	局所的	頭部：頭痛，めまい，脱毛，悪心・嘔吐 口腔，頸部：口腔内の粘膜炎や乾燥，味覚障害 肺，縦隔，乳房：食道炎，放射線肺臓炎 腹部，骨盤：悪心・嘔吐，腹痛，下痢，排尿障害 消化管：潰瘍，穿孔 その他：皮膚炎，色素沈着
晩期有害事象	全身的	二次性発がん
	局所的	頭部：難聴，顔面神経麻痺，脳障害，下垂体機能低下 肺，縦隔，乳房：間質性肺炎，心外膜炎，上肢リンパ浮腫 腹部，骨盤：下肢リンパ浮腫，不妊，肝障害，腎障害

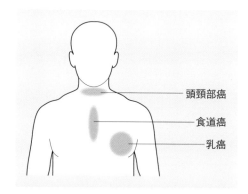

図2 放射線皮膚炎の例
照射野に限局した皮膚炎（紅斑，落屑，潰瘍），色素沈着が出現する．放射線が透過する背部にも同様の症状が発生する．

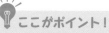
MEMO

放射線宿酔
放射線照射後，照射部位に関係なく船酔いに似た症状を生じることが知られており，放射線宿酔とよばれる．炎症性サイトカインの関与が示唆されているが，はっきりとした原因は不明である．

ここがポイント！
がんによる通過障害や粘膜炎などの有害事象によって食事摂取量が低下し，二次的に廃用性の嚥下障害が生じることがある．急性期有害事象は予定照射量や部位によってあらかじめ予想ができるため，早期から多職種と情報を共有しておくことが重要である．

前照射，術後照射，化学療法の補助の3つに分類される（**表5**）．

放射線療法は一般に治療計画を立てて遂行するまでに数日の準備を要し，例外的に緊急に照射を行う場合は緊急照射とよばれる．緊急照射の適応には脊椎転移や髄内転移による脊髄の圧迫，上大静脈症候群，眼球圧迫による視神経障害などがある．

3）放射線療法の有害事象

放射線療法の有害事象は，放射線照射中または終了直後に生じるもの（急性期）と，終了して半年から数年経過した後に生じるもの（晩期）に分けられる（**表6**）．また，有害事象が生じる場所は，全身的なものと治療した部位に起こる局所的なものがある（**図2**）．急性期有害事象は一度生じても徐々に改善するが，晩期有害事象は改善が困難で，発生させないため綿密な計画が必要となり，治療後も定期的な診察が行われる．

放射線療法の有害事象は，確定的影響と確率的影響に分けられる．確定的影響は一定の線量を超えると出現し，線量が増えるほど症状も強くなる．皮膚の場合，20～30 Gyで発赤や脱毛が生じ始め，30～50 Gyで落屑や疼痛が出現し，50～60 Gyで滲出液や出血，60 Gyを超すと潰瘍や壊死を生じる．口腔粘膜の場合，20 Gyから乾燥

の症状が出現し，40 Gy を超すと疼痛や出血，潰瘍，嚥下困難感の症状が出現する．肺や縦郭へ照射する場合，隣接する食道の症状として 10 Gy からつかえ感や嚥下時違和感，嚥下困難感が出現し，40 Gy を超すと放射線肺臓炎が生じる．

　確率的影響は線量が増えるごとに症状の発生確率が増え，二次性発がんがこれにあたる．確定的影響は治療の開始前から予期できるため，早期に患者指導を行う．

3．化学療法・放射線療法中のリハビリテーション

1）化学療法・放射線療法中のリハビリテーションの考え方

　化学療法・放射線療法中のリハビリテーションは，①運動療法，②物理療法，③精神的リラクセーション，④生活指導，があげられる．ここでは運動療法を中心に記述する．

　化学療法・放射線療法のさまざまな有害事象によって，がん患者は身体活動量の低下や体力低下をきたす．患者の全身状態が低下すると，治療選択，生命予後，ADL，QOL にも影響を及ぼし，治療中・治療後の体力の維持・改善のための運動療法が重要である．全身状態の評価には，パフォーマンスステータス（PS）が一般的に用いられる（Lecture 3 **表1** 参照）．

（1）運動療法実施時のリスク管理

　がんの種類や部位によって患者の有する症状はさまざまであり，がんそのものによって起こりうる症状を理解する．次に，これから実施される治療の特徴やスケジュールを確認し，治療の過程で起こりうる有害事象について把握し経過の予想を立てる．手術療法とは異なり，化学療法・放射線療法は数日～数か月という長期間に及ぶ治療となる．そのため，治療期間中に安全に運動療法を進めるためには，変化しうる患者の状態を継時的に把握していくことが必要となる．

　化学療法・放射線療法期間中のさまざまな有害事象に対しては個別に対策や対応が必要となり，基本的には運動療法は安全に実施することが可能である．がん患者におけるリハビリテーション中止基準（**表7**）[3] を考慮しつつ，主治医やリハビリテーション医と相談のうえで運動療法の内容やスケジュールを組み立てる．

　特に化学療法実施中の患者において，抗がん薬の血管外漏出は組織の壊死を引き起こす可能性がある危険な有害事象である．運動療法実施の際は点滴時間と重ならないように時間を調整し，点滴が固定されている箇所の運動を避けたりするなどの配慮が必要である．

　化学療法・放射線療法中の運動療法が適応とならない例は，荷重骨に腫瘍があり運動により神経症状や病的骨折の発生が予想される場合や，治療前から運動を避けるべ

ADL（activity of daily living；日常生活活動）

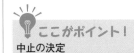

ここがポイント！
中止の決定
リハビリテーション中止基準は絶対的なものではなく，基準に該当する症例であっても，主治医やリハビリテーション医と相談のうえで介入を検討していくことが望ましい．さらに，看護師や他の療法士らとも情報共有のうえで決定されるべきである．

調べてみよう
抗がん薬の血管外漏出
血管外漏出時の組織侵襲は抗がん薬の種類によって起壊死性，炎症性，非壊死性に分類される．非壊死性の抗がん薬であれば多少漏出しても炎症を生じにくく，施設によっては点滴中でも運動療法を行うが，点滴挿入部の観察を怠ってはいけない．

表7　がん患者におけるリハビリテーション中止基準

1. 血液所見：ヘモグロビン 7.5 g/dL 以下，血小板 50,000/μL 以下，白血球 3,000/μL 以下
2. 骨皮質の 50％ 以上の浸潤，骨中心部に向かう骨びらん，大腿骨の 3 cm 以上の病変などを有する長管骨の転移所見
3. 腸管・膀胱・尿管などの臓器，血管，脊髄の圧迫
4. 疼痛，呼吸困難，運動制限を伴う胸膜，心嚢，腹膜，後腹膜への浸出液貯留
5. 中枢神経系の機能低下，意識障害，頭蓋内圧亢進
6. 低・高カリウム血症，低ナトリウム血症，低・高カルシウム血症
7. 起立性低血圧，160/100 mmHg 以上の高血圧
8. 110/分以上の頻脈，心室性不整脈

（DeLisa JA, et al. eds：Rehabilitation Medicine：Principles and Practice, 3rd ed. Lippincott Williams & Wilkins；1998. p.1293-317[3]）

き既往歴がある場合などがあげられる．化学療法・放射線療法中に運動療法を一時的に中止する例としては，治療開始直後にアレルギー症状や強い嘔気・嘔吐が出現した場合や，治療途中に骨髄抑制による血球減少が強く出現した場合などがあげられる．ただし，これらは運動療法に限った中止であり，関節可動域練習や ADL 練習などは継続していくことが可能である．

(2) 運動療法実施の効果

がん患者に対する運動療法としては，エルゴメータやトレッドミルを使用した有酸素運動，ストレッチやレジスタンストレーニングを組み合わせて実施することがガイドラインで推奨されている．運動耐容能や筋力などの身体機能の向上に加えて，QOL の向上や全身倦怠感の軽減，精神機能・心理面を改善できる．

有酸素運動の強度は低強度から中強度に設定し，バイタルサインや患者の主観的疲労度に応じて調整する．有酸素運動は 15 分以上の連続実施が望ましいが，1 分間運動＋1 分間休憩を 15 セット行うインターバルトレーニングでも倦怠感の軽減は期待できる．筋力トレーニングについても同様に低強度から中強度に設定し，最低でも 1 週間に 3 回は実施することで筋力の維持・向上が可能となる[4]．

2) 化学療法・放射線療法中のリハビリテーションの実際

(1) 頭頸部癌

a. 主な特徴と治療方法

頭頸部癌とは，鼻，口腔，咽頭（上咽頭・中咽頭・下咽頭），顎，耳などの部分にできるがんのことをさし，脳や脊髄，眼については除かれる．がんの発生頻度は少ないが，呼吸や食事などの生物的に不可欠な要素を含む．発声や味覚，聴覚などに加えて顔面の形態にも影響を及ぼし，QOL に密接に関係する．治療方法は手術療法，化学療法，放射線療法のいずれも選択されるが，がんの発生部位によって治療感受性が異なる．近年では機能の温存や審美性の維持を目的として，化学放射線療法を施行し，効果が得られなかった場合にのみ救済手術を施行する治療体系がとられるようになってきた．化学療法ではシスプラチン（白金製剤）が用いられることが多く，有害事象である過敏反応や悪心・嘔吐に注意する．

①口腔癌：手術療法が中心となるが，リンパ節転移を伴う場合は放射線療法を行う場合もある．治療後にがんの残存がある場合は術後補助療法として化学放射線療法が行われる．

②上咽頭癌：放射線療法が標準治療として推奨され，患者の全身状態によっては化学放射線療法が選択される．頸部リンパ節への転移がある場合は，頸部郭清術が先行される場合もある．

③中咽頭癌：手術療法，放射線療法，化学放射線療法と，多様な治療法が選択肢となる．手術療法や放射線療法に先行して導入化学療法が行われる場合もある．また，手術後に癌が取り切れなかった場合は術後補助療法として化学療法や化学放射線療法が行われる場合もある．

④下咽頭癌：喉頭に隣接しているため，腫瘍の部位や広がりから機能の温存が見込める場合は，放射線療法や喉頭温存手術が行われる．喉頭が温存できない場合でも，喉頭温存手術や化学放射線療法を併用することで機能の温存が可能となる．

⑤喉頭癌：食事摂取や発声などの機能を温存することが重要視され，早期がんの場合は放射線療法や喉頭温存手術のみで治療する．腫瘍の部位や広がりから，化学放射線療法や術後補助療法も選択される．

b. リハビリテーションとリスク管理

頭頸部癌は発生部位によって症状が異なるため，どの部位にがん病巣が存在してい

るのかを検査画像などで確認する.

　頭頸部癌に対する化学療法による有害事象には，急性腎不全や骨髄抑制に加えて，悪心・嘔吐，口腔や消化管の粘膜炎が多く，食事摂取量低下による低栄養状態に陥り，体力低下をきたす．低栄養状態による廃用症候群の進行を予防するために，早期から管理栄養士を含めた多職種で連携をとる．飲酒・喫煙が一因となって発生するがんであり，治療の継続と再発防止のために生活指導が必要である.

　放射線療法が選択される場合は照射野をあらかじめ確認する．粘膜や皮膚の炎症は放射線の照射野に限局して発生し，化学療法併用の場合はさらに症状が増強される．照射野に対するマッサージや日焼けなどの刺激は避けるよう生活指導を行う．照射野が唾液腺を含む場合は，唾液の分泌量の低下により口渇感や味覚障害などが出現してくる可能性が高く，飲水量や食事摂食量の低下は廃用症候群のリスクを高める一因となる．治療の進行に伴って栄養状態の悪化があり，栄養状態に対する評価・介入を行い，情報を他職種と共有する.

　近年，入院期間の短縮が進められ，化学療法や放射線療法を外来診療で進めることが多い．そのため，入院中だけではなく自宅でも身体活動量を維持できるよう，運動指導や生活指導を練習に組み込む．治療期間が数週間から数か月に及ぶため，治療計画を把握し，出現しうる有害事象について予測を立て，中・長期的な目標を設定する．治療前の患者の身体機能と生活スタイルに基づいて，継続して実施可能な運動内容を立案し，指導を行う.

　頭頸部癌に対する手術療法では一部の筋や神経を切除するため，頸部から肩関節にかけて関節可動域制限が生じることがある．筋や神経を切除していなくても手術侵襲によって一時的な麻痺症状が出現することもある．これに加えて術後放射線療法を行うと筋や腱，皮膚の線維化が進み可動域制限が悪化する．したがって，出現している症状が改善可能かどうかを判断し，早期から関節可動域練習や筋力トレーニングを行う．機能改善が困難な場合は代償動作を指導し，粘膜や皮膚の炎症が生じることを考慮して練習内容を検討する.

　放射線照射野の皮膚に対する物理的刺激は角層の剥離を進めて皮膚の欠損を生じさせるため，あらかじめスキンケアについて医師や看護師と相談する.

(2) 食道癌

a. 主な特徴と治療方法

　食道は咽頭と胃をつなぐ長い管状の臓器であり，頸部・胸部・腹部の3領域に分類される．早期には症状がないことが多く，進行により飲食時の違和感やつかえ感，体重減少，痛み，咳，嗄声などの症状が出現する．治療は内視鏡的切除術や，手術療法＋補助化学療法，化学放射線療法などが選択される.

　他のがん種と同様に病期によって治療方法は選択される．早期の場合は内視鏡的切除術や手術療法が標準治療として推奨され，化学放射線療法でも根治が見込まれる．病変が広範囲に及ぶ場合やリンパ節転移がある場合は，術前化学療法が実施される．PSが低く手術療法が実施できないと判断された場合は，化学放射線療法や放射線単独療法が行われる．また，病変が広範囲のため手術療法が実施できないと判断された場合は，化学療法が標準治療として推奨される.

　化学療法としては主にフルオロウラシル（代謝拮抗薬），シスプラチン（白金製剤），ネダプラチン（白金製剤），ドセタキセル（微小管阻害薬），パクリタキセル（微小管阻害薬）を組み合わせて使用され，有害事象として食欲不振，悪心・嘔吐，下痢，倦怠感，脱毛などが出現する.

LECTURE 6

b. リハビリテーションとリスク管理

食道癌は食事摂取困難となってから発見されることもある．治療前から低栄養や体重減少に関する評価をして他職種と共有し，必要に応じて早期から管理栄養士の介入も進める．また，頭頸部癌と同様に飲酒・喫煙が一因となって発生するがんであり，生活指導も必要である．

化学療法による有害事象は，急性腎不全や骨髄抑制に加えて，悪心・嘔吐，口腔内・消化管の粘膜炎が多く出現する．飲水量と食事摂取量が十分であることを確認し，治療に伴い飲水量や食事摂取量が不足してくる場合は管理栄養士へ介入を依頼する．栄養状態が良好であればレジスタンストレーニングを行う．一方，栄養状態が不良の場合は，低負荷の有酸素運動やストレッチ，生活指導を中心とした介入に変更する．脱毛の症状が出現した場合，精神的に落ち込む患者は多い．他人の目を気にして外出しなくなり，身体活動量が低下して廃用症候群が進行する可能性がある．脱毛による精神的な落ち込みの程度は個々の患者の価値観によるため，精神・心理面に対して細やかに評価する．放射線療法が選択される場合，腫瘍の位置や照射野，照射線量は必ず確認する．食道は気管や大動脈と接する臓器であり，腫瘍の浸潤や放射線照射によって食道穿孔が生じる場合がある．

術前化学療法を実施する場合，化学療法に加え，次に行われる手術療法も視野に入れて介入を行う．術後の離床には体力が必要不可欠であり，有害事象が出現する時期を予想しつつ運動療法を行い，体力低下を予防する．術後の肺炎の予防には術前からの呼吸練習が必要である．喫煙歴がある患者や高齢の患者は治療開始前から呼吸機能が低下しており，早期から練習を開始する．ただし，有害事象の程度によっては練習に対する患者のモチベーションが保たれないこともあり，開始時期や練習内容は主治医やリハビリテーション医と相談のうえで決定する．

化学療法・放射線療法ともに長期間の治療となり，介入継続のためには患者の理解が必要不可欠である．リハビリテーションの目的と内容について，初回介入時より丁寧にオリエンテーションを行う．

■引用文献

1）岡元るみ子，佐々木常雄編：がん化学療法副作用対策ハンドブック．羊土社；2019.
2）国立がん研究センターがん対策情報センター：がん情報サービス．
https://ganjoho.jp/public/index.html
3）Gerber LH, Valgo M：Rehabilitation for patients with cancer diagnoses. DeLisa JA, et al.（eds）. Rehabilitation Medicine：Principles and Practice, 3rd ed. Lippincott Williams & Wilkins；1998. p.1293-317.
4）日本リハビリテーション医学会編：がんのリハビリテーション診療ガイドライン，第2版．金原出版；2019.

■参考文献

1）久米　恵，祖父江由紀子ほか編：がん放射線療法ケアガイド，新訂版．中山書店；2013.
2）宮越浩一編：がん患者のリハビリテーション—リスク管理とゴール設定．メジカルビュー社；2013.
3）日本静脈経腸栄養学会編：静脈経腸栄養ガイドライン，第3版．照林社；2013.

⚠気をつけよう！

骨髄抑制が生じると，白血球・赤血球・血小板といった血球の減少がみられる．白血球が減少すると易感染状態になり，感染症対策が必要となる．特に好中球が500/μL以下となっている際に発熱した状態のことを発熱性好中球減少症とよび，速やかな加療が必要となる．赤血球が減少すると易疲労状態になるため倦怠感や労作時呼吸困難感が出現しやすい．心機能障害が併存している場合は貧血により心不全の増悪をきたす．血小板が減少すると易出血状態になるため，転倒や外傷による出血に注意する．

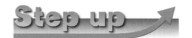

1. 栄養療法

栄養療法とは，栄養障害に陥っている患者，または栄養障害に陥る可能性のある患者に対して，必要な栄養を適切な方法で投与する治療法をさす．十分な栄養管理を行うことで創傷の治癒や免疫機能を維持することを目的としており，経口法，経静脈栄養法，経腸栄養法の3つに分類される．

1）経口法

口から食事をとることができるが，栄養量が不足している場合に行われる．例として，病院食に栄養価の高い補助食品の追加や，摂取困難の原因となっている食材を除くなどの対応がある．

2）経静脈栄養法

口から食事をとることができず，加えて消化管が正常に機能せず消化・吸収が困難な場合に行われる．点滴で水分や栄養分を投与する方法で，患者は長時間点滴ルートにつながれた状態となる．点滴によって内容物が異なるため，エネルギー量だけではなく電解質や脂肪分等の必要な栄養素が補えていることを確認する．

3）経腸栄養法

口から食事をとることができないが，消化管が正常に機能して消化・吸収が可能な場合に行われる．鼻から胃（腸）まで管を入れて栄養剤を注入する経鼻胃（腸）管法や，腹壁を介して胃の中に直接チューブを入れる胃瘻法などがある．がんそのものによる症状や化学療法・放射線療法の有害事象によって経口摂取が困難となる患者では，胃瘻による栄養療法が多く用いられる．原病による消化管狭窄や摘出手術等によって胃瘻が造設できない場合は，空腸へ管を通す腸瘻が適応となる．

2. 胃瘻による栄養療法

1）胃瘻の適応

腹壁を介して胃の中に直接チューブを挿入する手術（経皮内視鏡的胃瘻造設術）を行うため，生命予後や全身状態によって適応が定められている（表1）[1]．また，患者に自己判断能力があるかなどの倫理的側面も配慮して検討される（図1）．胃瘻の使用や管理には一定のセルフケア能力が必要であり，高齢の患者やセルフケア能力が低下した患者の場合は家族のサポートが得られるかも重要になる．

表1　胃瘻の適応基準

1. 生命予後が1か月以上ある．
2. 手術に耐えられる全身状態である．
3. 消化・吸収機能が維持されている．
4. 経腸栄養を行う期間が4週間以上である．
5. PEG が最も適した栄養ルート造設法である．

PEG：経皮内視鏡的胃瘻造設術．
（鈴木博昭ほか編：緩和内視鏡治療．医学書院；2002.
p.125[1]）

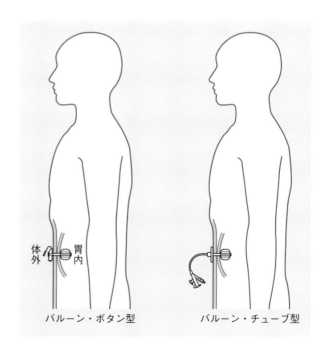

図1　胃瘻
ボタン型は目立たず自己抜去が少ない．チューブ型は栄養チューブとの接続が容易という利点がある．

LECTURE
6

2）リハビリテーション実施時のリスク管理

（1）胃瘻造設直後

腹壁に瘻孔を作る手術を行うため，術後はベッド上安静期間を設けている施設も多い．胃瘻造設直後の患者にリハビリテーション介入を行う際は，安静度を主治医に確認する．数日の安静が指示される場合でも，深部静脈血栓症を予防するための下肢自動運動や術後肺炎を予防するための深呼吸練習は，腹圧をかけない範囲で許容される．疼痛が強く過度な緊張状態にある患者に対してはリラクセーションやポジショニング指導，動作指導を行う．主治医やリハビリテーション医，看護師など他職種と連携をとって介入内容を決定する．

安静が解除された後も，腹圧がかかることで胃瘻自体がずれたり抜け落ちる可能性があるため，腹筋運動や強い怒責を誘発するような運動は避ける．

腹壁を介して体外と胃内をつなぐため，術後しばらくは体動時の疼痛が強く，患者は離床に消極的になりやすい．可能であれば胃瘻造設前から術後のリハビリテーションについてオリエンテーションを行う．

（2）栄養剤投与時

胃瘻造設後は一時的に胃の排出機能が低下する．そのため腹満感や腹痛がないことを確認し介入を行い，症状が出現した場合は練習を一時中断する．胃に直接栄養剤を投与するが，逆流して嘔吐する可能性があることも重要である．低栄養状態で免疫機能が低下していると容易に誤嚥性肺炎を呈するため，栄養剤注入中や注入後30分程度は体を起こす．リハビリテーションは座位や立位のままで行い，可能な限り臥位になることを避ける．

消化器癌は嚥下困難感や消化管狭窄症状によって治療前から低栄養状態に陥りやすい．さらに手術侵襲や急激な栄養注入による刺激が原因となって，非閉塞性腸間膜虚血が生じることがある．特に栄養剤の注入速度を速めている患者が腹満・腹痛・悪心などを訴えた場合は，リハビリテーションを一時中断し主治医へ報告する．頻度は少ないが高い死亡率が報告されており，注意を要する．

（3）運動・生活指導

胃瘻自体がずれたり抜け落ちたりする可能性があるため，強く腹圧がかかる動作は回避する．生活スタイルや就労状況などを細かに聴取し，重い荷物を抱える，コンタクトスポーツをするなど，特に腹部に物理的刺激を与えるような動作は避けるよう生活指導を行う．ただし，廃用症候群につながるような過度な制限をしないように，身体活動を維持できるよう運動内容を工夫する．逆流や下痢などの症状がある場合，胃瘻からの栄養剤注入は通常の食事摂取よりも時間を要する．外出などにあてられる時間が限られるため，自宅内の限られたスペースでも実施可能な運動を指導することで身体活動量の維持が可能となる．

胃瘻の事故抜去についても注意する．更衣動作やトイレ動作中にチューブを引き抜かないよう確認を十分に行う．入浴は，シャワーに加え湯船に浸かることも可能で，泡だてた石鹸で胃瘻部を洗い，清潔を保ち感染を予防する．

■引用文献

1）鈴木博昭，鈴木　裕編：経皮内視鏡的胃瘻造設術（PEG）．緩和内視鏡治療．医学書院；2002．p.125．

■参考文献

1）日本静脈経腸栄養学会編：静脈経腸栄養ハンドブック．南江堂；2011．

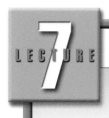

血液がんに対するリハビリテーション

到達目標

- 血液がん患者の病態を理解する.
- 血液がん患者の治療について理解する.
- 血液がん患者のリスク管理について理解する.
- 血液がん患者に対するリハビリテーションについて理解する.

この講義を理解するために

この講義では，血液がん患者のリハビリテーションについて学びます．血液がん患者にリハビリテーションを行ううえで必要なことは，病態の理解と，治療方法およびそれに伴うリスク管理についての正しい知識です．血液がん患者の治療は長期にわたるため，治療スケジュールや治療によって起こりうる有害事象について理解しておくことは，効果的なリハビリテーションを進めるうえで重要です.

この講義を学ぶにあたり，以下の項目をあらかじめ学習しておきましょう.

- ☐ 血液や造血幹細胞の機能について学習しておく.
- ☐ 血液がん発症の危険因子や症状を学習しておく.
- ☐ 血液がんにはどのような治療法があるのか調べておく.

講義を終えて確認すること

- ☐ 血液がん患者の病態について理解できた.
- ☐ 血液がん患者の治療法について理解できた.
- ☐ 血液がん患者のリスク管理について理解できた.
- ☐ 血液がん患者のリハビリテーションの方法を理解できた.
- ☐ 造血幹細胞移植の病態およびリハビリテーションの方法を理解できた.

1. 血液がんの特徴

1) 血液がんとは

　血液がんとは，血液細胞が腫瘍化し，増殖する疾患である．発症機序は造血幹細胞における遺伝子変異の蓄積が原因であり，遺伝子変異には細菌，ウイルス，化学物質，放射線，加齢などの関与が考えられる．血液がんは，骨髄系腫瘍とリンパ系腫瘍に大別され，その分類には腫瘍の分化段階や細胞の種類，保有する遺伝子異常を考慮したWHO分類[1,2]が使用される．

　代表的な疾患は急性白血病や悪性リンパ腫，多発性骨髄腫であり（**図1**）[3]，さらに各疾患はさまざまなタイプに分類され，多くの種類が存在する．

　治療方法は化学療法を基本とし，病状に応じて放射線治療や造血幹細胞移植が併用される．治療は疾患や症状によって入院治療か外来治療が行われ，治療完遂には数か月〜1年と長期間を要する．治療過程でさまざまな有害事象が出現するため活動性が低下し，ADLの低下を引き起こす．その一方で，治療成績の向上により血液がん患者の生存率は延長しており，社会復帰をする患者が多い．これらのことからもリハビリテーションを実施し，早期社会復帰に向けた取り組みを行うことは非常に重要である．

2) 代表的疾患

(1) 急性白血病

　白血病細胞の増殖により，正常な血液細胞（白血球，赤血球，血小板）の機能が損なわれ，致死的な感染症，貧血および出血をきたす疾患である．

　骨髄系の細胞が増殖する急性骨髄性白血病は高齢者に多く，その罹患率は年間10

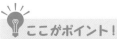

MEMO
血液がんの種類
急性白血病，悪性リンパ腫，多発性骨髄腫のほかには，慢性骨髄性白血病，慢性リンパ性白血病がある．

ここがポイント！
有害事象と副作用の違い
有害事象：薬物との因果関係を問わず投与された患者に生じたあらゆる好ましくない，あるいは意図しない徴候（臨床検査値の異常も含む），症状または疾患．
副作用：薬物の投与によって発現した好ましくないできごとで，投与された薬物との因果関係が否定できないもの．
有害事象の中に副作用が含まれている．

LECTURE
7

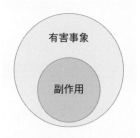

ADL (activities of daily living；日常生活活動)

急性骨髄性白血病 (acute myeloid leukemia：AML)

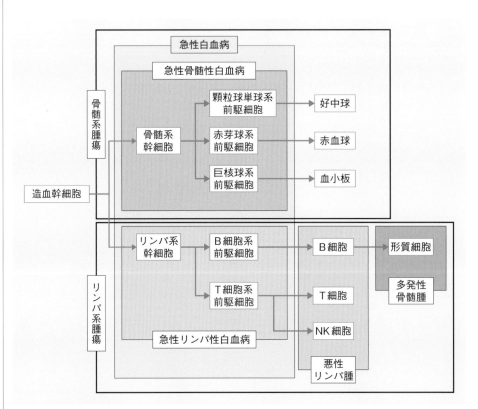

図1　血液がんの種類
（医療情報科学研究所編：病気がみえる Vol.5 血液. メディックメディア；2011. p.65[3] を参考に作成）

万人あたり2～3人である．リンパ系の細胞が増殖する急性リンパ性白血病は小児に多く，成人の罹患率は年間10万人あたり1人である．治療方法は強力な化学療法および必要に応じて同種造血幹細胞移植が行われる．

（2）悪性リンパ腫

腫瘍化したリンパ球が主にリンパ節などのリンパ組織に腫瘍を形成する疾患であり，消化管，皮膚，脳などのリンパ節外臓器を含めて全身に発生しうる．

罹患率は年間10万人あたり20人ほどであり，70歳代が発症のピークであるため，高齢化に伴い増加傾向にある．治療方法は化学療法や放射線治療が行われる．

（3）多発性骨髄腫

抗体産生を担う形質細胞が腫瘍化した骨髄腫細胞を増殖し，単クローン性免疫グロブリン（M蛋白）の増加に伴う腎機能障害，溶骨に伴う腰痛，病的骨折や高カルシウム血症，貧血などをきたす疾患である．罹患率は年間10万人あたり5人ほどで，高齢者に多い．骨病変の典型例として頭蓋骨のX線像で特徴的な打ち抜き像（**図2**）を認めることがある．近年，新規薬剤の開発，治療技術の進歩により生存期間の延長が得られている．

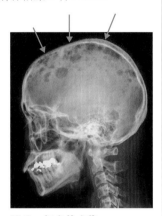

図2　打ち抜き像

2. 血液がん患者の治療

1）化学療法

（1）化学療法の目的

血液がんは，全身に分布する血液や骨髄，そしてリンパ組織を発生母地とするため発症時から全身的な浸潤を示す．そのため手術や放射線療法などの局所療法の役割は限定的である．治療の基本は全身的な効果が期待できる化学療法であり，作用機序や副作用の異なる複数の抗がん薬を併用する多剤併用療法が頻用される．

血液がんの抗がん薬感受性は高く，腫瘍の縮小，症状緩和，生存延長に加え，急性白血病，悪性リンパ腫の一部においては治癒が期待される．

一方，副作用も全身的に出現し，全身倦怠感，悪心，脱毛，食欲不振，各臓器の障害など多岐にわたる（Lecture 6 **表3**，**図1**参照）．特に重篤な副作用は骨髄抑制である．骨髄抑制は，化学療法による造血抑制により白血球数，赤血球数，血小板数の減少をきたし，致死的な感染症，貧血，出血の危険が高まる状態である（**表1**）．

（2）化学療法の適応

化学療法は，全患者に適応であるが，身体的負担が大きいためにそれに耐えうる体力が必要となる．一般的にパフォーマンスステータスがグレード2以上であることが判断基準となっていることが多い（Lcture 3 **表1**参照）．また，年齢や症状に合わせて使用薬剤の種類・投与量・治療期間の調整を行う．

2）放射線療法

局所療法である放射線治療は，照射範囲外の副作用を避けられる点で化学療法を補う役割を有する．一方，全身的な浸潤を呈する血液がんにおける役割は限定的であり，限局期の悪性リンパ腫，骨病変や腫瘍圧迫による疼痛の緩和，腫瘍による脊髄神経圧迫による麻痺の予防，移植前治療としての全身放射線照射などが行われる．

3）造血幹細胞移植

（1）造血幹細胞とは

自己複製能とすべての血液細胞に変化する分化能をもち，血液のすべての細胞を作

急性リンパ性白血病（acute lymphoblastic leukemia：ALL）

悪性リンパ腫（malignant lymphoma：ML）

多発性骨髄腫（multiple myeloma：MM）

 MEMO
骨病変（骨痛，骨折，溶骨）
多発性骨髄腫においては，破骨細胞が活性化され，造骨細胞が抑制されることで骨融解をきたし骨形成を生じなくする．

打ち抜き像（punched out lesion）

MEMO
パフォーマンスステータス
（perfomance status：PS）
全身状態の指標であり，がん患者ではよく用いられる．

表1　化学療法中の骨髄抑制の有害事象と注意点

副作用	注意点
白血球数（好中球数）減少	感染しやすい状態. リハビリ実施場所の検討やセラピスト自身も手洗い, ガウンの着用など感染対策を行う
赤血球数（ヘモグロビン値）減少	息切れや頻脈, 起立性低血圧など貧血症状が出現しやすい. バイタルサインに留意しながら行う
血小板数減少	出血リスクが高くなるため, 転倒や何かにぶつけないように注意する. また, 運動負荷にも注意が必要である

表2　造血幹細胞移植の種類

自家移植	骨髄移植 末梢血幹細胞移植
同種移植	骨髄移植（血縁者, 非血縁者） 末梢血幹細胞移植（血縁者, 非血縁者） 臍帯血移植（非血縁者）

り出すことのできる細胞である. 骨髄（骨の内腔にあるゼリー状の部分）, 臍帯血などに存在する.

（2）造血幹細胞移植の目的

血液の病気や抗がん薬治療などで正常な血液細胞を作ることができなくなった患者に, 自分の, あるいは他人（ドナー）の造血幹細胞を移植することで, 再び正常な血液の産生を回復させることを目的として行われる.

（3）移植の種類

造血幹細胞移植は, 自分の造血細胞を移植する自家造血幹細胞移植（自家移植）と他人の造血細胞を移植する同種造血幹細胞移植（同種移植）に分けられ（**表2**）, 移植の対象となる疾患や目的によって選択される.

（4）造血幹細胞移植の方法

抗がん薬や放射線を組み合わせた強力な移植前処置によって, 骨髄や全身に存在する血液がんの細胞を根絶する. その後, 造血幹細胞を移植し, 正常な血液の産生を回復させる. 移植は, 感染症に注意するため閉鎖された環境のクリーンルーム（**図3**）で行われ, 入室期間は30日～数か月を要する. 造血幹細胞移植では, 身体的負担が非常に大きいために著しくADLが低下する.

（5）造血幹細胞移植の効果

抗がん薬治療は強力なほど抗腫瘍効果も高いが, 強度を上げすぎると不可逆的な骨髄抑制が起こり, 生命維持困難となる. そのため, 抗がん薬治療の強さを制限せざるをえず, それが血液がんの残存や再発の原因となる. 造血幹細胞移植を併用することで, 通常では骨髄抑制のために実施が困難な, より強力な抗がん薬治療, 放射線治療が可能となる. 同種移植の場合には, 移植された細胞が患者の血液がん細胞を異物とみなして攻撃する免疫学的な抗腫瘍効果も加わるため, 再発率の低下が期待される.

（6）移植の副作用

造血幹細胞移植の副作用は, 移植前治療としての超大量化学療法および放射線照射による各種臓器障害, 高度の骨髄抑制に伴う致死的感染症, 貧血そして出血である.

MEMO

クリーンルーム
空気中のゴミやホコリなどの微粒子をヘパフィルターを用いて清浄化した空間. 主にアスペルギルスなどの真菌感染予防に効果がある.

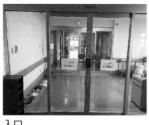

入口　　　　　　　　　　廊下

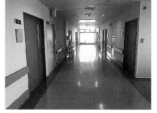

病室

図3　クリーンルーム

　さらに，同種造血幹細胞移植においては，移植されたドナー由来の免疫担当細胞（graft）が，移植を受けた患者（host）を異物と認識して攻撃する移植片対宿主病（GVHD）（Step up 参照）により，皮膚障害，消化管障害，肝障害，膠原病類似の全身症状が起こる．また，移植片対宿主病予防治療のための免疫抑制薬使用による易感染性が認められる．

 移植片対宿主病（graft versus host disease：GVHD）

MEMO
免疫抑制薬
体内で起こる異常な免疫反応を抑える薬である．移植前から予防のために投与される．

3. 血液がん患者のリハビリテーション

1）血液がん患者のリハビリテーションの目的

　血液がん患者のリハビリテーションの主たる目的は，治療後の早期社会復帰に向けて身体機能の低下を予防することであり，予防的，回復的，維持的，緩和的と各患者の症状に合わせて実施していく必要がある（**表3**）．また，腫瘍浸潤に伴う麻痺や骨病変，骨折に対してのリハビリテーションも実施する．血液がん患者のリハビリテーションの目的は多岐にわたるために，一人ひとりの症状に合わせて進めていく必要がある．

2）リハビリテーションを実施するうえでのリスク管理

　化学療法中の血液がん患者において，最も注意を要する点は骨髄抑制である．骨髄抑制は，化学療法投与後7～10日ほどでみられる．骨髄抑制をきたした血液がん患者は，がん患者におけるリハビリテーション中止基準の血液所見を下回ることがある．そのため，血球数で判断せずに，実施場所や運動内容に注意して実施する．特に感染症と致死的出血には注意する．

　白血球数が正常範囲であればリハビリテーション室にて行うことは可能だが，白血球数が低値のときは実施場所に注意する．リハビリテーション室は，入院患者や外来患者などさまざまな患者がリハビリテーションを行うために感染のリスクが高くなる．そこで，病棟に運動機器を設置し（**図4**），白血球数が低値の場合でも運動が行える環境を整える．

　ヘモグロビン値が低値のときは運動負荷量を下げて実施する．血小板数が低値のときは，出血リスクが高くなるためレジスタンストレーニングは避けて有酸素運動中心にし，患者の全身状態に合わせて行う．医師や看護師と情報共有をして，常に患者の全身状態を把握する．

3）血液がん患者のリハビリテーションの実際

（1）予防的

　血液がん患者のリハビリテーションは，徒手抵抗や重錘を用いた筋力トレーニング（**図5**），自転車エルゴメータなどによる持久力運動（**図6**）が中心となる．一般的に骨髄抑制が認められない場合には積極的な運動療法を行う．また，歩行や階段昇降（**図7**）などの日常生活動作も必要に応じて実施する．白血球数が低値のときでも，病棟にて運動療法を行う（**図8，9**）．

（2）回復的

　化学療法中に有害事象により廃用症候群に陥ってしまった場合，ベッド上での筋力トレーニングに加えて寝返り，起き上がり，端座位保持，立ち上がり，移乗動作など

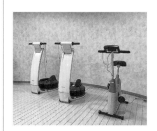
図4　病棟に設置した運動機器

表3　血液がん患者のリハビリテーションの目的

予防的	治療開始前から身体機能の低下を予防するために行う
回復的	治療中に起こる機能障害や ADL 能力が低下した患者に対して行う
維持的	進行期であり，症状を落ち着かせるための治療中に ADL 能力を保つように行う
緩和的	終末期の姑息的治療中に身辺動作のコツや苦痛を緩和するために行う

 MEMO
姑息的治療
根治を目指すのではなく，症状の軽減や苦痛の緩和を目的として行う治療．

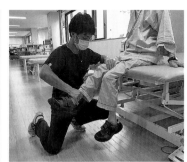

a. 下肢抵抗運動

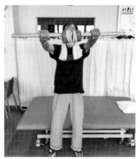

b. 重錘を用いた上肢の運動

図5　筋力トレーニング

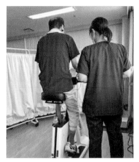

図6　自転車エルゴメータによる持久力運動

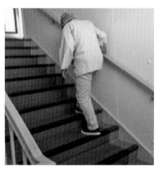

図7　階段昇降

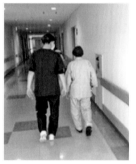

図8　病棟での歩行練習

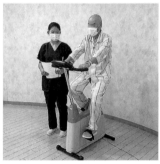

図9　病棟での自転車エルゴメータ

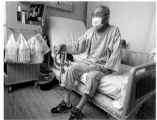

a. 端座位保持練習

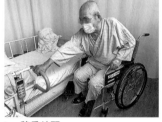

b. 移乗練習

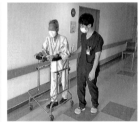

c. 歩行器歩行練習

図10　ADL練習

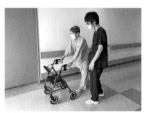

図11　病棟でのシルバーカー歩行

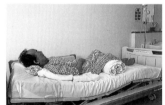

図12　ポジショニング

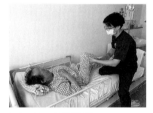

図13　拘縮予防

段階的離床を進め，歩行練習やADL練習へと移行する（**図10**）．

（3）維持的

現在の身体機能からできる動作を維持できるように，歩行補助具を用いた歩行練習やトイレ動作練習など，動作練習を中心に行う（**図11**）．

（4）緩和的

起き上がり・立ち上がりのコツの指導や疼痛緩和・褥瘡予防を目的としたポジショニング（**図12**），拘縮予防のための関節可動域練習などを行う（**図13**）．

（5）脳や脊椎に腫瘍が形成された麻痺症状に対して

腫瘍の形成部位により，片麻痺や対麻痺が生じるため，脳血管障害と同様に麻痺促通運動や関節可動域運動，基本動作・ADL練習などを行う．特徴的なのは，治療過

ここがポイント！

運動の負荷量

がん患者における運動負荷量は一般的にボルグ（Borg）スケール11～13が用いられている．ボルグスケール（Lecture 9図6参照）とは自覚的運動強度の一つであり，運動時の主観的負担度を数字で表したものである．

程において腫瘍が縮小すると麻痺症状が改善または消失することで，治療経過を確認しながら常に身体評価を行う．一方，治療抵抗性や再発がみられた場合は麻痺症状が悪化することもある．

（6）骨病変や骨転移による骨折に対して

骨病変では，骨が非常に脆弱であるため，骨折に注意して行う．そのため，骨病変部位への抵抗運動の禁止や補助具を用いて負担がかからないような環境設定を行う．骨折部位に関し，患者の全身状態を考慮したうえで，手術が適応される場合と保存療法が適応される場合がある．手術の適応では，手術部の関節可動域運動や筋力トレーニングなど整形外科疾患の手術後のリハビリテーションに準じて実施する．保存療法の場合は，骨が脆弱化していることが多く，骨折部に対しては低負荷の運動にとどめ，残存機能を用いて動作が行えるように実施する．

4）造血幹細胞移植患者のリハビリテーション

造血幹細胞移植患者の治療とリハビリテーションの例を**図14**に示す．大きく3つの時期に分類される．

（1）入院〜クリーンルーム入室

移植に向けて体力の維持・向上を図ることを目的とする．入院時の身体・精神機能，QOL把握のための評価を行う（**表4**）．全身状態や血液所見，バイタルサインに問題がなければリハビリテーション室にて行う．この時期は積極的な筋力トレーニングや自転車エルゴメータなどを用いた持久力運動を実施する．また，クリーンルーム入室時に行える筋力トレーニングや歩行など自主トレーニングの指導も行う．

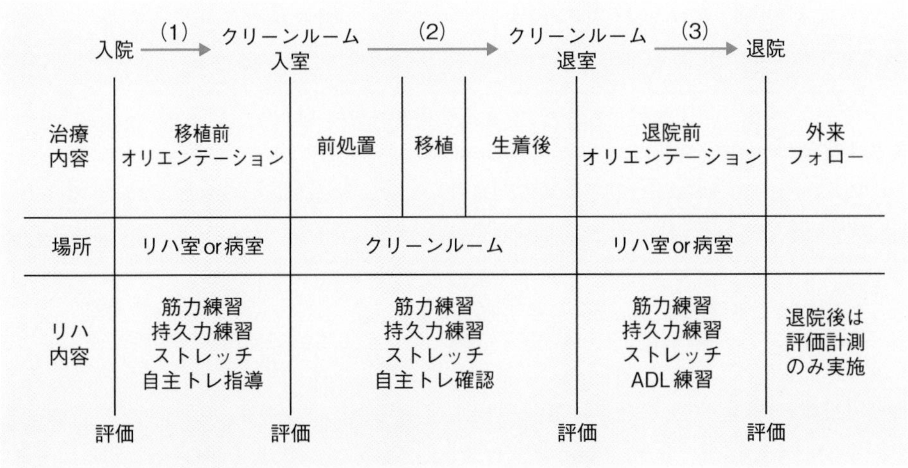

図14　造血幹細胞移植患者の治療とリハビリテーションの例
（1）入院〜クリーンルーム入室，（2）クリーンルーム入室〜クリーンルーム退室，（3）クリーンルーム退室〜退院．

表4　造血幹細胞移植患者に対する包括的機能評価

筋力	握力（デジタル握力計），膝伸展筋力（ハンドヘルドダイナモメータ）など
運動耐容能	6分間歩行距離テストなど
バランス	片脚立位時間，Functional Balance Scaleなど
ADL	Barthel Index，FIMなど
筋肉量・脂肪量	体組成計
倦怠感	Brief Fatigue Inventory，Cancer Fatigue Scaleなど
QOL	SF-36，EORTC QOL-C30など

FIM：Functional Independence Measure.

MEMO
治療抵抗性
効果が期待できる治療を行っても効果がみられなかったり，再発してしまう状態．

QOL（quality of life；生活の質）

LECTURE
7

MEMO
生着
移植されたドナーの造血幹細胞が，患者の骨髄と認められるようになった状態．

評価法については Lecture 3 参照．

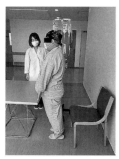
a. カーフレイズ

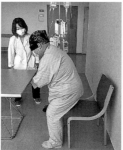
b. スクワット

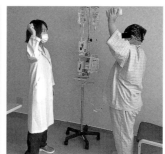
c. 重錘を用いた上肢の運動

図15　筋力トレーニング

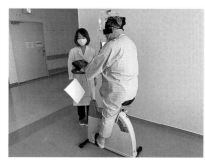
図16　クリーンルームでの自転車エルゴメータ

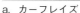

（2）クリーンルーム入室～クリーンルーム退室

　クリーンルーム入室にて活動範囲が制限されることに加え，移植前処置の開始，移植を経て身体的負担は大きくなるため，身体機能の維持・低下予防を目的とする．リハビリテーション介入前は必ず発熱や嘔吐，下痢などの有害事象と血液所見，バイタルサインの確認を徹底する．症状に合わせて筋力トレーニングや歩行，自転車エルゴメータなどを行い，自覚的強度に合わせて運動の強度や回数に注意する（**図15**，**16**）．可能な範囲で自主トレーニングの確認をし，適宜実施できる内容を指導する．

（3）クリーンルーム退室時～退院

　この時期は，退院や早期社会復帰に向けた身体機能の向上を目的とするため，より積極的な運動療法を行う．階段昇降や床からの立ち上がり，自宅での生活様式，職場環境を見すえた ADL 練習を行う．しかし，GVHD がみられる時期でもあり，症状を確認しながら行う．また，退院前に身体・精神機能，QOL 評価を実施し，退院後の生活指導も行う．退院後は，同評価を実施することで身体機能の変化を把握し，運動内容や活動範囲の拡大などの指導を行う．

■引用文献

1) Tamaru JI：2016 revision of the WHO classification of lymphoid neoplasms. Rinsho Ketsueki 2017；58（10）：2188-93.
2) Asou N：Myeloid neoplasms in the World Health Organization 2016 classification. Rinsho Ketsueki 2017；58（10）：2178-87.
3) 医療情報科学研究所編：病気がみえる Vol.5 血液，第2版．メディックメディア：2017．p.65.

■参考文献

1) 井上順一朗，神津　玲編：がんの理学療法．理学療法 MOOK21．三輪書店：2017．p.69-76，p.126-32.
2) 日本造血細胞移植学会編：チーム医療のための造血細胞移植ガイドブック．医薬ジャーナル社：2018．p.113-21.

LECTURE
7

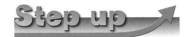

造血幹細胞移植の合併症

1）移植片対宿主病

　移植片対宿主病（graft versus host disease：GVHD）は，同種移植においてドナー由来のリンパ球が，患者（宿主）を非自己として攻撃する免疫反応であり，「移植片」対「宿主」が戦う構図である．発症時期や臨床症状において，急性GVHDと慢性GVHDに分類される（表1）[1]．

　急性GVHDは，移植後100日以内に発症する古典的急性GVHDと，100日以降に発症する非典型的急性GVHDに分類される．古典的急性GVHDは，皮膚や消化管に発症しやすく，皮疹，悪心・嘔吐，下痢などで発症し，重篤化すると肝障害や黄疸がみられる．非典型的急性GVHDは，古典的急性GVHDの臨床症状が100日以降も持続する「持続型」，症状が治った急性GVHDが100日以降に再燃する「再燃型」，100日以降に新たにに発症する「遅発型」が含まれる．急性GVHDの重症度は，皮膚・肝臓・消化管のそれぞれにどの程度障害が出現しているかで判定される（表2）[1]．

　慢性GVHDの発症時期は問わず，急性型で障害される臓器に加え，眼，肺，筋肉，関節など多くの臓器が障害される従来型の古典的慢性GVHD（表3）[1]と，一度慢性GVHDと診断された後に1つ以上の急性GVHD症状がみられる重複型GVHDに分類される．

2）GVHDに対するリハビリテーション

　GVHDではさまざまな障害がみられるためにADLは著しく障害される．そのため，移植後においても外来で身体機能に障害がみられていないか確認し，適宜自主トレーニング指導を行う必要がある．移植後にみられた

LECTURE 7

表1　急性および慢性GVHDの分類

分類	亜分類	発症時期*	急性GVHD症状	慢性GVHD症状
急性GVHD	古典的	100日以内	あり	なし
	持続型，再燃型，遅発型	100日以降	あり	なし
慢性GVHD	古典的	規定なし	なし	あり
	重複型	規定なし	あり	あり あるいは 診断歴あり（改善していてもよい）

*移植あるいはドナーリンパ球輸注からの日数
（日本造血細胞移植学会ガイドライン委員会編：造血細胞移植ガイドライン GVHD，第4版．日本造血細胞移植学会；2018[1]）

表2　急性GVHDの重症度（StageとGrade）

Stage	皮膚	肝	消化管
	皮疹（%）	総ビリルビン（mg/dL）	下痢
1	<25	2.0～3.0	成人 500～1,000 mL 小児 280～555 mL/m²（10～19.9 mL/kg）または持続する嘔気
2	25～50	3.1～6.0	成人 1,001～1,500 mL 小児 556～833 mL/m²（20～30 mL/kg）
3	>50	6.1～15.0	成人>1,500 mL 小児>833 mL/m²（>30 mL/kg）
4	全身性紅皮症，水疱形成	>15.0	高度の腹痛（+/−腸閉塞）

Grade	皮膚 stage		肝 stage		腸 stage
Ⅰ	1～2		0		0
Ⅱ	3	or	1	or	1
Ⅲ	—		2～3	or	2～4
Ⅳ	4	or	4		—

（日本造血細胞移植学会ガイドライン委員会編：造血細胞移植ガイドライン GVHD，第4版．日本造血細胞移植学会；2018[1]）

表3 慢性GVHDの臨床徴候

臓器	診断的徴候	特徴的徴候	他の徴候	共通徴候
皮膚	多形皮膚萎縮症 扁平苔癬様皮疹 硬化性変化，斑状強皮症様変化 硬化性苔癬様変化	色素脱失 鱗屑を伴う丘疹性病変	発汗障害 魚鱗癬様変化 毛孔角化症 色素異常（沈着，脱失）	紅斑 斑状丘疹性紅斑 掻痒症
爪		爪形成異常，萎縮，変形爪床 剝離，翼状片，対称性爪喪失		
頭皮，体毛		脱毛（瘢痕性，非瘢痕性） 体毛の減少，鱗屑	頭髪減少，白髪化	
口腔	扁平苔癬様変化	口腔乾燥症，粘膜萎縮 粘液嚢腫，偽膜形成，潰瘍形成		歯肉炎，口内炎 発赤，疼痛
眼球		眼球乾燥症，疼痛 乾燥性角結膜炎 融合性の点状角膜障害	眩光症 眼球周囲の色素沈着 眼瞼浮腫と発赤	
生殖器	扁平苔癬様，硬化性苔癬 女性：腟瘢痕形成・狭窄陰核，陰唇の癒合 男性：包茎，尿管・尿道口の瘢痕形成・狭窄	びらん，潰瘍，亀裂		
消化器	食道ウェブ 上部食道の狭窄		膵外分泌能の低下	食欲不振，嘔気，嘔吐
肝				総ビ，ALP，ALT/AST ＞2xULN
肺	生検で確定したBO BOS	肺機能検査や画像によるBO	COP 拘束性肺障害	
筋，関節	筋膜炎 関節拘縮	筋炎，多発筋炎	浮腫，筋痙攣 関節痛，関節炎	
造血・免疫			血小板減少 好酸球増多，リンパ球減少 低・高ガンマグロブリン血症 自己抗体（AIHA，ITP） レイノー症状	
その他			心嚢水・胸水，腹水 末梢神経障害 心筋障害，伝導障害 ネフローゼ症候群 重症筋無力症	

診断的徴候：その所見単独で慢性GVHDと診断できるもの
特徴的徴候：慢性GVHDに特徴的であるが臨床所見だけでは診断価値がなく，組織学的，画像所見などにより証明され，他疾患が否定される場合に診断できるもの
他の徴候：慢性GVHDと確定診断できた場合慢性GVHDの一症状として取り上げることができるもの
共通徴候：急性GVHD，慢性GVHDどちらでもみられるもの
BOSの診断項目：① FEV_1/FVC（もしくは FEV_1/VC）＜0.7，小児や高齢者の場合には身長と年齢から計算される予測値の90% CIの下限を下回る　②1秒量の%予測値が75%未満で2年未満に10%以上の減少ある　③気道感染なし　④高解像度CT像にて air trapping または small airway の肥厚が認められる，または機能的残気量（RV）が120%以上
BOSの定義：①〜④を満たす場合，あるいは，既に慢性GVHDの診断がされていれば①〜③でBOSと診断
BO：閉塞性細気管支炎，BOS：閉塞性細気管支炎症候群，COP：特発性器質化肺炎，ULN：基準値上限.
（日本造血細胞移植学会ガイドライン委員会編：造血細胞移植ガイドライン GVHD，第4版．日本造血細胞移植学会；2018[1]）

GVHDを改善することでQOLの向上を図ることが重要である．

■引用文献

1）日本造血細胞移植学会ガイドライン委員会編：造血細胞移植ガイドライン GVHD，第4版．日本造血細胞移植学会；2018．
https://www.jshct.com/uploads/files/guideline/01_02_gvhd_ver04.pdf

原発性脳腫瘍・骨軟部腫瘍のリハビリテーション

到達目標

- 原発性脳腫瘍・骨腫瘍と転移性脳腫瘍・骨腫瘍の違いを理解する.
- 原発性脳腫瘍および原発性骨軟部腫瘍の中でも多くの疾患が存在し, 疾患の種類や進行度によって治療法が大きく異なることを理解する.
- 原発性悪性脳腫瘍のリハビリテーションと脳卒中におけるリハビリテーションの違いを理解する.
- 原発性悪性骨軟部腫瘍に対する手術は, 安静度や禁忌が手術によって異なることを理解する.

この講義を理解するために

　この講義では原発性脳腫瘍と原発性骨軟部腫瘍に関する基礎知識について学び, 次に, これらの疾患に対する治療法について学びます. 疾患の種類や進行度によって治療法が大きく異なり, これらの疾患に対するリハビリテーションを行う際には, 治療に関する理解が重要となるからです. 治療におけるリハビリテーションのポイントについても解説します.

　原発性脳腫瘍および原発性骨軟部腫瘍に対するリハビリテーションについて理解するために, 以下の項目をあらかじめ学習しておきましょう.

　　□ 原発性脳腫瘍および原発性骨軟部腫瘍の代表的な疾患とその治療について学習しておく.

　　□ がんリハビリテーションにおける Dietz の分類について復習しておく.

　　□ 手術後の一般的な早期離床の目的について学習しておく.

　　□ 化学療法や脳に対する放射線療法の有害事象 (副作用) について学習しておく.

講義を終えて確認すること

　　□ 原発性脳腫瘍および原発性骨軟部腫瘍に対する治療の概要を理解できた.

　　□ 原発性脳腫瘍および原発性骨軟部腫瘍に対するリハビリテーションの目的や内容を理解できた.

　　□ 原発性骨軟部腫瘍に対する手術の切除範囲の考え方を理解できた.

　　□ 原発性脳腫瘍および原発性骨軟部腫瘍の術後にリハビリテーションを行ううえでの注意点を理解できた.

　　□ 一般的な脳血管障害や整形外科疾患に対するリハビリテーションとの違いを理解できた.

1. 原発性脳腫瘍・骨軟部腫瘍のリハビリテーションの重要性

原発性脳腫瘍および原発性骨軟部腫瘍は希少がんであり，両者ともに非常に多くの種類に細分化され，患者が少ない割に種類が多い疾患である．病変の部位によるが，両疾患ともに運動機能に関係する疾患であり，がんのリハビリテーションの中でも重要な疾患である．

2. 原発性脳腫瘍

1）疾患と治療

（1）脳腫瘍とは

a. 原発性脳腫瘍と転移性脳腫瘍

脳腫瘍とは頭蓋内に発生した新生物の総称である．脳腫瘍は，脳組織そのものから発生する原発性脳腫瘍と，他の臓器のがん細胞が脳に転移して発生する転移性脳腫瘍に大別される．脳腫瘍全体のうち，原発性脳腫瘍が約8割を占める[1]．

b. 脳実質外腫瘍と脳実質内腫瘍

原発性脳腫瘍は，脳実質だけでなく，髄膜，下垂体，脳神経など頭蓋内に存在するあらゆる組織から発生し，由来する組織によって脳実質外腫瘍（髄膜，下垂体，脳神経など）と，脳実質内腫瘍（グリア細胞，神経細胞など）に分けられる．

c. 良性と悪性

原発性脳腫瘍には，良性と悪性の2種類がある．脳実質外腫瘍は主に良性であり，周囲組織との境界が明瞭で手術によって全摘出可能な腫瘍である．一方，脳実質内腫瘍は主に悪性であり，周囲組織との境界が不明瞭で，増大速度は速く，手術での完全摘出が困難な腫瘍である（**表1**）．

d. 好発年齢と主な疾患

原発性脳腫瘍の多くは成人（15歳以上）に発生する．また小児（15歳未満）にも発生し，成人と小児では頻度の高い疾患や好発部位が異なる．成人の原発性脳腫瘍の主な疾患は髄膜腫，神経膠腫，下垂体腺腫，神経鞘腫であり，4つの疾患だけで原発性脳腫瘍の約8割を占める．

e. 脳腫瘍の症状

脳腫瘍が起こす症状には，腫瘍およびその周囲の組織の腫れにより脳全体の圧が高まることによる頭蓋内圧亢進症状と，腫瘍ができた場所あるいはその近傍の神経や脳を圧迫することによる局所症状がある．局所症状として，てんかん発作，手足の麻痺，運動性失語など，腫瘍の存在部位に応じた症状を呈する．

（2）原発性脳腫瘍の分類

世界保健機関脳腫瘍分類（WHO分類）では，原発性脳腫瘍は病理組織学的悪性度

MEMO

希少がん
おおむね罹患率人口10万人当たり6人未満で，数が少ないため診療・受療上の課題が他のがん種に比べて大きいがん種の総称．

MEMO

髄膜腫
クモ膜の表層細胞から発生し，硬膜を巻き込みながら発育する．髄膜のある場所であればどこにでも発生し，腫瘍が大きくなると脳を外側から圧迫する．脳の圧迫が強くなることで，頭蓋内圧亢進症状や局所神経症状が出現する．治療の基本は手術による摘出であり，腫瘍が小さく無症状の場合は経過観察に，また手術後の残存腫瘍や手術のリスクが高い腫瘍であれば放射線療法が選択されることもある．

神経膠腫
神経膠細胞（グリア細胞）から発生すると考えられている腫瘍の総称である．代表的な疾患として，びまん性星細胞腫，退形成性星細胞腫，膠芽腫，毛様細胞性星細胞腫，乏突起膠腫などがあり，それぞれWHO分類によるグレードは異なる．多くは浸潤性の性格をもち，手術による全摘出が困難な場合は，術後に放射線療法や化学療法が追加される．

MEMO

頭蓋内圧亢進症状
頭痛，嘔吐，眼底のうっ血乳頭で，腫瘍が頭蓋内を占拠して内圧が高くなるため発生する．

LECTURE 8

表1　良性脳腫瘍と悪性脳腫瘍の特徴

	良性	悪性
発生組織	脳実質外（髄膜，下垂体など）	脳実質内（グリア細胞，神経細胞など）
増殖様式	圧排性，緩徐	浸潤性，急速
治療	手術による全摘出が可能*	手術による全摘出が困難で，術後の放射線療法や化学療法が必要

*部位によっては全摘出が困難な場合もあり，手術後の補助療法として放射線療法が必要な場合もある．

や予後の組み合わせにより，よいほうから悪いほうへグレード1～4に分類される．成人の原発性脳腫瘍で最も発生頻度の高い髄膜腫は，ほとんどがグレード1の良性腫瘍である．一方頻度が低いながらもグレード2～3の悪性傾向を示すものもある．髄膜腫に次いで頻度の高い神経膠腫はグレード2～4に分類され，神経膠腫の一つである膠芽腫は最も悪性度の高いグレード4に相当する．一般的に神経膠腫は化学療法の反応性がよくないため，高悪性度で摘出できない場合（脳幹部腫瘍など）の予後は非常に悪い．**表2**に発生頻度の高い疾患とグレードを示す．

（3）原発性脳腫瘍の治療

　年齢，疾患の種類（悪性度），腫瘍の部位（手術で完全切除可能かどうか），化学療法や放射線療法に対する腫瘍の感受性によって治療法は異なる．良性腫瘍の場合，基本的には外科的に全摘出または可及的に切除を行い，残存腫瘍があれば術後補助療法として放射線療法を行う．悪性腫瘍の場合も，基本的には外科的に切除が行われる．摘出率が高いほうが生命予後が良好な傾向にあることから，麻痺などの後遺症を残さない範囲で可及的に切除し，術後補助療法として放射線療法や化学療法が行われる．

　神経膠腫の一つで悪性度の高い膠芽腫に対する治療は，手術にて可及的に腫瘍を摘出し，その後に放射線療法（拡大局所照射 60 Gy/30 fr）とテモゾロミド（テモダール®）による化学療法を併用し，さらに放射線療法終了後に維持療法としてテモゾロミドによる化学療法を継続することが現在の標準治療である．この場合，通常の放射線療法は 30 回という長期間に及び，多くの場合は入院にて治療を行うため，放射線療法と化学療法を継続しながらリハビリテーションを行う（**図1**）．

2）リハビリテーション

（1）リハビリテーションの基本的な考え方

　原発性脳腫瘍に対するリハビリテーションを組み立てるとき，脳腫瘍の病理診断，病変の進行度に基づく生命予後と，腫瘍に対する治療方針を理解することが重要である．膠芽腫の生存期間の中央値は 18.0 か月，5 年生存率は 15.5％であり[1]，予後不良の疾患である．一方，同じ神経膠腫の中でも，退形成性星細胞腫はグレード3に該当

表2　原発性脳腫瘍の主な疾患とグレード

成人（15歳～）		小児（0～14歳）	
疾患名	グレード	疾患名	グレード
髄膜腫	1～3	神経膠腫	1～4
神経膠腫	2～4	胎児性腫瘍	4
下垂体腺腫	1	胚細胞腫瘍	—
神経鞘腫	1	上衣系腫瘍	1～3
脳悪性リンパ腫	4	頭蓋咽頭腫	1

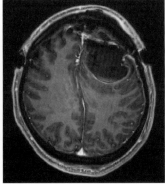

術前MRI（T1強調画像）　　　術後3日目MRI（T1強調画像）

図1　膠芽腫の治療例（54歳女性）
左前頭葉を占拠する7cm大の囊胞性腫瘤を認め，膠芽腫の疑い．開頭腫瘍摘出術が施行され，組織検査にて膠芽腫の確定診断となる．運動性失語，右片麻痺を呈することからリハビリテーションを開始した．術後12日目よりテモゾロミド（テモダール®）による化学療法が開始され，術後14日目より放射線療法（拡大局所照射）も開始された．右片麻痺は経時的に回復を認め，失語もコミュニケーションに支障がない程度まで回復した．30回の放射線療法が終了した後に自宅退院に至り，外来通院しながらテモゾロミドによる維持療法が開始された．

ここがポイント！

脳卒中では生命維持の危機を
脱すれば神経再構築による機
能回復がリハビリテーションの
目的になる．高悪性度の脳腫
瘍の場合は予想される予後が
限られることから，機能回復を
図りながらも，代償手段を用い
て「できること」を増やして患者
の希望を叶えることが重要とな
る．

📝 **MEMO**

脳腫瘍の進行スピード

脳腫瘍の悪性度は WHO 分類
による．グレード（1～4）で示され，
グレードによって進行スピードが異
なる．グレードが高くなるにつれて
進行スピードは速くなり，グレード
4 の腫瘍では急速に成長して広
がる．また，発生する部位によっ
ても予後は異なり，びまん性正中
神経膠腫のような脳幹部や視床
に発生する腫瘍は予後が不良で
ある．

LECTURE 8

ADL（activities of daily living；
日常生活活動）

QOL（quality of life；生活の質）

カルノフスキーパフォーマンスス
テータス（Karnofsky performan-
ce status：KPS）

機能的自立度評価法
（functional independence
measure：FIM）

バーテル指数（Barthel Index）

SIAS（Stroke Impairment As-
sessment Set）

する．治療は，膠芽腫と同様に手術による可及的な摘出とその後の化学療法併用放射
線療法および維持療法としての化学療法を行う．生存期間の中央値は 41.1 か月，5
年生存率は 43.2％であり[1]，予想される生存予後が膠芽腫とは大きく異なる．このよ
うに同じ神経膠腫でも，病理診断や病変の進行度によって予測される生命予後や治療
方針は異なり，病変の部位によって障害像が異なるため，個々の症例に合わせたリハ
ビリテーションの目標設定や介入内容の検討が必要となる．

初発なのか再発なのかでも治療方針が異なり，根治的治療なのか維持・緩和的治療
なのかを理解することは，リハビリテーションの目標を設定するうえで重要である．

（2）脳卒中におけるリハビリテーションとの共通点と相違点

a．共通点

脳腫瘍における機能障害は，片麻痺，高次脳機能障害，嚥下障害などであり，脳血
管疾患による障害と大きくは変わらない[2]．運動障害では麻痺や運動失調が主な症状
であり，多くの症例で脳卒中と同様のリハビリテーション介入手技を実施し，さらに
起こっている障害を明らかにして，それに対して介入する．機能障害や能力低下があり
ながら自宅退院となることが多く，環境調整，社会資源の活用，家族への介助指導
などを行うことも必要である．

b．相違点

悪性の脳腫瘍が脳卒中と異なる点は，疾患によって程度の差はあるが基本的には進
行性の疾患であり，生命予後を考慮してリハビリテーションのゴール設定をする必要
があることである．術後に放射線療法や化学療法と並行してリハビリテーションを行
う場合，体調や血液データの変化（骨髄抑制など）に注意を要する．

（3）評価

全般的身体機能，ADL，QOL，高次脳機能障害を患者の状態に応じた評価を行う．
全般的な身体機能に対してはカルノフスキーパフォーマンスステータス（KPS；
Lecture 3 **表 2** 参照），ADL に対しては機能的自立度評価法（FIM）やバーテル指数が
用いられる．麻痺を評価する方法として，脳腫瘍に特化したものは存在しない．一
方，麻痺の症状自体は脳卒中と類似していることから，SIAS などを用いてもよい．

（4）周術期のリハビリテーション

a．リハビリテーションの目的

開頭腫瘍摘出術に対する周術期リハビリテーションの目的は，他の疾患の周術期と
同様に，深部静脈血栓症，褥瘡，関節拘縮，沈下性肺炎などの長期臥床で起こる合併
症の予防および ADL 能力の向上である．

b．リハビリテーションの注意点と内容

a）術前

手術前の時点で評価を行い，術後のリハビリテーションの目的と内容について本人
や家族に説明することが望ましい．術前より介入することで，患者本人の性格を知る
ことができ，関係性を構築できれば術後の導入がスムーズになる．また，手術前と手
術後の心身機能を比較でき，術後の目標設定に生かせる．

b）術後

開頭腫瘍摘出術後は，長期臥床によって起こる合併症の予防のために，早期からの
離床を行う．基本的には意識レベルが軽度でバイタルサインが安定していれば，手術
翌日にはベッドサイドにて座位，起立，移乗動作，歩行へと段階的に進める．病巣の
部位や大きさによるが麻痺を認める場合があり，脳卒中発症後の麻痺に対する対応と
同様のリハビリテーションが行われる．在宅生活を目標とする場合，基本動作や移動
能力の獲得が必要となるため，必要に応じて起き上がり動作，座位保持，立ち上がり

動作，立位バランス，移乗動作，歩行の練習を行う．

（5）放射線療法・化学療法中のリハビリテーション

a. リハビリテーションの目的

　開頭腫瘍摘出術に続く放射線療法や化学療法では，機能障害や能力障害が残存している場合，身体機能やADL能力の回復が目的となる．機能障害や能力障害が残存していない場合は，筋力や全身持久力の維持など廃用症候群の予防が目的となる．

b. リハビリテーションの注意点と内容

　脳や脊髄に対する放射線療法では，悪心や宿酔などの症状が出やすく，体調が変化しやすい状態にあるため，治療のスケジュールに配慮したリハビリテーションを計画する必要がある．また，放射線療法や化学療法ではしばしば骨髄抑制が起こるため，血液検査データに注意してリスク管理を行う必要がある．

　放射線療法や化学療法中は，治療による有害事象により身体活動が低下しやすく，入院での治療であれば入院環境自体が身体活動の低下の要因となる．身体活動の低下は，全身の筋力や心肺機能の低下を招き，治療後の社会復帰の妨げにもなる．手術後に明らかな身体機能障害や高次脳機能障害を認めない場合でも，放射線療法などで入院加療が長期に及ぶ場合は，リハビリテーションとしてレジスタンストレーニングや有酸素運動といった運動療法を行う．

（6）維持的・緩和的リハビリテーション

a. 目的

　疾患の進行により積極的な治療が困難となる時期では，徐々に失われていく機能や活動性を維持することが目的となる．また，患者や家族の希望を聴取し，その希望を叶えることも目的となる．

b. リハビリテーションの内容と注意点

　この時期でも治療方針の理解は重要であり，目標が自宅退院なのか，転院や施設入所なのか，緩和ケア病棟への転棟なのかで，実施すべきリハビリテーションの内容が変わる．逆にリハビリテーションの状況次第で，転院や施設入所の方針が自宅退院を目指すことに修正されることもあるため，医療チーム内での情報共有は重要である．

　自宅退院が目標の場合，安全で負担の少ない基本動作や移動方法の検討・確立，家族への動作介助方法の指導，福祉用具の導入や家屋改修などの環境の調整，ヘルパー，訪問看護，訪問リハビリテーション，デイサービスなどのサービスの調整などが必要となる．家族に加え，病棟看護師やソーシャルワーカーと情報を共有し，さらに地域のケアマネージャーや訪問リハビリテーションスタッフとの情報共有も重要になる．

　腫瘍，播種，脳浮腫の増大など病状が進行すれば，意識障害，認知機能の低下，精神活動の低下が徐々に進行し，さらに運動麻痺や嚥下障害，失語症などの増悪もみられる．意識障害や認知機能低下により，患者本人からリハビリテーションに対する希望を聴取できない場合には，家族の要望をもとに，医師や看護師とも継続の可否や実施内容を検討する．

3. 原発性骨軟部腫瘍

1）疾患と治療

（1）骨軟部腫瘍とは

a. 原発性骨軟部腫瘍と転移性骨軟部腫瘍

　骨に発生した腫瘍は骨腫瘍，筋・皮下・神経・血管などに発生した腫瘍は軟部腫瘍と総称する．骨軟部腫瘍は，骨や軟部組織そのものから発生する原発性骨軟部腫瘍

⚡気をつけよう！

術後の離床
術後早期の脳腫瘍患者においては，脳腫脹，頭蓋内出血，脳梗塞，てんかん発作などが生じやすく，術後に再度緊急手術が必要になることもあることから，頭蓋内状態が必ずしも安定していない場合があることに注意すべきである．急性期における離床を進めるにあたっては，意識レベルを観察し，血圧や心拍数などのバイタルサインをモニタリングしながら，医師の管理下でリスク管理をしながら行うことが望ましい．

📖 MEMO

放射線宿酔
放射線の照射を受けてから数時間後に生じる副作用をいい，飲酒後の二日酔いに似た症状となる．

LECTURE 8

📖 MEMO

播種
がんの転移には，血行性転移，リンパ行性転移，播種性転移の3つのパターンがある．播種とは，がんのできた臓器からがん細胞がはがれ落ち，近接する体内の空間（胸腔，腹腔，髄腔など）に散らばるように広がることである．

と，他の臓器のがん細胞が骨や軟部組織に転移して発生する転移性骨軟部腫瘍に大別される．

b. 良性と悪性

原発性骨軟部腫瘍は良性と悪性に分けられ，その多くは良性腫瘍である．悪性の原発性骨軟部腫瘍は肉腫（サルコーマ）とよばれる．肉腫は悪性腫瘍全体の約1%に過ぎないことからきわめてまれな疾患であり，種類が多様であることが特徴である．代表的な疾患について**表3**に示す．

(2) 原発性骨軟部腫瘍の治療

a. 治療の概要

a) 良性骨腫瘍

手術的治療が必須ではなく，基本的には無症状であれば経過観察となる．しかし，骨破壊を生じる進行性骨腫瘍や病的骨折による疼痛を伴う場合や，腫瘍自体が疼痛の原因になっている場合は手術的治療が必要になる．

b) 悪性骨腫瘍

疾患の種類や進行度によって治療方針が異なる．手術による切除が基本ではあるが，疾患の種類によっては化学療法や放射線療法も行われる．また，診断時から遠隔転移を認め手術による根治が望めない場合では，疾患の進行をコントロールすることを目的に化学療法が行われることもある．骨肉腫やユーイング肉腫に代表される高悪性度の原発性悪性骨腫瘍の場合，術前化学療法，手術，術後化学療法という手順で治療が行われ，初回の化学療法から最終の化学療法まで1年近くの期間を要する．

b. 悪性腫瘍に対する手術

悪性の原発性骨軟部腫瘍は化学療法だけで根治を得ることはきわめて困難であり，また放射線に感受性を示すものが少なく，多くの症例で手術による切除が選択される．悪性腫瘍の周囲には反応層とよばれる微細な腫瘍細胞が存在する部位がある[3]．手術後の再発を防ぐため，ある程度の余裕をつけて切除することが必要であり，低悪性度であれば反応層の辺縁で，高悪性度であれば確実に反応層の外側で切除を行う（**図2**）．切除範囲が広いほうが確実に切除できるが，筋肉や靱帯などの健常組織を合併切除するため，機能障害を残す可能性がある．

c. 切断と患肢温存手術

原発性四肢骨軟部悪性腫瘍の手術には切断と患肢温存手術があり，神経血管束が温存できる場合にはほとんどで患肢温存手術が行われる．患肢温存手術における骨切除後の再建は，日本では腫瘍用人工関節あるいは処理骨による再建が行われている．手術方法によって長所と短所があることから，複数の術式を選択できる場合には，患者の希望とライフスタイルに応じて術式が選択される（**表4**）[4]．

2）リハビリテーション

(1) 手術前のリハビリテーション

a. リハビリテーションの目的

安全な基本動作や移乗動作，歩行，ADL の方法の習得が目的となる．手術前に化学療法を行う場合，筋力や全身持久力の維持も目的となる．

b. リハビリテーションの内容と注意点

原発部位が下肢や骨盤などの荷重骨の場合，病的骨折を予防するために術前から荷重を制限されることが多い．この荷重制限は外傷を予防するだけでなく，腫瘍が散らばることによる播種を防ぐ目的がある[5]．そのため，手術前に荷重制限下での基本動作，移乗動作，歩行の習得が必要である．必要に応じて装具やギプスで関節運動を抑制することもある．

MEMO

肉腫（サルコーマ）
骨や軟部組織（脂肪，筋肉，腱，神経，血管，リンパ管等）などの非上皮細胞から発生する悪性腫瘍を肉腫（サルコーマ）とよぶ．肉腫は四肢，体幹，頭頸部など，全身のさまざまな場所に発生する．

MEMO

骨肉腫
骨を起源として発症する悪性腫瘍であり，原発性悪性骨腫瘍の中で最も発生頻度が高い．発症年齢は10〜20歳代で多いが，40歳以上でも発症する．好発部位は大腿骨遠位や脛骨近位といった膝関節周囲，上腕骨近位である．治療は，化学療法と手術を組み合わせて行われる．

ユーイング（Ewing）肉腫
骨（まれに軟部組織）を起源として発生する悪性腫瘍であり，骨肉腫とともに原発性悪性骨腫瘍の代表的な疾患である．発症年齢は10歳代が中心であり，30歳以上での発症はまれである．好発部位は骨盤，大腿骨，脛骨・腓骨，胸壁，上肢，脊椎であるが，骨肉腫と違って長管骨では骨幹部に発生することが多い．治療は，骨肉腫と同様に（薬剤は違うが）化学療法と手術を組み合わせて行われるが，放射線感受性が高い腫瘍であることから，放射線療法を併用することもある．

MEMO

処理骨による再建
切除した腫瘍が残ったままの骨に加熱や液体窒素による凍結処理を行い，腫瘍細胞を死滅させてから再度体内に戻す再建方法．

ここがポイント！

安静度を遵守することはもちろんだが，術後の廃用症候群の予防や安静による精神的ストレスの軽減のために，なるべく早期に移動手段を確立する必要がある．術前に移乗動作や松葉杖などの歩行補助具での歩行練習などを行っておくと，術後の離床や移動手段の確立がスムーズになる．

LECTURE 8

表3　主な原発性骨軟部腫瘍と性質

	疾患名	性質
骨腫瘍	骨軟骨腫	良性
	内軟骨腫	
	骨巨細胞腫	
	類骨骨腫	
	骨肉腫	悪性
	軟骨肉腫	
	ユーイング肉腫	
	脊索腫	
	骨悪性線維性組織球腫	
軟部腫瘍	類腱腫（デスモイド）	良性悪性中間的腫瘍
	血管腫	良性
	未分化多型肉腫	悪性
	脂肪肉腫	
	平滑筋肉腫	
	粘液線維肉腫	
	滑膜肉腫	
	横紋筋肉腫	

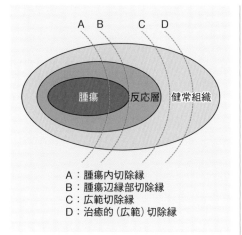

図2　悪性骨軟部腫瘍の手術における切除縁の分類

A：腫瘍内切除縁
B：腫瘍辺縁部切除縁
C：広範切除縁
D：治癒的（広範）切除縁

（日本整形外科学会・日本病理学会編：整形外科・病理悪性骨腫瘍取扱い規約，第4版．金原出版；2015[3]）を参考に作成）

表4　下肢原発骨軟部悪性腫瘍に対する患肢温存手術の術式の違い

	腫瘍用人工関節	処理骨による再建
長所	術後早期から荷重が可能で，術後3か月前後で全荷重に移行することが多い．	人工関節より長期の耐久性が優れる．
短所	感染や摩耗，人工関節のルーズニング等，長期的にみると耐久性に問題があり，年齢によっては複数回の再置換を要することがある．	人工関節よりも手術時間が長くなるため手術侵襲が高くなる． 骨癒合が得られるまで全荷重ができず，術後に全荷重が可能になるまで半年以上を要する．

（日本リハビリテーション医学会がんのリハビリテーション診療ガイドライン改定委員会編：がんのリハビリテーション診療ガイドライン，第2版．金原出版；2019[4]）を参考に作成）

大腿四頭筋のマッスルセッティングは下肢の手術後の筋力トレーニングとして有用であり，手術前から練習しておくことで，手術後もスムーズに同トレーニングを導入することができる．

手術前に化学療法を行う場合は，骨髄抑制や整形外科的な安静度に注意して身体活動の機会を作ることが大切である．

(2) 手術後のリハビリテーション

a. リハビリテーションの目的

手術による機能障害の回復や，安全な基本動作，移乗動作，歩行，ADL の方法の習得が目的になる．手術後に化学療法を行う場合は，筋力や全身持久力の維持も目的となる．

b. リハビリテーションの内容と注意点

術後は，はじめに切除範囲と再建方法を確認する[5]．切除範囲は，一般の整形外科疾患に対する手術よりも大きくなることが多い．下肢骨や骨盤などの荷重骨に対する手術後は，厳密な荷重制限などの安静度を指示されることがあり，医師からの指示の確認が必要である．

下肢の骨軟部悪性腫瘍に対する代表的な手術方法には，自家骨での再建（図3）や腫瘍用人工関節置換術がある．腫瘍用人工関節置換術は，変形性関節症に対する一般的

MEMO
マッスルセッティング
大腿四頭筋のマッスルセッティングは，大腿四頭筋の等尺性収縮を用いて筋力を維持または強化する方法である．膝関節を動かさずに実施することが可能であることから，膝関節に疼痛がある場合やギプス固定中にも行うことができる．方法が簡便であることから，患者自身で容易に実践できるセルフエクササイズの一つである．

LECTURE 8

気をつけよう！
安静度は医師により設定され，指示される．患部への荷重，ティルトアップの角度，運動負荷量，離床の可否，行動範囲など，リハビリテーションを安全に行うにあたって重要な情報である．カルテなどから「安静度指示」の確認が必要であり，指示された安静度の範囲でリハビリテーションを実施する．脊柱，骨盤，下肢といった荷重骨の骨腫瘍の場合，病的骨折を予防するために，荷重量，禁忌肢位，禁忌動作の確認が必要である．

MEMO
植皮
植皮とは皮膚移植のことで，身体の他の部位から皮膚を採取し，皮膚が欠損している部位に移植することである．遊離皮弁を用いた再建では，手術用の顕微鏡を用いて，採取した組織に栄養を与えている血管と移植する部位の血管を縫合する．

図3の症例では，大腿骨腫瘍部の遠位および近位を骨切りし，腫瘍のある大腿骨を液体窒素を用いて処理した後に，もとの大腿部に戻してプレートで固定されている．そのため，膝関節における大腿骨と脛骨の関節面は残存している．また，縫工筋停止部および腓腹筋起始部を切離されているが，神経や大腿四頭筋は温存されており，膝関節伸展機構は維持されている．しかし，手術後は大腿四頭筋力が発揮できないことが多く，膝関節の自動伸展不全（エクステンションラグ）が残存しやすく，手術後は大腿四頭筋セッティングなどの大腿四頭筋力回復のための筋力増強運動が重要となる．また，手術後に化学療法を実施しているあいだは骨癒合が得られにくいため，関節可動域運動や筋力増強運動を行う際には，患部への力学的なストレスを避ける必要がある．

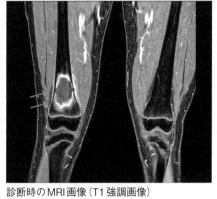
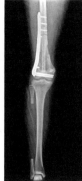

診断時のMRI画像（T1強調画像）　　　自家骨再建術後

図3　自家骨での再建（14歳女性）
右大腿骨遠位骨肉腫の診断．術前化学療法を経て，自家骨による再建術（液体窒素処理）を施行．患肢の血管柄付き腓骨を大腿骨遠位の髄腔内に挿入し，外側よりプレートで固定されている．術後は支柱付き膝関節装具を装着し，右下肢5kg荷重での歩行練習を開始した．

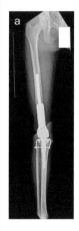
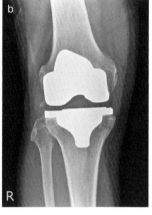

図4　人工膝関節全置換術
a：17歳男性．右大腿骨遠位骨肉腫に対して人工膝関節全置換術を施行．広範切除により外側広筋の一部を切除している．術後は支柱付き膝関節装具を装着し，患肢全荷重での生活が可能になった．
b：変形性膝関節症に対する一般的な人工膝関節全置換術．

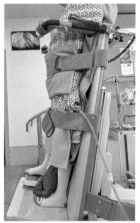
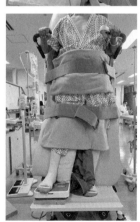

図5　斜面台による術後早期からの立位練習

な人工関節置換術に比べて，骨と軟部組織の切除は広範囲になり，欠損部に対して大きな人工物での補填が必要になる（**図4**）．術後は関節の支持性が脆弱になるため，関節周囲の筋力向上のための筋力トレーニングや関節を保護する補装具が必要になる．

　骨盤や股関節周囲の手術後に股関節屈曲を避けるために座位をとることができないことがある．この場合には，斜面台を用いることで術後早期から安全に立位の練習を行う（**図5**）．

　広範切除では，皮膚の欠損部を補うために植皮や遊離皮弁を用いた再建を行うことがある．その場合，移植部分が生着し創部が安定することが重要であり，術創部に負担がかかる動きを避けたうえでの動作や移動の練習を行う．

　骨軟部腫瘍に対する手術は，切除部位や範囲，再建方法が手術によってさまざまであり，それによって荷重制限や禁忌肢位，禁忌動作が変わる．そのため，手術方法と術後の安静度の確認が必要であり，整形外科医との密な連携が重要となる．

■引用文献

1）Brain Tumor Registry of Japan（2005-2008）．Neurol Med Chir 2017；57（Suppl 1）：9-102.
2）辻　哲也編：がんのリハビリテーションマニュアル—手術期から緩和ケアまで．医学書院；2011．p.40-54.
3）日本整形外科学会・日本病理学会編：整形外科・病理悪性骨腫瘍取扱い規約，第4版．金原出版；2015．p.40-51.
4）日本リハビリテーション医学会がんのリハビリテーション診療ガイドライン改定委員会編：がんのリハビリテーション診療ガイドライン，第2版．金原出版；2019.
5）日本がんリハビリテーション研究会編：がんのリハビリテーションベストプラクティス．金原出版；2015．p.123.

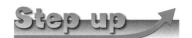

小児，AYA 世代のがん

1）小児，AYA 世代のがんとは

　がんの多くは 40 歳以上の中高年で発症し，少数ながら小児期や思春期，若年成人期でも発症する．小児がんは一般的に 0〜14 歳のがんをさす．思春期・若年成人期は AYA（adolescent and young adult）世代とよばれ，その年齢は 15 歳以上 30 歳未満や 15 歳以上 40 歳未満などであり，一致した定義がない（図 1）．小児および AYA 世代に発症するがんの患者数は，それぞれ全体の約 0.2％と約 0.6％にすぎず，両者ともに希少な疾患であるといえる[1]．小児がんの多くは血液腫瘍，胚細胞性腫瘍，脳腫瘍，骨軟部腫瘍で占められている．AYA 世代になると，小児がんに多いがん種に加えて甲状腺癌の比率が増え，20 歳を超えると子宮癌，卵巣癌，乳癌といった女性特有のがんの比率が高くなる[2]．このように，小児と AYA 世代では疾患の分布が異なり，本講義で扱う原発性脳腫瘍および原発性骨軟部腫瘍は，両者ともに小児と AYA 世代では多い疾患といえる．

2）小児・AYA 世代のがんによる生活への影響

　小児がんの診断は，児とその家族にとっての衝撃的な出来事であることは容易に想像できる．児は住み慣れた環境や家族，親しい友人から離れ治療を受けることになり，両親はわが子が小児がんになったという大きな不安をかかえながら治療を受ける児を支えるという物理的，精神的な影響を受ける[3]．就学中の場合，学籍の問題（転籍や復学），学業の遅れの問題，友人関係の問題（他の生徒や友人へ，病気の事実をどこまでどのように伝えるか）など，学校生活を送るうえでの重要な問題となる．

　AYA 世代は，「依存」から「自立」に向けた変化，つまり精神的，社会的，経済的自立に向けて，活動的で変化が大きい時期である．この世代では，生涯を通してみればごく短い期間に，進学，就職，結婚，出産，育児などといった重要なライフイベントを迎えることになり，これらの重要な経験やライフイベントが「始まろうとしている」「始まったばかり」もしくは「真っ只中」である．この時期にがんに罹患し，治療が必要になることの精神的苦痛は想像に難くない．一口に「AYA 世代」といっても，その年齢はさまざまであり，自立度の度合い，家庭や社会における役割，置かれた環境，経済状況，人生設計は患者ごとに異なる．患者ごとのニーズが多様で個別性が高いことがこの世代の特徴である（表 1）[4]．

3）小児・AYA 世代におけるがんのリハビリテーション

　一般的にリハビリテーションを計画するにあたっては，短期的な目標と長期的な目標を設定する．小児がんの場合でも，治療中の機能障害の予防・改善が重要になり，根治を目的とした治療を受ける児の場合には，治療後の生活，すなわち ICF（International Classification of Functioning, Disability and Health；国際

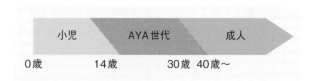

図 1　年齢による世代の分類

表 1　AYA 世代がん患者，がん経験者の悩み上位 15 項目

順位	治療中のがん患者	がん経験者
1	今後の自分の将来のこと	今後の自分の将来のこと
2	仕事のこと	不妊治療や生殖機能に関する問題（将来，自分の子どもをもつこと）
3	経済的なこと	仕事のこと
4	診断・治療のこと	後遺症・合併症のこと
5	不妊治療や生殖機能に関する問題（将来，自分の子どもをもつこと）	体力の維持，または運動すること
6	家族の将来のこと	がんの遺伝の可能性について
7	後遺症・合併症のこと	結婚のこと
8	生き方・死に方	生き方・死に方
9	容姿のこと	容姿のこと
10	がんの遺伝の可能性について	経済的なこと
11	結婚のこと	健康管理のための食生活
12	家族・友人など周囲の人との関係のこと	家族の将来のこと
13	体力の維持，または運動すること	診断・治療のこと
14	健康管理のための食生活	家族・友人など周囲の人との関係のこと
15	恋愛のこと	恋愛のこと

（厚生労働省厚生労働科学研究費補助金がん対策推進総合研究事業「総合的な思春期・若年成人〈AYA〉世代のがん対策のあり方に関する研究」班：AYA 世代のがん対策のあり方に関する政策提言．平成 28 年度総括・分担研究報告書，2017[4]）

LECTURE
8

生活機能分類）における「参加」を想定してリハビリテーションを行う必要がある．小学校に就学している児で根治的な治療中にリハビリテーションを行う場合，治療後の復学がひとつの目標になる．セラピストの立場としては，体力面や環境面が復学にあたっての阻害因子にならないように，治療中・後の身体活動促進のための運動プログラムや生活環境を想定しての ADL 練習を行う．しかし，診断や治療を開始されてまもない時期は，児や両親は高い緊張感が伴う生活の中にいることが予想され，特に両親はわが子を守るために「無理はさせたくない」という心情になっても無理はない．そのような中でリハビリテーションを進める場合，最初に児および両親との信頼関係の構築やリハビリテーションの目的・内容の共有が重要となる．それらに十分に時間をかけることで，その後のプログラムをスムーズに導入できる．

　幼児の場合であると，「やらなければならない」と理解できる年齢であったとしても，無機質で楽しくないプログラムには拒否を示すかもしれない．この場合は，達成可能な適度な内容（一定の距離を歩く，筋力強化運動を行うなど）を提示し，実施後はともに楽しい遊びを行うといった工夫をすることで，やるべきことをやりながら楽しくリハビリテーションを継続できる[3]．

　AYA 世代においても，やはり初期の段階では信頼関係の構築やリハビリテーションの目的・内容の共有が重要であり，そこに十分に時間を費やすべきである．思春期の場合であると，初対面の医療者に対して壁をつくり，自分の気持ちを素直に訴えられないことがある．関係性を構築するために，いきなり医学的な説明を一方的に行うのではなく，「あなたのことを知りたい」というスタンスでリハビリテーションにのぞむことが望ましい．リハビリテーションセラピストは，患者に対して身体活動を行う機会をつくるだけでなく，毎日決まった担当者が時間をかけて接することができる職種でもあるため，患者にとってよき相談相手やはけ口にもなりうる存在である．

　AYA 世代は，患者ごとのニーズは多様である．その対応として，リハビリテーションセラピスト単独で解決できることは限られており，多職種や家族と情報を共有しながら問題に対処していく必要がある．特に多職種でのカンファレンスはリハビリテーションを進めていくうえで有用であり，原疾患の状態，治療方針，患者や家族の心理状態，今後の課題，退院後の生活のこと，将来のことなど，さまざまな情報を積極的に医療チーム内で共有することが望ましい．

4) 小児・AYA 世代のがん患者の抱える長期的な問題

　がんの治療に成功し長期生存を得た場合にも，小児期に受けた治療のために，年齢を重ねるとともにさまざまな健康問題に直面することがある．例えば，疾病や手術による直接的な機能障害のほかに，肥満，骨密度の減少，骨壊死，末梢神経障害，筋力低下，心肺機能低下といった問題を抱えて生活しなければならないことがある[5]．これらの慢性的な健康上の問題は，身体活動を制限し，就業やレクリエーションなどの社会活動への参加を妨げる要因になる．原疾患の治療中の機能障害の改善や予防は重要である．また若い世代でがんに罹患し，それを克服して生きていくということは，高齢でがんに罹患した場合よりもはるかに長い年月をがんサバイバーとして生きていくことになる．治療後にリハビリテーションスタッフとしてどこまで患者の人生を支援するべきか，また支援できるのかは難しい問題であり，治療後も長期的に健康上の問題を抱えて生きていく患者がいることは認識しておく必要がある．

■引用文献

1) 大曽根眞也，細井　創：思春期・若年成人がんの特徴と治療．小児看護 2015；38 (11)：1363-7.
2) 松本公一：AYA 世代，小児がんに対する対策—小児・思春期・若年成人がん医療の課題．腫瘍内科 2015；16 (5)：445-9.
3) 岡山太郎：小児がん病棟における理学療法と退院支援．理学療法ジャーナル 2015；49 (11)：1001-8.
4) 厚生労働省厚生労働科学研究費補助金がん対策推進総合研究事業「総合的な思春期・若年成人 (AYA) 世代のがん対策のあり方に関する研究」班：AYA 世代のがん対策のあり方に関する政策提言．平成 28 年度総括・分担研究報告書，2017.
　http://www.mhlw.go.jp/file/05-Shingikai-10904750-Kenkoukyoku-Gantaisakukenkouzoushinka/0000138588.pdf
5) Wilson CL, Gawade PL, et al.：Impairments that influence physical function among survivors of childhood cancer. Children 2015；2 (1)：1-36.

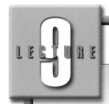

緩和ケアにおけるリハビリテーション

LECTURE
9

到達目標

- 緩和ケアの概念とチーム医療の必要性を理解する.
- がん患者の抱える苦痛, 症状を理解する.
- 緩和ケアにおけるリハビリテーションの目的と効果を理解する.
- 緩和ケアにおけるリハビリテーションの実際を理解する.

この講義を理解するために

　この講義では, はじめに緩和ケアの目的を理解したうえで, そのなかでリハビリテーションが果たす役割について学習していきます. また, 多職種チームでの集学的な介入が必要であることを理解することも重要です.

　患者の抱える多面的な苦痛や症状を理解し, 機能障害や運動機能低下に対する介入だけではなく, 症状の緩和, 精神・心理面への介入や家族ケアまでのあらゆる側面から, 患者・家族のQOL (生活の質) を支えていくうえでのこの時期のリハビリテーションの必要性を学習します. そのうえで, 一般的な評価方法, 具体的な目標設定やリスク管理, 介入方法の実際を理解し, 実践できる能力を習得することが目標です.

　この講義を学ぶにあたり, 以下の項目をあらかじめ学習しておきましょう.

　□ がんのリハビリテーションの病期別の目的を理解しておく.

　□ がんのリハビリテーションの対象となる機能障害について理解しておく.

　□ がん患者の機能障害, ADL (日常生活活動) の評価方法について理解しておく.

　□ リハビリテーションにおける一般的なリスク管理の方法について理解しておく.

講義を終えて確認すること

　□ 緩和ケアの概念とチーム医療の必要性が理解できた.

　□ がん患者の抱える苦痛, 症状が理解できた.

　□ 緩和ケアにおけるリハビリテーションの目的と効果が理解できた.

　□ 緩和ケアにおけるリハビリテーションの実際が理解できた.

　□ 緩和ケアにおけるリハビリテーションの実践に必要な知識と能力が習得できた.

1. 緩和ケアにおけるリハビリテーションの位置づけ

WHO（World Health Organization；世界保健機関）

MEMO
これまで緩和ケアの定義には統一された日本語訳がなかったため，2018年に国内の緩和ケア関連団体会議（18学術団体）によって定訳が出された．

QOL（quality of life；生活の質）

WHOによる緩和ケアの定義（2002年）は，「緩和ケアとは，生命を脅かす病に関連する問題に直面している患者とその家族のQOLを，痛みやその他の身体的・心理社会的・スピリチュアルな問題を早期に見出し的確に評価を行い対応することで，苦痛を予防し和らげることを通して向上させるアプローチである」[1]とされている．患者は多様で複雑な問題を抱えているため，この取り組みを実現するために多職種によるチーム医療が行われ，チームで集学的にかかわっていくことが必要となる．そのなかで，この時期のリハビリテーションでは患者・家族の要望を尊重しながら，機能障害や運動機能低下の改善，症状緩和などを図り，身体機能や動作能力をできるだけ長く維持し，患者・家族が安楽で有意義な生活を送ることができるよう支援する．よって，緩和ケアとリハビリテーションは対極にあるのではなく，患者と家族のQOLを改善しようとする点で一致している．

治癒が見込めず緩和的治療が中心となったこの時期においても，リハビリテーション専門職として，各専門職とともに患者の残された身体機能の可能性を追求していくことが大切である．また一方では，病状の進行に伴い身体機能へのかかわりが限られてくる時期が訪れることも理解する必要がある．

身体的苦痛に対する症状緩和や家族ケアなどにも視点を向けながら，病状に応じた目標設定と治療プログラムの修正を行い，QOLの向上に向けて柔軟に対応していくことが求められる．

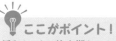
ここがポイント！
緩和ケアとは終末期ケアのみをさすのではなく，がんと診断されたときから治療と並行して「病気に伴う心と体の痛みを和らげること」を目的に行われるべきものであり，その状況に合わせて割合を変えていく．本講義では，症状の進行に伴い緩和ケアが主体となる時期について解説していく．

がんに対する治療

緩和ケア

LECTURE 9

2. 進行がん患者の抱える苦痛の理解

がん患者が抱える痛みを理解するためには，その痛みが全人的苦痛（トータルペイン）と表現されるように身体的苦痛のみならず，精神的苦痛，社会的苦痛，スピリチュアルペインと4つの側面からとらえる必要がある．この4つの苦痛が複雑に重なり合って痛みは形成されている（**図1**）[2]．

痛みは多面的であるため単独の職種で解決できるものではなく，全人的に多職種のチームでかかわることが重要である．

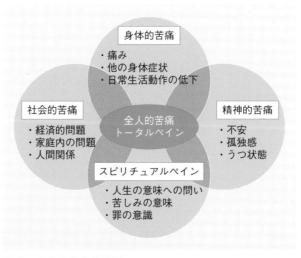

図1 痛みの全人的理解
（林 章敏ほか編：がん性疼痛ケア完全ガイド．照林社；2010．p.6[2]）

3. 包括的アセスメントによる評価

　リハビリテーションを開始するにあたっては一般的な情報収集，評価項目に加えて，がん患者特有の症状や問題点を評価することが必要である．がんは進行性の疾患であり，特にこの時期においては生命予後が限られてきている場合も多く，身体的な残存機能の把握や目標設定のために生命予後の予測などが重要となる．また，患者と家族が抱える苦痛を確認し，苦痛の原因がどこにあるのかを評価する．身体的な苦痛が原因となり他の苦痛に波及していることも多く，身体的苦痛が軽減されないと他の苦痛を緩和することは難しい．リハビリテーションが身体的苦痛の軽減に果たす役割は大きい．リハビリテーションにおいても，患者と家族の苦痛を全人的にとらえ，QOL を改善するためにさまざまな側面から包括的に評価をしていくことが重要である（図2)[3]．

4. リハビリテーションにおける評価

　機能障害の評価では，一般的なリハビリテーションの評価に加えて，がん患者特有の機能障害を評価する．がん診療の場では ECOG のパフォーマンスステータス（PS）が使用されることが多いため対象とする詳細な機能障害までは評価できないという問題がある（Lecture 3**表1**参照)．一方，PPS は末期がん患者の身体機能評価尺度として，特に終末期に問題となる項目に焦点を当てて評価ができる（Lecture 3**表3**参照)．

> 💡 **ここがポイント！**
> **生命予後の予測**
> 主治医に今後の見通しなどを確認し，チームで共有しておくことが今後の方針を決めるうえで重要となる．

ECOG のパフォーマンスステータス（Eastern Cooperative Oncology Group Performance Status）
PPS（Palliative Performance Scale）

> 💡 **ここがポイント！**
> がんとともに生きる患者の人生は「cancer journey（旅）」と表現される．これまでの治療経過，患者・家族が歩んできた生活や思いにも目を向けながら，現在の状態を評価していくことが大切である．

LECTURE **9**

> ⚡ **気をつけよう！**
> 身体機能の評価は患者の疲労や疼痛など苦痛の要因になりやすいため，評価に伴うリスクや評価項目の優先順位などを考慮しながら進めていく．

> 💡 **ここがポイント！**
> **全人的苦痛の評価**
> 苦痛の根本的な原因となりやすい身体的苦痛の評価から始め，他の苦痛へのつながりを確認しながら進めていく．

包括的アセスメントの流れと評価項目

一般診療と共通する項目

病歴

現病歴
- 診断までの経過
- 現在の病期，病状
- 治療経過と使用薬剤，効果と副作用
- 現在の薬剤
- 現在の病状認識

既往歴
- 基礎疾患以外の病歴
- 薬剤アレルギー
- 喫煙歴，飲酒歴
など

身体状況・医学的評価

身体所見，神経学的所見
検査（臨床検査，画像検査）

ADL/IADL
予後予測

緩和ケア提供でとくに重要な項目

苦痛のアセスメント

全人的苦痛を系統的に評価することが大切

上から順に評価する →
- 身体的苦痛
- 精神的苦痛
- 社会的苦痛
- スピリチュアルペイン

意向・目標

患者・家族の意向・価値観を探り，目標を共有する
- 現在の気がかり　質問例：「今，一番気がかりなことはなんですか？」
- 大切にしたいこと　質問例：「一番大切にしていることはどのようなことですか？」

家族の評価

家族構成
それぞれの家族の役割・機能

中心的な役割（キーパーソン）
家族のつらさを評価

図2　包括的アセスメントの流れと評価項目
（日本医師会監：新版がん緩和ケアガイドブック．青海社；2017．p.15[3]）

cFAS (Cancer Functional Assessment Set)
ADL (activities of daily living；日常生活活動)
バーテル指数 (Barthel Index)
FIM (functional independence measure)

また，国内で開発された cFAS は，がん患者の機能障害を評価する新たな尺度として，信頼性・妥当性・反応性の検証もなされており，リハビリテーションプログラムの作成や効果の判定に役立つ（Lecture 3 **表 4** 参照）．ADL においては，他の疾患と同様にバーテル指数や機能的自立度評価法（FIM）が用いられる．必要に応じて QOL の評価，抑うつや不安などの精神・心理面の評価も行う．

5. 身体症状の評価

がんの原発巣や転移巣，治療内容や基礎疾患などにより，この時期の患者はさまざまな身体症状を併せもつ．そして，それらの身体症状が苦痛の原因となり，動作や日常生活に大きく影響を及ぼすため，リハビリテーションにおいて身体症状の評価とその対応は重要な要素となる．リハビリテーションを進めるうえで，特に阻害因子となることの多い症状について，以下に解説する．

1）身体的疼痛

がん性疼痛は進行がん患者の多くが感じる症状であり，疼痛が強くなると動作や活動性が制限され，精神的な不安や意欲の減退など QOL の低下となる．

疼痛の評価は，患者自身が痛みをどのように感じているかを評価することが一般的である．原因は多岐にわたるため，患者の主観的評価を用いながら，その訴えを詳細に評価する．

(1) 疼痛の部位と経過

どの部位が痛むのか，いつから痛みが出ているのか，痛みの部位と経過を確認する．画像所見も用いて原発巣や転移巣を確認しながら，がんによる痛みなのか，がん以外による痛みなのかを推察する．発症する以前からの慢性痛と異なり，急に出てきた痛みであれば，がんに起因する痛みの可能性を考える．

(2) 疼痛の強さとパターン

疼痛の強さはスケールを用いて評価する．NRS が代表的であるが，NRS の使用が難しい場合には患者が適切に強さを表現しやすいように状況に応じたスケールを用いる（Lecture 3 **図 1** 参照）．単に痛みの点数を確認するだけではなく，加えて点数が低いから問題ないと判断するのではなく，痛みが動作や日常生活にどのように影響を及ぼしているのかに注意を向けながら評価をする．

疼痛のパターンは，1 日を通して続く持続痛と，一時的に強く感じるような突出痛がある．特に体動をきっかけとして出現する突出痛はリハビリテーションの阻害要因となり，どのような動作で痛みを感じるのかを確認する．

(3) 疼痛の性状

痛みは，①侵害受容性疼痛，②神経障害性疼痛，に分類される．2 つの痛みは特徴が異なり，評価には注意を要する（**表 1**）[3]．

(4) 疼痛の原因とその対応

がん患者の痛みの原因としては，①がん自体に起因する痛み，②がん治療に伴って生じる痛み，③消耗や衰弱によって生じる痛み，④がんとは直接関係のない痛み，がある（**表 2**）[3]．痛みの除去には鎮痛薬による薬物療法が中心となり，痛みの強さに応じて非オピオイド鎮痛薬（NSAIDs，アセトアミノフェン）やオピオイド鎮痛薬，鎮痛補助薬が使用される．疼痛治療に用いる薬剤は WHO 方式三段階除痛ラダー（**図 3**）[4] に従い，三段階に分けられた痛みの程度に応じて選択される．

また，痛みは主観的なものであり，痛みの感じ方はその時々の精神状態や環境によっても変化する．不安や悲嘆，緊張や怒りなどの精神的な要因は交感神経系を刺激し，閾値が低下するため，痛みを増強させる因子となる（**図 4**）[5]．逆に休息や精神的

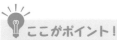

ここがポイント！
疼痛の評価
定期に使用している薬剤や疼痛時に頓用している薬剤（レスキュー薬）の量・使用回数なども把握しておく．

MEMO
レスキュー薬
疼痛時に追加する臨時投与薬．

NRS (Numerical Rating Scale；数値評価スケール)

NSAIDs (non-steroidal anti-inflammatory drug；非ステロイド性消炎鎮痛薬)

MEMO
オピオイド鎮痛薬
オピオイドとは一般的に麻薬性鎮痛薬をさす用語で，その効果の強さによって以下の 2 種類に分類される．
弱オピオイド：コデイン，トラマドールなど
強オピオイド：モルヒネ，オキシコドン，フェンタニル，タペンタドールなど

表1　疼痛の性状

		特徴	治療戦略
侵害受容性疼痛	内臓痛	腹部腫瘍の痛みなど局在があいまいで鈍い痛みずーんと重い	オピオイドが効きやすい
	体性痛	骨転移など局在がはっきりした鋭い痛みズキッとする	突出痛に対するレスキューの使用が重要
神経障害性疼痛		体性感覚神経・神経叢への浸潤により，びりびり電気が走るような・しびれる・じんじんする痛み	難治性で鎮痛補助薬を必要とすることが多い

（日本医師会監：新版がん緩和ケアガイドブック．青海社；2017. p.24[3]）

表2　がん患者に生じる疼痛の主な原因

がん自体に起因する痛み
● 内臓や神経の破壊・虚血・圧迫・牽引
がん治療に伴って生じる痛み
● 術後痛，がん薬物療法や放射線治療の有害事象
消耗や衰弱によって生じる痛み
● 筋肉や関節の萎縮・拘縮・褥瘡
がんとは直接関係のない痛み
● 変形性関節症，胃潰瘍や胆石などの偶発症

（日本医師会監：新版がん緩和ケアガイドブック．青海社；2017. p.23[3]）

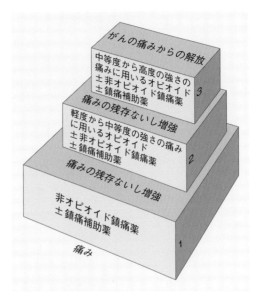

図3　三段階除痛ラダー
（世界保健機関編，武田文和訳：がんの痛みからの解放—WHO方式がん疼痛治療法，第2版．金原出版；1996[4]）

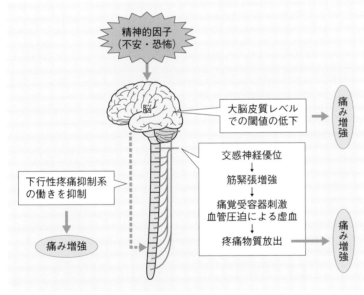

図4　精神的苦痛による疼痛増強の機序
（林　章敏ほか編：がん性疼痛ケア完全ガイド．照林社；2010. p.19[5]）

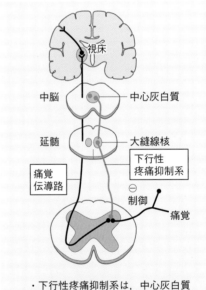

・下行性疼痛抑制系は，中心灰白質を出て，延髄大縫線核で中継され，脊髄後角に達し，痛覚の伝導を抑制する．
・モルヒネや抗うつ薬は，この抑制系の作用を増強する．

図5　下行性疼痛抑制系
（林　章敏ほか編：がん性疼痛ケア完全ガイド．照林社；2010. p.21[5]）

LECTURE
9

な安定，緊張の緩和といった要因は，下行性疼痛抑制系の働きや閾値の上昇となり，痛みを減弱させるとされている（**図5**）[5]．そのため，疼痛軽減を目的にリラクセーションによる緊張の緩和，リハビリテーションを通して気分転換を図るなどの心理的サポートは，薬物療法以外に痛みを緩和する代替手段となる．

VAS（Visual Analog Scale；視覚的評価スケール）
ボルグ（Borg）スケール

CRF（cancer related fatigue）

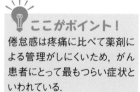
ここがポイント！
倦怠感は疼痛に比べて薬剤による管理がしにくいため，がん患者にとって最もつらい症状といわれている．

2）呼吸困難

呼吸困難は「呼吸時の不快な感覚」と定義され[6]，患者の主観的な症状である．一方，呼吸不全とは呼吸機能障害のため，室内空気吸入時の動脈血酸素分圧が 60 Torr 以下の状態として客観的な指標でとらえられる．そのため，検査値や画像の異常，呼吸不全を伴っていなくても，患者が息苦しさを訴えている場合には呼吸困難が存在していると考える．呼吸困難は痛みと同様に進行がん患者の抱える主要な症状の一つであり，動作や日常生活はもとより，時には精神的なパニックを引き起こしたり，死への恐怖感を助長させたりする場合もある．また，痛みや不安など精神的な要因が重なると，さらに症状を強くさせる．

（1）呼吸困難の評価

呼吸困難も疼痛と同様に主観的な症状であるため，患者の主観的評価を用いながら評価を進める．呼吸困難の強さや程度を把握するための量的評価には NRS や VAS，ボルグスケールなどが使用される（**図6**）．また，動作や歩行などの身体機能や日常生活への影響についても確認する．加えて，客観的評価としては動脈血ガス分析や経皮的動脈血酸素飽和度（SpO$_2$），血液検査や胸部単純 X 線検査，胸部 CT 検査などの画像検査を用いる．

（2）呼吸困難の原因とその対応

呼吸困難を引き起こす要因は多様であり（**表3**）[6]，その対応には原因となっている病態の治療が第一となる．低酸素血症を伴う場合には酸素療法，オピオイド鎮痛薬による薬物療法も症状の緩和に有効とされている．

リハビリテーションにおいても，評価内容や身体所見，画像所見などから，対処可能な原因に介入し，症状を緩和する．

3）がん関連倦怠感（CRF）

CRF は，「がん自体とがんの治療による，苦痛を伴う持続的な身体的，感情的，認知的倦怠感あるいは消耗状態で，身体活動の程度に関係なく，生活機能を妨げる症状」と定義されている[7]．

CRF は通常の疲労とは異なり，十分な睡眠や休息でも軽減されにくい．そして，身体活動の低下は疲労の発生と持続に影響を与えるため，患者は臥床によってさらに症状を増悪させていくという悪循環に陥る．

（1）評価

倦怠感もまた，主観的な感覚であるため，患者の訴えを適切に聞き取りながら，倦怠感の有無や程度を評価する．倦怠感の量的評価や日常生活に対する影響の評価は，可能であれば調査票などを用いる（Lecture 3 **図2**，**表5** 参照）．しかし，症状や苦痛感が強い場合には，質問が患者の負担となることもあり，日中の離床頻度や食事摂取量など，他の客観的な情報も収集しながら倦怠感の程度を推察する．

（2）倦怠感の原因とその対応

倦怠感の原因となる因子には痛み，精神的苦痛，睡眠障害，貧血，栄養，活動レベル，薬剤性，併存疾患などがあげられており[7]，さまざまな因子が影響しあって生じている．また，そのメカニズムには，腫瘍あるいは治療などによって引き起こされる全身性の炎症も影響している．倦怠感を引き起こしている因子を検索し，治療可能な因子に対処しながら症状の緩和を図る．

6	
7	非常に楽である
8	
9	かなり楽である
10	
11	楽である
12	
13	ややきつい
14	
15	きつい
16	
17	かなりきつい
18	
19	非常にきつい
20	

図6　ボルグスケール

表3 呼吸困難の原因（緩和ケアの立場からの分類）

	局所における原因	全身状態による原因
がんに直接関連した原因	・肺実質への浸潤 　肺癌，肺転移 ・胸壁への浸潤 　胸壁の腫瘍，中皮腫 　悪性胸水 ・心嚢 　悪性心嚢水 ・主要気道閉塞（MAO） 　気管の圧迫 　上気道（咽頭，喉頭，鼻腔，口腔）での圧迫 ・血管性 　上大静脈症候群 　腫瘍塞栓 ・リンパ管性 　がん性リンパ管症 ・気胸 ・肺炎 　閉塞性肺炎 　気道食道瘻による肺炎 　日和見感染	・全身衰弱に伴う呼吸筋疲労 　がん悪液質症候群 　腫瘍随伴症候群 ・血液 　貧血 　過粘稠症候群 ・横隔膜の挙上 　横隔膜麻痺 　大量腹水 　肝腫大 ・発熱
がん治療に関連した原因	・外科治療 　片肺切除 　肺葉切除 ・化学療法 　薬剤性肺障害 　心毒性 ・放射線治療 　放射線肺臓炎 　放射線性心膜炎	・貧血 ・ステロイドミオパチー（筋症）
がんとは直接関連しない原因	・基礎肺疾患 　慢性閉塞性肺疾患（COPD） 　気管支喘息 　間質性肺炎 ・心疾患 　うっ血性心不全 　不整脈 　肺塞栓	・不安，抑うつ，精神的ストレス ・パニック発作 ・神経筋疾患

（日本緩和医療学会緩和医療ガイドライン委員会編：がん患者の呼吸器症状の緩和に関するガイドライン 2016 年版．金原出版；2016．p.24[6]）

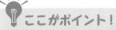

6. 目標設定における考え方

　この時期の目標設定は，患者・家族の要望や思いを十分に確認しながら進める．患者・家族が何をしたいのか，これまでの人生を含めて，何を大切にしているのかなどを共有しながら，リハビリテーションの立場からできることを患者と一緒に考え，目標を設定する．目標が医療者側の一方的な押しつけとならないように注意する．

　目標達成の期間を週単位，月単位で設定する場合は，時間的な余裕が残されているのかが問題となる．この時期の患者は日々体調の変動が大きく，また急変など状態の悪化も生じ，昨日可能であったことが今日もできるとは限らない．そのため，生命予後を考慮したうえで短い期間で達成できるような目標を設定したり，その日に実現可能な目標を設定するなど，小さな目標を積み重ねる．

　重要なことは目標の達成ではなく，患者が日々のリハビリテーションを能動的にとらえ，生きる希望を失うことなく目標に向かって取り組むプロセスである．そのため，患者が実現の難しい目標を訴えたとしても否定はせず，その時々でできることを

ここがポイント！
呼吸困難には局所における原因だけではなく，精神的ストレスや周囲の環境なども影響を与えていることに注意する．

MEMO
この時期では呼吸困難の原因を完全に治療，除去することは難しくなってくるため，いかに自覚的な症状の緩和を図るかが重要となる．

ここがポイント！
苦痛や病状の進行により患者が明確な目標を示せない場合には，家族やかかわる医療チーム全体で患者にとって最善の目標を探索していく．また，その際は患者のこれまでの意向，考えや価値観を目標に反映させる（Step up 参照）．

LECTURE
9

積み重ねながら患者の希望を支える．そうすることで，たとえ目標の達成が困難であっても，患者・家族，そして医療者側にとって悔いの残らない結果となる．

7. リスク管理の方法

この時期のリハビリテーションは，病状の進行に伴い全身状態が不安定な状況での実施となるため，日々変化する患者の状態を十分に把握しながら進めていくことが求められる．リハビリテーションを実施する際には，事前に血液検査や画像検査所見などから全身状態を把握する．また，実施にあたっては血圧や心拍数，SpO_2 など機器によるモニターのみに頼るのではなく，フィジカルアセスメントを用いた患者の細かな変化や症状の訴えに注意をする．

適切なリスク管理を行うためには病態の把握が必須であり，チームで患者の抱えているリスクを共有する．一方でリスクばかりにとらわれてしまうと，リハビリテーションによる効果や患者の利益（ベネフィット）を損なう可能性もあり，常にリスクとベネフィットのバランスを検討しながら，リハビリテーションを実施する．

8. リハビリテーションの実際

この時期の患者は身体的な苦痛が要因となり，動作や活動が制限されている場合が多い．その要因となっている症状の緩和を図りながら，身体機能の維持・向上につなげる．また，リハビリテーションが患者・家族の精神・心理的側面に果たす役割も重要である．

1）症状緩和に対する介入
（1）疼痛

疼痛に対しては，薬物療法と並行しながらリハビリテーションを進める．がん性疼痛の治療目標（図7）[2] は，第1が睡眠の確保，第2が安静時の痛みの消失である．安静時から痛みを訴える患者に対しては，ベッド上で患者が安楽に過ごせる肢位の指導やポジショニングの工夫，リラクセーションによる筋緊張の緩和などを図る．また，日中はリハビリテーションによる離床や運動などを進めることで，適度な活動と疲労感により夜間の睡眠の確保にもつながる．体動時の痛みに対しては，疼痛増強のきっかけとなる動作を把握し，疼痛を誘発しない動作パターンの獲得や介助方法の工夫を行う．また，骨転移による疼痛に対しては装具や歩行補助具の使用を検討する．疼痛によりリハビリテーションの進行が阻害される場合には，介入と合わせてレスキュー薬を使用するなど，薬物療法をうまく併用しながら進める．

（2）呼吸困難

オピオイド鎮痛薬による薬物療法や，低酸素血症がある場合には酸素療法も併用しながら，呼吸困難の軽減を図る．安静時から呼吸困難を訴えている場合には，呼吸筋

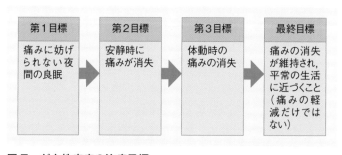

図7　がん性疼痛の治療目標
（林　章敏ほか編．がん性疼痛ケア完全ガイド．照林社：2010．p.7[2]）

表4　ECAM の内容

（Berger AM, et al：J Natl Compr Canc Netw 2015；13（8）：1012-39[7]）

リラクセーションによる筋緊張の緩和, 徒手的呼吸介助や排痰支援, ポジショニングなどが有効である. 一方, 動作時に関しては, 座位や立位といった基本動作や短距離歩行でも呼吸困難を訴えることもあり, 難渋することも多い. 動作時での呼吸困難の軽減には, 息こらえをしないようにゆっくりと息を吐きながら動作を行うなど動作と呼吸を同調しながらの ADL トレーニング, 歩行では歩行器などの補助具を使用することで呼吸困難の軽減を目指す.

（3）がん関連倦怠感（CRF）

倦怠感の原因として治療可能な因子があれば, 治療に反応しやすいものを優先して対処する. また, 運動療法や身体活動の向上, 心理的介入は, 倦怠感を軽減させる非薬物的介入としてエビデンスに基づき推奨されている.

しかし, 末期がん患者では倦怠感や疲労によって離床さえも制限される場合が多い. このような場合はベッド上での四肢の運動やストレッチなどによるコンディショニングによって倦怠感を軽減させながら, 離床や運動に対する前向きな意識をもてるような心理的サポートも用いる.

また, 患者自身が倦怠感や疲労を自己管理していくために, 日常生活での消費エネルギーの節約および活動管理を行う ECAM による方法（表4）も推奨されている[7,8].

2）身体機能の維持・向上に対する介入

積極的な治療が困難となった場合においても, 安易に身体機能回復の可能性をあきらめ, 運動療法や積極的な離床を中止するべきではない. 患者の抱える機能障害を把握し, 身体的な改善の可能性を追求する. また, 改善が難しくなった場合には機能の代償や維持を図り, 患者が残された機能を最大限に使えるよう支援する.

現在, 進行がん患者に対する運動療法プログラムや運動強度に関しては確立されておらず, 個々の患者の意向や全身状態をみながら進める. 具体的にはリラクセーションや四肢のストレッチなどのコンディショニングを併用しながら, 座位や立位練習, 歩行練習と段階的に進める. 全身状態に合わせて徒手抵抗などによる抵抗運動, 自転車エルゴメータでの有酸素運動を取り入れる. 易疲労など運動に対する脆弱性を示す場合には, 低負荷の運動強度で, かつ運動回数を増やすなどの工夫を行い, 患者の個別性に対応する. また, この時期の患者にはがん悪液質（Lecture 11 参照）を認めることが多いため, 経口摂取量などの栄養状態を考慮する.

3）精神・心理的側面に対する介入

離床や運動療法は, 日々をベッド上で過ごし受動的に治療や処置を受ける患者にとって, 能動的に取り組める数少ない機会である. そのため, 特にこの時期においては, 介入効果として身体機能面だけではなく, リハビリテーションを通して患者が得られる満足度や達成感にも目を向ける. また, そのような精神・心理的な効果は, 身体機能面に対する治療効果にもよい影響を与える.

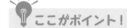
ここがポイント！
歩行器使用による体幹前傾位での上肢支持によって, 呼吸補助筋が換気に参与しやすくなることで呼吸困難の軽減, 歩行耐久性の改善が期待できる.

ECAM（energy conservation and activity management）

LECTURE 9

MEMO
運動処方の際は, FITT（頻度：frequency, 強度：intensity, 持続時間：time, 内容：type）を考慮して実施する. また, 運動強度の設定には自覚的運動強度（ボルグスケール）や目標心拍数を用いて設定する.

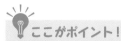
ここがポイント！
自立と自律
この時期のリハビリテーションでは, 介助を必要としない自立ではなく, 自分の意思で行動する自律を目指していくことが大切である.

MEMO

グリーフ
死別などによる深い悲しみ，悲嘆.

4）家族ケア・グリーフケアとしてのかかわり

　WHO による緩和ケアの定義ではアプローチの対象に家族も含まれており，家族に対してもケアの目を向ける．家族も介護による身体的負担やストレス，精神的不安や悲嘆などに対して支援を必要としているため，家族ケアとしてリハビリテーションを検討する．

　病状の進行により家族の不安も大きくなるため，リラクセーションや関節の動かし方，介助の仕方など具体的な方法を指導し，家族が役割をもって安心して患者に接することができるよう支援する．また，車椅子離床などができた際には患者の姿をみてもらい，患者と家族が限られた時間を共有し多くの思い出が残せるよう配慮する．こうした取り組みは，患者を亡くした後の家族の悲嘆に対するグリーフケアにもつながる．

■引用文献

1）World Health Organization：WHO Definition of Palliative Care.
　https://www.who.int/cancer/palliative/definition/en/
2）林　章敏：がん性疼痛とは．林　章敏ほか編．がん性疼痛ケア完全ガイド．照林社；2010．p.2-7.
3）日本医師会監：新版がん緩和ケアガイドブック．青海社；2017.
4）世界保健機関編，武田文和訳：がんの痛みからの解放— WHO 方式がん疼痛治療法，第 2 版．金原出版；1996.
5）櫻井宏樹：痛みを増強する因子．林　章敏ほか編．がん性疼痛ケア完全ガイド．照林社；2010．p.16-23.
6）日本緩和医療学会緩和医療ガイドライン委員会編：がん患者の呼吸器症状の緩和に関するガイドライン，2016 年版．金原出版；2016.
7）Berger AM, Mooney K, et al.：Cancer-Related Fatigue, Version 2.2015. J Natl Compr Canc Netw 2015；13（8）：1012-39.
8）Barsevick AM, Dudley W, et al.：A randomized clinical trial of energy conservation for patients with cancer-related fatigue. Cancer 2004；100（6）：1302-10.

■参考文献

1）Silver JK, Raj VS, et al.：Cancer rehabilitation and palliative care：critical components in the delivery of high-quality oncology services. Support Care Cancer 2015；23（12）：3633-43.
2）マイクル D. スタブフィールド，マイクル W. オデール監，高倉保幸日本語版監：がんリハビリテーション—原則と実践完全ガイド．ガイアブックス；2018.
3）Bower JE：Cancer-related fatigue--mechanisms, risk factors, and treatments. Nat Rev Clin Oncol 2014；11（10）：597-609.
4）日本がんリハビリテーション研究会編：がんのリハビリテーションベストプラクティス．金原出版；2015.
5）保坂　隆編：がんリハビリテーション心理学．医歯薬出版；2017.

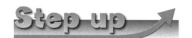

アドバンスケアプランニング

エンドオブライフケア（end of life care：EOL ケア）では，最期まで尊厳ある生を本人が自分らしく生きることができるように支援する．そのためには，提供される医療・ケアが本人の意思を尊重し，最善のものでなければならない．そして，そこには本人の希望のみではなく，これまでの生き方，信念や価値観などが十分に汲みとられている必要がある．しかし，病状が進行すると本人の意思確認が難しくなるため，最善の EOL ケアの提供には，早い段階から本人と家族，かかわる医療・ケアチームが，よりよい人生の最終段階を迎えるための十分な話し合いをもっておくことが重要である．

アドバンスケアプランニング（advance care planning：ACP）とは「将来の意思決定能力の低下に備えて，今後の治療・ケア・療養に関する意向，代理意思決定者などについて患者・家族等，そして医療者があらかじめ話し合うプロセス」と定義される[1]．advance は「事前の」という意味をもち，ACP は「もしものとき」にどうするかを，前もって話し合っておくことである．大切なことは，本人の意思を確認するだけではなく，そこに至るまでの話し合うプロセスを重視することである．

1）ACP での話し合いのポイント （図 1）[2]

(1) 話し合いへの参加者

本人と家族，そして医療・ケアにかかわる職種が対象となる．本人による意思決定が基本であるが，本人が自らの意思を伝えられない場合に備えて，本人と相談をして家族や信頼できる者を代理意思決定者に選定する．そして，話し合いに代理意思決定者も参加し，意思決定に至るプロセスを共有する．医療・ケアにかかわる職種は，医療者だけではなく，話し合いの内容によっては地域の専門職や介護従事者なども加わる．話し合いでは各職種がそれぞれの専門性から適切な医学的情報や説明を行い，最善の選択ができるように支援する．かかわるすべての職種が ACP の目的や方法を理解し，目標を共有することで，ACP は多職種によるチームアプローチを強化する．

(2) 話し合いの内容

現在の病状と今後の見通しのみならず本人の価値観や希望，人生や生活の意向を含む[3]．医療に関することに加えて，治療やケアに関する本人の要望を話し合う．要望に関しては，してほしいことだけではなく，してほしくないことについても話し合い[1]，本人が大切にしていること，人生における考え方や価値観などを話し合いのなかで共有し，最善の方法をともに考えていくことが大切である．たとえ本人が意思表示をできなくなったときでも，本人ならこうするだろう，こう望むだろうといった意思を推定することにも役立ち，より最善の医療・ケアの提供につなげることができる．

(3) 話し合いの時期

人生の最終段階にどうするかといったことを，事前に早々と話し合う機会は少ない．むしろ，そのような話題は「縁起でもない」と避けられることが多い．そのため，ACP の多くは全身状態が悪化し EOL ケアの必要性が出てきてから実施されている．しかし，本来であれば全身状態が安定し，本人の意思が明確に表示できるような早い段階から ACP を開始しておくことが望まれる．最近では終活という言葉もあり，事前に人生の最期について考える風潮も広まりつつある．この終活も ACP の一部と考えられる．

(4) 話し合いは繰り返し続けていく

人の思いや考え方は変化するため，ACP においても病状の進行や時間の経過とともに，本人の意思や選択も変化していく可能性がある．そのため，本人の意思が確認できたからといって一度で終わるのではなく，必要に応じて話し合いの機会を繰り返しもつ．また，話し合いを繰り返すこと

LECTURE
9

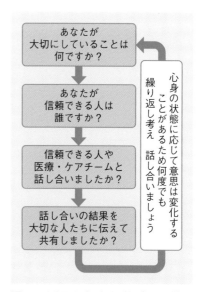

図 1　ACP における話し合いの進め方 （例）

（厚生労働省：もしものときのために「人生会議」―人生の最終段階における医療・ケアについて話し合ってみませんか．人生会議（ACP）普及・啓発リーフレット[2]）

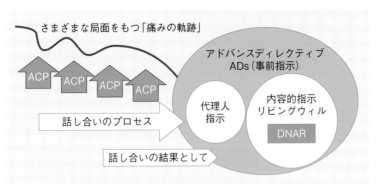

図 2　ACP とその関連用語との関係図
（西川満則ほか編：本人の意思を尊重する意思決定支援—事例で学ぶアドバンス・ケア・プランニング．南山堂；2016．p7[3]）．

で，より本人の意思が具体化され，医療者側に伝わることで，本人の安心感や信頼関係の構築にもつながる．

2) アドバンスディレクティブ

アドバンスディレクティブ（advance directive：AD）とは事前指示書と邦訳され，「ある患者あるいは健常人が，将来自らが判断能力を失った際に自分に行われる医療行為に対する意向を前もって意思表示すること」と定義される[4]．AD には医療の選択と決定について，本人の意向を正式に伝えておく内容的指示と，本人に代わり意思決定を代行する人を事前に指名しておく代理人指示がある[3]．

人生の最終段階において，治療や医療処置について意思表示をしておく文書であるリビングウィル，救命の可能性がない状態で心肺蘇生法（cardiopulmonary resuscitation：CPR）を実施しないという意向である DNAR（do not attempt resuscitation）は内容的指示に含まれるものである．ACP と AD は混同されやすいが，ACP の話し合いにおいて十分に検討された結果として AD が作成される（図2）[3]．

3) ACP におけるリハビリテーション職種の役割

ACP において話し合ったことを医療・ケアにつなげるためには，その都度，話し合った内容を文書に残しておく．それ以外でも，日々のなかでかかわる職種が本人の言葉や思いを記録に残しておくことで，よりその人の生き方や考え方をチームで共有できる．特に ACP の話し合いのなかだけでは，戸惑いや迷いのために具体的に意思を表明できない場合もあり，日々の何気ない会話のなかでの言葉が，本人の思いを反映した有用な情報となりうる．

生活に視点をおいて支援するリハビリテーション専門職は，本人がどこで，どのように過ごしたいかといった思いに触れる機会が多い．また，リハビリテーションでは毎日のように本人と 1 対 1 で同じ時間を共有することが多いため，本人の思いの変化にも気づきやすい．そのため，リハビリテーションにおいても ACP を意識したかかわりをもち，そのなかで得られた本人の思いを ACP に反映させる．

4) EOL ケアにかかわる者にとって必要な要素とは

いまは健康であっても，突然の災害や事故によって「もしものとき」がいつ訪れるかわからない．そのようなときに備えて，健康な人であっても早期から家族や大切な人を巻き込んで ACP を始めておくことは重要である．最期のときを考えることは，今の日常がかけがえのない貴重なものであることを実感できる．そして，毎日を懸命に生きることの大切さを知っておくことは，EOL ケアにかかわる者にとって必要な要素である．

■ 引用文献

1）日本医師会監：新版がん緩和ケアガイドブック．青海社；2017．
2）厚生労働省：もしものときのために「人生会議」—人生の最終段階における医療・ケアについて話し合ってみませんか．人生会議（ACP）普及・啓発リーフレット．
　 https://www.mhlw.go.jp/content/10802000/000536088.pdf
3）西川満則，長江弘子ほか編：本人の意思を尊重する意思決定支援—事例で学ぶアドバンス・ケア・プランニング．南山堂；2016．
4）植村和正：アドバンス・ディレクティブとリビング・ウィル（総論）．日本老年医学会雑誌 2015；52（3）：207-10．

■ 参考文献

1）厚生労働省人生の最終段階における医療の普及・啓発の在り方に関する検討会：人生の最終段階における医療・ケアの決定プロセスに関するガイドライン解説編．2018 改訂．
　 https://www.mhlw.go.jp/file/06-Seisakujouhou-10800000-Iseikyoku/0000197722.pdf

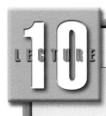

骨転移に対するリハビリテーション

到達目標

- 骨転移の病態および基本的な治療方法について理解する.
- 骨転移のあるがん患者に対する基本的なリスク管理について理解する.
- 骨転移のあるがん患者に対するリハビリテーションの流れと動作指導について理解する.

この講義を理解するために

この講義では,骨転移に対するリハビリテーションについて学びます.骨転移のあるがん患者に対してリハビリテーションを安全に行うために,骨転移がどのようなものか,患者の生命予後はどのくらいか,骨転移に対してどのような治療がなされているか,どのようなリスクがあるのかなどを確認する必要があります.この講義では,そのような知識を身につけたうえで,実際の評価方法,安静度に合わせた動作指導や日常生活動作(ADL)の練習,自宅環境の調整方法などを学習します.骨転移に対しては放射線治療が主体となります.また,部位や状態によっては病的骨折や対麻痺を伴うため,以下の項目をあらかじめ学習しておきましょう.

□ 放射線治療について学習しておく.
□ 整形外科の画像所見の見方について学習しておく.
□ 装具や歩行補助具などの福祉用具について学習しておく.

講義を終えて確認すること

□ 骨転移の好発部について理解できた.
□ 骨転移の治療方法について理解できた.
□ 骨転移の病的骨折,脊椎の不安定性,脊髄麻痺のリスクについて理解できた.
□ 骨転移のある患者のフィジカルアセスメントについて理解できた.
□ 骨転移部位に応じた動作指導について理解できた.

1. 骨転移の病態

1）骨転移患者の全体像

　骨転移は文字通り「骨」に「がん」が転移しており遠隔転移がある状態のため，大部分のがん種はステージⅣの進行がんとなる．そのため，がんを根治する治療は困難となり延命治療が中心で生命予後が限られる．しかし，骨転移の患者がすべて終末期の状態であるとは断定できず，状態によっては骨転移を伴いながら長期生存が期待できる場合もある．骨転移に対するリハビリテーションの役割は，疼痛，脊髄麻痺，病的骨折などの骨関連事象（SRE）の発生を予防・軽減し，可及的に ADL・QOL の改善もしくは維持を図ることである．

2）骨転移の多いがん種と好発部位

　がんの治療法の進歩による生命予後の延長や，画像診断機器の発達により，セラピストが骨転移の患者を担当する機会は増えてきている．発生頻度の高いがん種として，乳癌，肺癌，前立腺癌，腎癌，甲状腺癌がある．好発部位（**図1**）[1] は脊椎，肋骨，骨盤，大腿骨，上腕骨の順に多い．脊椎では脊髄圧迫による運動麻痺，感覚障害，膀胱直腸障害などの神経障害，臼蓋・大腿骨では病的骨折による歩行障害など，急激な ADL 低下をきたすため緊急対応が求められる．

3）骨転移のタイプ

　骨転移のタイプは**図2**に示すように，溶骨型，造骨型とその混合型に分類される．また，3つのタイプ以外にも骨梁は変化せずに癌細胞が浸潤する骨梁間型というタイプも存在する．

骨関連事象
（skeletal related events：SRE）
ADL（activities of daily living；日常生活動作）
QOL（quality of life；生活の質）

MEMO
骨転移の好発部位は脊椎，骨盤，大腿骨で68％を占め，残りの32％のなかでは肋骨や上腕骨などに多く発生する．しかし，肋骨や上腕骨は荷重を担う骨ではないため臨床上の問題としては優先順位は低くなる．

LECTURE **10**

ここがポイント！
溶骨化，造骨化
どのがん種でも破骨細胞を刺激して骨吸収が起きるが，溶骨化が起きている部位では同時に骨芽細胞へ骨形成を抑制するサイトカインが出ており骨吸収が進む．一方で，造骨化が起きている部位では骨形成を刺激するサイトカインが出ているためリモデリングが起きている．そのため，臨床症状として問題になるのは溶骨性病変が多い．

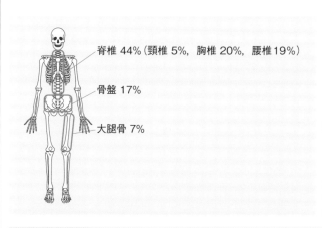

脊椎 44%（頸椎 5%，胸椎 20%，腰椎 19%）
骨盤 17%
大腿骨 7%

図1 臨床上問題となる骨転移の好発部位（肺癌）
（がんの骨転移に対する予後予測方法の確立と集学的治療法の開発班編：骨転移治療ハンドブック．金原出版：2004．p.141-7[1]）

溶骨型	造骨型	混合型
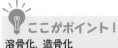 溶骨化	造骨化	溶骨化　造骨化
肺癌，腎癌，甲状腺癌，乳癌に多い	前立腺癌に多い	特定のがん種はない

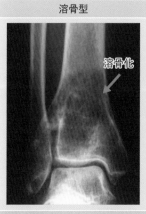
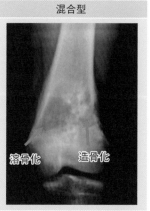

図2 骨転移のタイプ

4）骨転移の併存症

（1）高カルシウム血症

骨へ転移して骨の細胞が破壊されるとカルシウムが血液中へ放出され，その結果，高カルシウム血症をきたす．症状としては，意識障害（傾眠，錯乱，せん妄，幻覚，昏睡），不整脈，倦怠感などがみられる．

（2）骨髄がん症

骨髄は造血器官であり，骨転移によって骨髄が多く侵食されると，ヘモグロビンや血小板が減少する．そのため，易疲労，動悸，息切れ，顔色が悪い，倦怠感などの貧血の一般症状や，歯肉出血，鼻出血，皮下出血などの出血傾向がみられる．

5）骨転移患者の生命予後

骨転移は遠隔転移していることを表わしており生命予後が限られる．しかし生命を維持するうえで，肺，心臓，脳など，呼吸，循環，意識を司る臓器が重要であり，そのような主要臓器への転移，治療抵抗性などを含めた評価が必要となる．同じ場所の骨転移であっても，がん種によって大きく生命予後は変わる．評価方法には，片桐らの骨転移患者の予後予測（**表1，2**）[2]などがある．

MEMO

骨や関節，筋肉といった運動器に障害が起こり，「立つ」「歩く」といった機能が低下している状態をロコモティブシンドロームという．これは膝関節や股関節の変形性関節症の患者に多い状態で，骨転移でも運動器が直接影響をうけるため同じような状態となる．近年では，がん治療の影響で痛みなどが生じ移動機能低下を起こした状態も含め，新しく「がんロコモ」として提唱されている．

表1　片桐らの骨転移患者の予後予測

原発巣	Slow growth	ホルモン依存性乳癌 ホルモン依存性前立腺癌 甲状腺癌 多発性骨髄腫 悪性リンパ腫	0
	Moderate growth	分子標的薬で治療可能な肺癌 ホルモン不応性乳癌 ホルモン不応性前立腺癌 腎細胞癌 子宮体癌 卵巣癌 肉腫 その他	2
	Rapid growth	分子標的薬で治療できない肺癌 大腸癌 胃癌 膵癌 頭頸部癌 食道癌 その他泌尿器癌 悪性黒色腫 肝癌 胆嚢癌 子宮頸癌 原発不明がん	3
内臓転移	結節性の内臓転移または脳転移		1
	播種性転移（胸膜，腹膜または軟膜）		2
検査データ	CRP≧0.4 mg/dL，LDH≧250 IU/L，または血清 Alb<3.7 g/dL		1
	Plt<10万/μL，血清 Ca≧10.3 mg/dL，または総 Bil≧1.4 mg/dL		2
ECOG PS	3 or 4		1
化学療法歴	あり		1
多発骨転移	あり		1

CRP：C反応性蛋白，LDH：乳酸脱水素酵素，Alb：アルブミン，Plt：血小板数，Bil：ビリルビン，ECOG PS：ECOG パフォーマンスステータス．
（Katagiri H, et al.：Cancer Med 2014；3（5）：1359-67[2]）

表2　新片桐スコアと生存率

スコア	生存率（%）		
	6か月	12か月	24か月
0-3	98.1	91.4	77.8
4-6	74.0	49.3	27.6
7-10	26.9	6.0	2.1

片桐スコアの見方

表1の原発巣，内臓転移，検査データ，ECOG PS，化学療法歴，多発骨転移の6項目からスコアを合計し点数が高いほど状態が悪いことを示している．また，そのスコアから予測される生存率が算出される．

例）原発巣：胃癌→3，内臓転移：腹膜→2，検査データ：Alb 3.0 g/dL→1，ECOG PS：2→0，化学療法歴：あり→1，多発骨転移：あり→1，合計8点→生存率6か月 26.9%，12か月 6%，24か月 2.1%．

（Katagiri H, et al.：Cancer Med 2014；3（5）：1359-67[2]）

LECTURE 10

2. 骨転移の治療法

　骨転移に対する治療法は，①骨転移の部位，②自覚症状，③生命予後，によって治療法の選択が変わる．骨転移が存在しても臨床的に問題のない部位や無症状であると，治療の対象とはならず経過観察となる場合もある．逆に，無症状であっても脊髄麻痺をきたす可能性が高い場合は，予防的に放射線治療や手術が行われることもある．

1) 放射線治療 (図3)

　放射線治療中はとくに痛みも伴わず，一般的にどの部位でも治療が可能であり，ADLが低下した患者でも仰臥位をとることができれば適応となる．約6～9割の患者で骨転移部の除痛効果があり，有効例の場合は早いものでは1週間以内に効果が現れ，少なくとも3週間以内には約半数に効果が認められる[3]．このように適応の広さと高い効果のため，除痛目的の骨転移治療では放射線治療は第一選択となる．注意点としては，放射線治療で除痛されたとしても溶骨性変化した骨にはすぐには骨硬化が得られないため，骨の不安定性が残ることである．一般的に骨硬化が得られるのは照射後3～6か月程度必要とされており，画像所見での確認が必要となる．

2) 手術

　外科的手術の最大の特徴は，他の治療と比べ早期に力学的な安定が得られるため，ADLの改善，骨転移部の除痛が早いことである．また，脊椎転移により脊髄圧迫症状を呈している場合は，放射線治療だけでなく手術を組み合わせることで有意に歩行能力が改善することが報告されている[3]．病的骨折 (図4) や脊髄圧迫症状のある脊椎転移 (図5) など緊急性が高い場合は，手術が望まれる．しかし，全身麻酔が必要となるため手術に耐えられる全身状態であるか，ある程度の生命予後が期待できるか，自施設が骨転移に対する手術を行っているかなどの制限がある．また手術は侵襲が大きいため，薬物療法，放射線治療，ホルモン療法などの各治療に対するがん種の感受性によっても手術の適応が判断される．

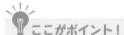
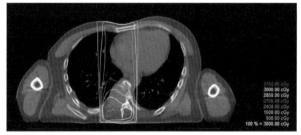

図3　胸椎骨転移に対する放射線治療の線量分布
放射線が当たっている量と範囲を色を分けて示している図．腫瘍がある部分に線量が多くなるように設定されている．

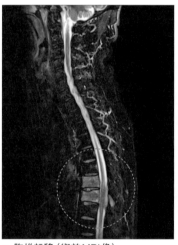
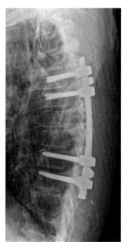

a. 胸椎転移 (術前MRI像)　　b. 椎弓切除＋後方固定術後 (単純X線像)

図5　脊髄圧迫症状のある脊椎転移
脊髄圧迫により立位保持困難，感覚鈍麻，尿閉症状を呈しており，緊急手術となった．

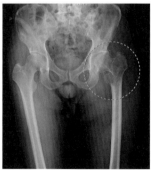
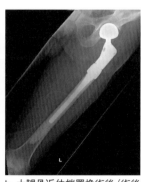

a. 大腿骨頸部病的骨折 (術前単純X線像)　　b. 大腿骨近位端置換術後 (術後単純X線像正面)

図4　病的骨折の単純X線像

3）骨修飾薬

　骨は骨形成と骨吸収を繰り返しながらバランスを保っている．骨修飾薬は骨を吸収する作用を抑える薬剤であり，骨転移によって骨吸収が進んだ状態に対し骨関連事象の抑制に有効である．ゾレドロン酸水和物（ゾメタ®）やデノスマブ（ランマーク®）が代表的な薬剤である．これらの薬剤の合併症の一つに顎骨壊死があり，原則として非侵襲的な歯科治療が必要である．

4）鎮痛薬（オピオイド）

　骨転移の主症状は疼痛であり，その対症療法として鎮痛薬の使用は中心的な役割を果たす．鎮痛薬は主に非ステロイド性消炎鎮痛薬（NSAIDs），アセトアミノフェンや，モルヒネ，オキシコドン，フェンタニルなどのオピオイド鎮痛薬に大別される．また，脊椎転移では脊髄圧迫による神経障害性疼痛がみられる場合も多く，プレガバリン（リリカ®）などの鎮痛補助薬が必要となる場合も多い．オピオイド鎮痛薬の開始初期や増量時には眠気や悪心の副作用が出現することがあるが，これらの症状は徐々に軽減する．

3.　骨転移患者のリスク管理

　骨転移患者のリスク管理を行う場合は，全身状態と局所（骨転移）評価を行う必要がある．本講義では局所の症状に絞り，主に長管骨の病的骨折リスクと，脊椎の不安定性評価，脊髄圧迫による麻痺のリスクについて解説する．

1）長管骨の病的骨折リスク

　長管骨に関しては，マイルズ[4]の病的骨折リスクスコア（表3，図6）が使用されている．また大腿骨では，ファン・デル・リンデンら[5]が，大腿骨長軸方向の長さが30 mm以上と骨皮質の50％以上の破壊がある場合は骨折リスクが高いと報告している．

表3　長管骨病的骨折リスク

評価項目	点数		
	1	2	3
部位	上肢	下肢	転子部
大きさ（直径に対する）	<1/3	1/3-2/3	>2/3
骨病変	造骨性	混合性	溶骨性
疼痛	軽度	中等度	重度

9点以上：骨折リスク高い　　予防的固定必要
　8点：骨折リスク境界域　　固定を考慮
7点以下：骨折リスク低い　　非外科的治療

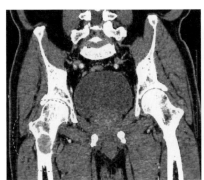

a. 大腿骨切迫骨折（CT冠状面）　　b. 大腿骨切迫骨折（CT横断面）

図6　病的骨折のCT像

aは長軸最大，bは横軸最大に合わせた溶骨性骨転移のCT像である．マイルズスコアでは，部位：3（転子部），大きさ：2（1/3〜2/3），骨病変：3（溶骨性），疼痛：2（中等度）で10点，病的骨折高リスクと分類される．

骨修飾薬
（bone modifying agents：BMA）

MEMO
顎骨壊死
顎の骨や組織が口腔内の細菌に感染し壊死した状態．顎の骨の露出，疼痛，歯茎の腫れや膿などが出現する．

非ステロイド性消炎鎮痛薬
（non-steroidal anti-inflammatory drugs：NSAIDs）

MEMO
オピオイド鎮痛薬に「麻薬」というネガティブなイメージをもっている患者も少なくなく，依存するのではないかという心配をしている場合も多い．疼痛治療で正しく使用される場合は依存することはない．

マイルズ（Mirels）

ファン・デル・リンデン（Van der Linden）

LECTURE 10

ここがポイント！
冠状断のCTがなく長軸方向の長さが不明であれば，撮像されているスライスの厚さが何mmか，皮質が溶骨化し始めたスライスが何枚あるかにより，「スライスの厚さ」×「スライス数」で求めることができる．

表4 SINS

臨床所見・画像所見		点数
1. 病変部位	後頭部 C2, C7-T2, T11-L1, L5-S1	3
	C3-C6, L2-L4	2
	T3-T10	1
	S2-S5	0
2. 疼痛（臥位で疼痛軽減または運動時痛や荷重時痛）	あり	3
	時に疼痛がある	1
	痛みなし	0
3. 骨病変	溶骨性	2
	混合性	1
	造骨性	0
4. 脊椎のアライメント	亜脱臼・転位あり	4
	新しい変形（円背・側弯）	2
	正常なアライメント	0
5. 椎体破壊	>50%	3
	<50%	2
	>50%の椎体浸潤（圧潰なし）	1
	上記以外	0
6. 後側方浸潤（椎間関節、椎弓根、肋椎関節の骨折や腫瘍浸潤）	両側	3
	片側	1
	上記以外	0

合計スコア　0-6：脊椎安定，7-12：中等度の不安定性，13-18：脊椎不安定．7点以上は外科的処置を検討．

(Fisher CG, et al.：Spine (Phila Pa 1976) 2010；35 (22)：E1221-9[6])

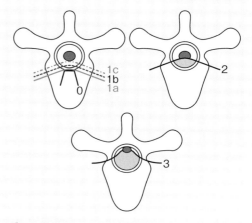

グレード

0　骨病変のみ，脊髄圧迫なし
1a　硬膜に接触しているが，硬膜嚢の変形はなし
1b　硬膜嚢は変形しているが，脊髄と接触はなし
1c　硬膜嚢は変形し，脊髄と接触しているが，圧迫はされていない
2　脊髄は圧迫されているが，脊髄周囲に脳脊髄液が確認できる
3　脊髄は圧迫され，脊髄周囲の脳脊髄液は確認できない

図7　ESCC スケール
(Barzilai O, et al.：J Clin Oncol 2017；35 (21)：2419-27[7])

LECTURE
10

 MEMO
SINS（Spine Instability Neoplastic Score）
Spine Oncology Study Group のコンセンサスをもとに作成された．

ESCC スケール
（Epidural Spinal Cord Compression Scale）

📖 調べてみよう
MRI の T1, T2 にはどのような違いがあるか確認してみよう．

VAS（Visual Analog Scale；視覚的評価スケール）
NRS（Numerical Rating Scale；数値評価スケール）
フェイススケール（Face Scale）
MMT（manual muscle testing；徒手筋力テスト）

MEMO
ホーマンズ（Homans）徴候
足関節を背屈させ疼痛が出れば陽性．深部静脈血栓症のリスクを評価．
フランケル（Frankel）分類，
ASIA（American Spinal Injury Association）分類
脊髄損傷の評価尺度．

2）脊椎の不安定性評価，脊髄圧迫による麻痺リスク

　脊椎の不安定性評価では SINS（**表4**）が使用され，スコアに応じて脊椎の安定性を分類している[6]．また脊髄圧迫の程度としては ESCC スケールが使用され，グレードが2以上の場合は麻痺症状が出現するリスクが高い（**図7**）[7]．ESCC スケールでは MRI が必要であるが，MRI がなく CT のみの場合は，脊髄の圧迫による変形を評価することで，グレード2以上の高リスクか否かを判断することができる．

4. リハビリテーション

　骨転移患者に対するリハビリテーションは，非外科的治療（薬物治療，放射線治療）または外科的治療と並行して行われる．対麻痺状態や術後は一般的な運動器リハビリテーションと基本的に同一であるが，①生命予後が限られている，②ADL が化学療法の可否に影響するため，ADL に時間がかかる場合は早期から代償的手段を使用していく．臨床において脊椎・骨盤・大腿骨骨転移に対する非外科的治療のほうが頻度は高い．

1）リハビリテーションの流れ

　安静度指示とリスクを把握したうえで，はじめに評価（**表5**）にて身体機能を把握し，疼痛や病的骨折を回避する動作指導から行う．必要に応じて補装具・歩行補助具を使用した歩行・ADL 練習，廃用予防を行う．また，他の職種と協力し安楽・安全に療養できるように，病室内および自宅の環境調整を行う．最終的な転帰は，生命予後，全身状態，家族の介護力などの社会的背景に影響

表5　評価

①疼痛：(1) 部位（局所，デルマトーム），(2) タイミング（安静時，動作時），(3) 強さ（VAS あるいは NRS あるいはフェイススケール）
②ROM：自動運動，他動運動
③筋力：MMT（徒手筋力テスト），握力
④感覚：表在感覚，深部感覚
⑤下肢静脈血栓症評価：ホーマンズ徴候，下腿周径差，浮腫
⑥脊髄圧迫例：フランケル分類，ASIA 分類

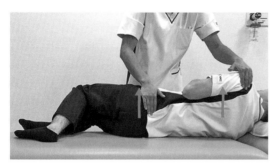

図8　脊椎転移患者の寝返り方法

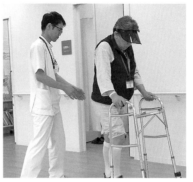

図9　固定式歩行器

を受けるため，多職種による包括的なチームアプローチが重要である．

2）動作指導・ADL練習

（1）脊椎

　過度な前屈，後屈，回旋動作は禁忌となる．寝返りは体幹を捻転しないように丸太様に回転して行う（**図8**）．起居動作は臥位でコルセットやカラーを装着し，電動ベッドのティルトアップを利用するか側臥位から起き上がるなど，極力前屈，回旋動作を伴わないように指導する．

〈ADLの工夫例〉

①靴，靴下，ズボンの着脱：かがんではかず，座って足を組んではく．

②洗面，洗髪：立ったままかがまず，椅子やシャワーチェアに座って行う．

③仰臥位からの起き上がり：ログロールで側臥位になってから上肢で支えながら起き上がる．

（2）骨盤・下肢

　患側下肢の荷重，病巣部に回旋力が働く動作が禁忌動作となる．免荷が必要な大腿骨転移においては両松葉杖歩行を行う．上肢筋力や健側下肢筋力，バランス能力が求められ，高齢患者では困難な場合がある．その際は固定式歩行器（**図9**）などを使用して免荷する．特性上，平面な床しか使用できず，段差昇降が必要な場面での免荷方法を検討する必要がある．

〈ADLの工夫例〉

①完全免荷での階段や段差動作：手すりがある場合は，両側杖よりも手すり＋片松葉杖あるいはロフストランド杖のほうが安全である．

②立ち上がり・着座・移乗：患肢は前方に出しておき，荷重しにくい状態から立ち上がり，座る．移乗時に健側下肢筋力が弱い場合は，スライディングボードの使用も考慮する．

3）退院準備

（1）介護保険申請

　多くの骨転移患者では介助や福祉用具が必要となるため，介護保険の適応か否かが重要である．一般的には65歳以上が対象となるが，骨転移患者は特定疾患「がん末期」となり40歳以上であれば申請は可能である．介護認定までに約1か月が必要となるため，できるだけ早期より介護保険申請をすることが望ましい．

（2）自宅生活の想定

　自宅の間取りや外観を本人や家族に描いてもらい，可能であれば写真や段差の高さを測定してもらう（**図10**）．患者本人の居室のベッドを中心に，トイレ・浴室・玄関などへの動線を考え，必要に応じてポータブルトイレ，シャワーチェア，手すりなど

LECTURE 10

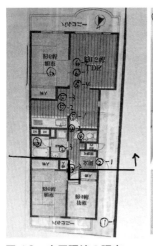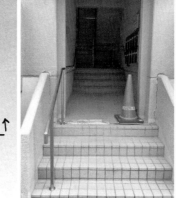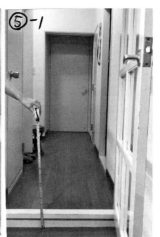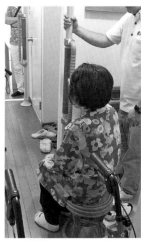

図 10　家屋環境の調査

図 11　退院前家屋訪問

調べてみよう
両松葉杖での完全免荷歩行，階段昇降の方法を確認しよう.

ここがポイント！
- 片松葉杖あるいはロフストランド杖は，患側にかかる体重のおおむね 1/3 を減らすことができる.
- 両松葉杖・固定式歩行器は，完全免荷重から 1/2 まで調節することも可能となる.

の介護用品を本人の身体能力と合わせて導入の検討をする. 歩行補助具や車いすもレンタルは可能である. 自宅生活では主介護者の存在とその介護力が最も重要となる. 介護負担が大きすぎると，自宅退院そのものが中止となることもあるため，人的介助は最小限になるように想定する.

(3) 退院前カンファレンス，退院前訪問指導

退院前カンファレンスは，医師，看護師，リハビリテーションセラピストなどの院内スタッフとかかりつけ医，ケアマネジャー，各サービス担当者など地域の関係職種が参加し，原病や骨転移の状態，退院後の生活について情報共有する. 骨転移患者は移動に配慮を要することが多いため，介助量が多い場合は患者本人や家族と一緒に退院前に家屋訪問し，動作練習や手すりの設置位置の検討などを行う（**図 11**）.

■引用文献

1) 杉浦英志：肺癌. がんの骨転移に対する予後予測方法の確立と集学的治療法の開発班編. 骨転移治療ハンドブック. 金原出版；2004. p.141-7.
2) Katagiri H, Okada R, et al.：New prognostic factors and scoring system for patients with skeletal metastasis. Cancer Med 2014；3（5）：1359-67.
3) 日本臨床腫瘍学会編：骨転移診療ガイドライン. 南江堂；2015. p.18, 24.
4) Mirels H：Metastatic disease in long bones：a proposed scoring system for diagnosing impending pathologic fractures. Clin Orthop Relat Res 1989；（249）：256-64.
5) Van der Linden YM, Dijkstra PD, et al.：Comparative analysis of risk factors for pathological fracture with femoral metastases. J Bone Joint Surg Br 2004；86（4）：566-73.
6) Fisher CG, DiPaola CP, et al.：A novel classification system for spinal instability in neoplastic disease：an evidence-based approach and expert consensus from the Spine Oncology Study Group. Spine（Phila Pa 1976）2010；35（22）：E1221-9.
7) Barzilai O, Laufer I, et al.：Integrating Evidence-Based Medicine for Treatment of Spinal Metastases Into a Decision Framework：Neurologic, Oncologic, Mechanicals Stability, and Systemic Disease. J Clin Oncol 2017；35（21）：2419-27.

■参考文献

1) 大森まいこ，辻　哲也ほか編：骨転移の診療とリハビリテーション. 医歯薬出版；2014.
2) 岩瀬　哲，河野博隆ほか編：運動器マネジメントが患者の生活を変える！ がんの骨転移ナビ. 医学書院；2016.

LECTURE 10

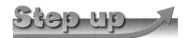

安静度

　骨転移患者に対応するうえで，セラピストは安静度を常に気にしなければならない．入院中だけでなく退院して自宅で生活していても同様である．安静度の設定は医師が行うが，セラピストがその場で判断しなければならない場合もある．リハビリテーションを実践するための注意事項を列挙する．

1) 同意書の取得：リスクヘッジ

　リハビリテーションは医師の指示のもとに行うことが前提であるが，臨床において内容に関し事細かく指示は出ていないこともある．骨転移患者においては，身体を動かし活動性を上げるため，病的骨折などの骨関連事象のリスクを伴う．逆に，リハビリテーションを行わずベッド上での安静では活動性は落ち，骨関連事象のリスクは下がる．そのため，骨転移患者のリハビリテーションにおいてリスクを伴ってでも ADL・QOL の改善などを求めているということを，患者本人や家族に理解してもらう必要があり，十分な説明とともに同意書（図1）を取り，理解の共有を確認する．

2) カンファレンス：安静度の確認

　骨転移のフォロー体制は施設ごとに異なり，リハビリテーション医や整形外科医がいない病院で骨転移患者に対応しなければならない場面もある．骨転移部位および好発部位の疼痛増強，下肢のしびれやバランス能力の低下は骨転移の増悪をまねく可能性があり，安静度指示が現状とそぐわない場合もある．したがって多職種でカンファレンス（図2）を開催して報告するなど適宜対応し，安静度の見直しをする必要がある．

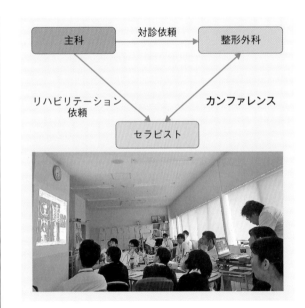

図2　カンファレンス風景例
カンファレンスでセラピストが患者の状況を報告し，整形外科医（リハビリテーション医兼任）より適宜安静度指示を受ける．

図1　骨転移患者用の同意書例
骨転移患者に対してリハビリテーションを行う前に医師とセラピストが書面で説明し同意を得る．

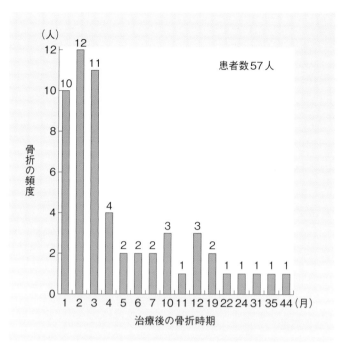

図3　放射線治療後の脊椎圧迫骨折イベント数の分布
(Sahgal A, et al.：J Clin Oncol 2013；31 (27)：3426-31[1])

3) 患者教育：退院後の骨転移の管理

(1) 骨転移の増悪

　入院中はさまざまな医療従事者が患者にかかわるため，患者の状態変化を早期にとらえることができる．しかし，退院後は健康管理を行う主体は本人・家族となるため入院中から骨転移について教育的な介入が必要となる．特に，入院中と同様に骨転移の好発部位の疼痛の増強，下肢のしびれやバランス能力の低下は骨転移の増悪の徴候であることを伝える（**巻末資料 図4**）．ADLが低下してしまうと回復するには時間がかかり，抗がん治療が終了となることもあり，早期発見・早期治療が重要であることは，骨転移においても同様である．

(2) 骨不安定性の増悪 (腫瘍によるものではない場合)

　疼痛の増悪や神経症状の出現などは，骨転移の増悪で骨関連事象である．しかし，鎮痛薬や放射線治療などによって骨転移の痛みが軽減してきたときも注意が必要となる．疼痛が軽減すると患者は体を動かしやすくなり活動性が増え，安静度や補装具装着へのコンプライアンスが落ちやすくなる．その結果，過荷重や禁忌動作により病的骨折を起こし，疼痛が再燃することも少なくない．そのため，疼痛緩和が得られても，すぐには骨硬化が得られていないため，画像所見で骨硬化が得られるまでは病的骨折に注意が必要となる．特に，椎骨が圧潰している溶骨性脊椎転移の症例では，20 Gy以上の放射線治療を行っている場合に，治療後4か月間に圧迫骨折を起こす確率が高いことが報告されており，注意が必要である（**図3**）[1]．

■引用文献

1) Sahgal A, Atenafu EG, et al.：Vertebral compression fracture after spine stereotactic body radiotherapy：a multi-institutional analysis with a focus on radiation dose and the spinal instability neoplastic score. J Clin Oncol 2013；31 (27)：3426-31.

■参考文献

1) Lawton AJ, Lee KA, et al.：Assessment and Management of Patients With Metastatic Spinal Cord Compression：A Multidisciplinary Review. J Clin Oncol 2019；37 (1)：61-71.

LECTURE
10

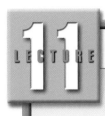

がん悪液質に対するリハビリテーション

LECTURE
11

到達目標

- がん悪液質の病態および治療方法について理解する.
- がん悪液質患者に対するリハビリテーションの目的と効果について理解する.
- がん悪液質に対する集学的治療におけるリハビリテーションの役割を理解する.

この講義を理解するために

　この講義では，がん悪液質に関する基本的知識およびそれらに対するリハビリテーションの役割について学習します．がん悪液質を有する患者に対してリハビリテーションを実施していくうえで，その病態や評価法，治療方法を理解しておくことが重要になります．この講義を通して，がん悪液質患者の病態や病期，治療方針に応じた目標設定を行えること，適切なリスク管理のもとでリハビリテーションを実施できることを目標とします．また，がん悪液質に対する集学的治療の一つとしてのリハビリテーションの役割について，チーム医療の一員としてリハビリテーションセラピストが果たすべき役割についても学習します.

　がん悪液質に対するリハビリテーションを学ぶにあたり，以下の項目をあらかじめ学習しておきましょう.

　　□ 栄養代謝に関する基本的知識を学習しておく.

　　□ 運動に関する基本的知識を学習しておく.

　　□ がん医療におけるチーム医療の重要性を学習しておく.

講義を終えて確認すること

　　□ がん悪液質の定義，診断基準について理解することができた.

　　□ がん悪液質の病態と評価方法について理解することができた.

　　□ がん悪液質患者に対する集学的治療の必要性を理解することができた.

　　□ 集学的治療におけるリハビリテーションの役割について理解することができた.

LECTURE
11

1. がん悪液質

1）がん悪液質とは

2011年にEPCRCが発表した国際コンセンサスによると，がん悪液質とは「通常の栄養サポートでは完全に回復することができず，進行性の機能障害に至る，骨格筋量の持続的な減少（脂肪量減少の有無にかかわらず）を特徴とする多因子性の症候群」[1]と定義されている．進行がん患者によくみられる合併症の一つであり，がん患者の50～80％に発症し，がん関連死の約20％を占めるといわれている．一般に，がん悪液質患者は身体機能低下やQOL低下をきたしやすく，在院日数の延長や予後不良につながる．

2）診断基準

がん悪液質の診断基準に関して，その病態の複雑さのためにさまざまな診断基準が存在してきた．しかし，現在は2011年のEPCRCによる国際コンセンサスによって定められた診断基準（表1）が標準的に使用されるようになった．がん患者においては，「過去6か月間で5％を超える体重減少（飢餓がない場合），またはBMI 20未満の患者で2％を超える体重減少がある場合」をがん悪液質と診断する[1]．さらに，「サルコペニアを示す四肢骨格筋指数（男性7.26 kg/m^{2}未満，女性5.45 kg/m^{2}未満）を認め，2％を超える体重減少がある場合」でも，同様にがん悪液質と診断されることとなった[1]．

一方，体重減少だけでがん悪液質を診断することや，サルコペニアの診断を四肢骨格筋量および体重減少のみで行っていることへの指摘も多く，これらの診断基準を日常診療の中で応用していく場合には注意が必要である．

3）ステージ分類

がん悪液質は，臨床的に重要な「前悪液質，悪液質，不応性悪液質」の3段階のステージが定義されている（図1）．前悪液質の段階では，著しい体重減少が生じる前に，食欲不振などの初期の臨床的特徴が認められる．

不応性悪液質の段階では，PSの不良や抗腫瘍療法に対する治療抵抗性，生命予後3か月未満などの臨床的特徴が認められる．一般に，前悪液質・悪液質の段階では，早期発見（診断）・早期治療が原則であり，早期から治療・ケアを提供することが推奨されている．しかし，不応性悪液質の段階においては，積極的な介入が難しくなってくる．

このように，がん悪液質は，その時期によって治療・ケア介入の内容や目的が異なってくる．

MEMO
EPCRC (European Palliative Care Research Collaborative)
上質な緩和ケアの提供を目的とし，欧州連合の研究・技術枠組み計画に関連して設立された国際協力プロジェクト．

MEMO
BMI (body mass index) の計算式
BMI＝体重 (kg)÷[身長 (m)]^2
単位：kg/m^2

調べてみよう
サルコペニアの診断基準は複数存在する．代表的な Asia Working Group for Sarcopenia などの診断基準を調べ，悪液質の診断基準との相違点を整理してみよう．

前悪液質 (pre-cachexia)
悪液質 (cachexia)
不応性悪液質 (refractory cachexia)
PS (performance status)

ここがポイント！
同じ悪液質でもステージ（段階）によってリハビリテーションの期待される効果や内容は異なってくる．

LECTURE 11

表1　がん悪液質の診断基準（EPCRC）

定義	診断基準
下記を特徴とする多因子性の症候群： ●骨格筋量の持続的な減少（脂肪量減少の有無にかかわらず） ●通常の栄養サポートでは完全に回復できない進行性の機能障害	●過去6か月間に5％を超える体重減少（単純飢餓の非存在下） ●または，BMI 20未満かつ2％を超えるすべての体重減少 ●または，サルコペニアに一致する四肢骨格筋指数（男性＜7.26 kg/m^2；女性＜5.45 kg/m^2）かつ2％を超えるすべての体重減少

(Fearon K, et al.：Lancet Oncol 2011；12 (5)：489-95[1])

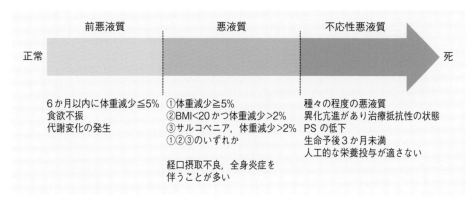

図1　がん悪液質のステージ分類
（Fearon K, et al.：Lancet Oncol 2011；12（5）：489-95[1]）

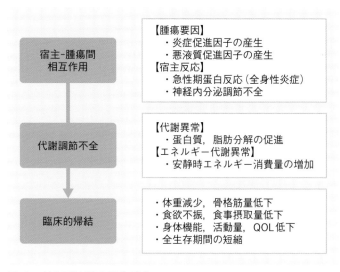

図2　がん悪液質の発生機序

表2　がん悪液質患者の食欲不振・食事摂取量低下の原因

一次的原因	●炎症性サイトカインなどによる食欲促進性の調節経路の阻害（中枢性の調節障害）
二次的原因	●抗がん薬の副作用や活動量低下，消化管の通過障害，心理的要因など

2.　がん悪液質の病態

1）全身性炎症

　悪液質では炎症性サイトカインと抗炎症性サイトカインのバランスが重要である．がん悪液質患者においては，炎症性サイトカインをはじめとした種々のサイトカインが産生されることにより，全身が炎症状態となる．それに伴い，食欲不振や安静時エネルギー消費量の増加が引き起こされ，骨格筋や脂肪組織の分解が亢進する．また，肝臓での糖新生も亢進するため，インスリン抵抗性が亢進するなどの代謝異常が起こってくる．このように，全身性炎症は悪液質の発生機序の核となる病態の一つである（図2）．全身性炎症の代表的な指標としては，血清CRPが広く用いられているが，これらはがん患者における体重減少やQOL低下，生存期間短縮にも関連していることが報告されている[2]．

2）食欲不振および食事摂取量低下

　がん患者では，食欲不振と食事摂取量低下の頻度は50％と高く，末期がん患者では60％にものぼる．がん悪液質患者の場合は，この食欲不振および食事摂取量低下の原因は一次的原因と二次的原因に分けられる（表2）．一次的原因は，炎症性サイトカインなどによる食欲促進性の調節経路の阻害による中枢性の調節異常である．加えて，グレリンやレプチンといったホルモンも食欲の調節に不可欠であり，がんに伴う食欲不振および悪液質に関与している．二次的原因は，抗がん薬の副作用や活動量

LECTURE
11

📖 調べてみよう
人間の正常な代謝機構に関する知識を整理しておくと，理解が深まる．

CRP（C-reactive protein；C反応性蛋白）

⚡ 気をつけよう！
食欲不振や食事摂取量低下の原因によって，その治療やケアの方法は異なる．したがって，何が原因で食事がとれないのかをアセスメントすることが重要である．

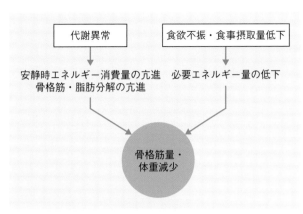

表3 飢餓状態，悪液質，加齢によるサルコペニアの特徴

	飢餓状態	がん悪液質	加齢変化
体重	↓	↓	→
体脂肪	↓	↓	↓
骨格筋	→	↓	↓
エネルギー摂取	↓	↓	→
安静時エネルギー消費	↓	↑	→
蛋白質分解	↓	↑	↑
インスリン	↓	↑	↑

図3 骨格筋量・体重減少の原因

低下，消化管の通過障害，心理的要因などによる．

3）体重減少

意図しない体重減少は，がん患者の多くが経験する代表的な臨床症状である．悪液質患者においては，全身性炎症に伴う種々の代謝異常および食欲不振などに伴う経口摂取量の低下により，蛋白や脂肪などの体内の異化亢進がより加速する．その結果，骨格筋量や脂肪量が減少し，著しい体重減少が引き起こされる（**図3**）．飢餓状態や加齢に伴うサルコペニアなどにおいては，悪液質と同じような体重減少や骨格筋量減少をまねきやすい．しかし，異なる点も存在するため，それぞれの相違点を理解することは重要である（**表3**）．

4）運動機能低下

がん悪液質患者は，全身性炎症や食欲不振などの特徴的な病態からくる一次的要因に加えて，活動量低下などの二次的要因に伴う廃用性筋萎縮・筋力低下を呈する．これらは，歩行能力やバランス機能の低下につながり，がん悪液質患者のADLやQOLに大きく影響を及ぼす．悪液質は進行性の機能障害に至る症候群のため，運動機能低下を引き起こしてしまうと回復させることが難しい．したがって，がん悪液質患者においては，運動機能低下をいかに予防するかが重要となる．

3．がん悪液質の評価法

悪液質は多種多様な病態や症状を呈する症候群であるため，さまざまな視点から多角的に評価することが重要である（**図4**）．EPCRCにおいては悪液質のさまざまな側面を網羅的に評価するモデル（SIPPモデル）が提唱されており[1)]，このモデルで，貯蔵，摂食，可能性，活動性の4つの要素をカバーしている（**表4**）．

1）骨格筋量評価

骨格筋量の減少は悪液質の代表的な症状の一つであるため，骨格筋量がどのように推移しているのかを経時的に評価する．最近では，二重エネルギーX線吸収測定法や生体インピーダンス法，CTなどの断層画像法など，骨格筋量を客観的に評価する方法などが存在する．それぞれの評価法には長所と短所が存在するため（**表5**），その場の状況に応じて，最適な評価法を選択する．

2）栄養評価

がん悪液質患者の多くは，食欲不振や食事摂取量低下に伴い，栄養障害を引き起こす．その原因は代謝異常などの悪液質による一次性の原因と，がんの治療や病態に伴う悪心・嘔吐，便秘，下痢，味覚変化，口腔粘膜障害，抑うつ，呼吸困難，早期腹満感などの二次性の原因がある．このような栄養障害の早期スクリーニングや評価法が

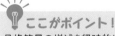

気をつけよう！
進行がん患者の多くは低栄養状態を合併しているため，短期間で急激に廃用症候群が進行することが少なくない．

ここがポイント！
骨格筋量の増減を経時的にアセスメントすることが重要である．したがって，施設および患者の状態に合わせ，最適な評価方法を選択する．

覚えよう！
栄養状態に影響を与える症状
悪心・嘔吐，便秘，下痢，味覚変化，口腔粘膜障害，抑うつ，呼吸困難，早期腹満感など，栄養状態に影響を与える症状をnutrition impact symptom（NIS）とよぶ．

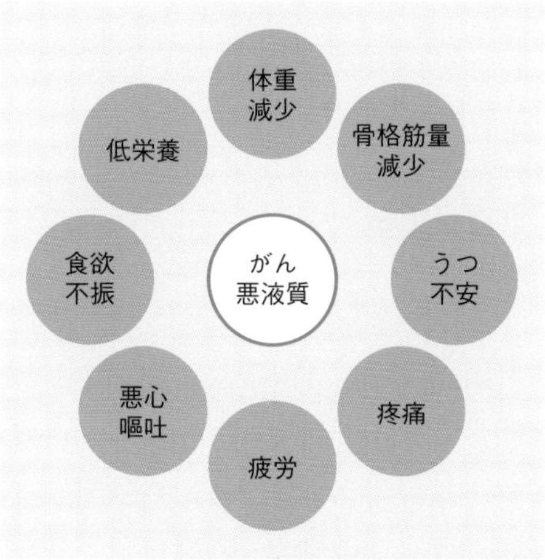

図4　がん悪液質の多種多様な徴候・症状

表4　がん悪液質の徴候および症状を評価するための SIPP モデル

貯蔵 Storage	●現在の体重と，1，3，6か月前の体重を評価する ●体液貯留，腹水または胸水を臨床的に評価する ●CT 検査による筋肉量測定も検討される ●特定の栄養素の欠乏（ビタミン B_{12}，鉄，ビタミン D など）を調べる
摂食 Intake	●食欲不振，早期満腹感，悪心，味覚または嗅覚異常などの症状を評価する ●続発性 NIS（nutritional impact symptom）を調べる ●患者が正常な摂食量に対して何%と考えているのか評価する ●2日間の食事思い出し法による調査を行い，現在の摂食量と必要摂取量に対する割合を評価する（ハリス-ベネディクト〈Harris-Benedict〉カロリーと蛋白必要量を評価する）
可能性 Potential	●CRP とアルブミンを測定する：修正グラスゴー予後スコア（mGPS）を算出する ●腫瘍医と協力して，抗がん薬治療による影響の可能性に基づき，腫瘍による異化亢進の程度を議論する ●パフォーマンスステータスを評価する（カルノフスキー〈Karnofsky〉パフォーマンスステータス・スケール） ●併存疾患を評価する
活動性 Performance	●パフォーマンスステータス悪化の二次的原因を評価する ●パフォーマンスステータス，悪液質に関連した苦痛，予後を評価する

NIS：nutritional impact symptom.

表5　骨格筋量評価法の長所と短所

	BIA	CT	DXA	エコー	身体計測
平易	○	×	△	△	◎
コスト	○	×	△	△	◎
信頼性	○	◎	○	△	×
侵襲性	◎	×	×	◎	◎
測定スキル	◎	○	◎	△	×

BIA：bioelectrical impedance analysis，　CT：computed tomography，　DXA：dual-energy X-ray absorptiometry.

存在し，がん患者に対する代表的なツールとしては PG-SGA や MNA などがある．PG-SGA は患者の主観的な情報から栄養状態を評価する方法であり，スクリーニングを一歩進めた初期評価の方法として用いられる．一方，MNA は高齢者の栄養スクリーニングを目的として開発されたツールであり，がん患者においてもしばしば利用されている．

3）運動機能評価

　がん悪液質患者においては，体重や骨格筋量の増減のみに着目するのではなく，それらがパフォーマンスとして運動機能にどのように反映されているのかも合わせて評価する．

（1）握力，歩行速度

　握力や歩行速度は，簡易かつ簡便に測定が可能であり，患者の運動機能を反映する評価指標である．サルコペニアやフレイルの診断基準などにも用いられている．

（2）6分間歩行テスト

　主に，呼吸・循環器疾患を有する患者の全身持久力を評価するテストであり，片道30 m 程度の直線コースを自分のペースでできるだけ速く歩き，6分間の歩行距離を測定する．SCWD では，移動能力の低下したサルコペニアの一つの指標とされてお

試してみよう
PG-SGA（Patient-Generated Subjective Global Assessment）や MNA（Mini Nutritional Assessment）などを用いて，自分自身の栄養評価を実践してみよう．

LECTURE
11

調べてみよう
SCWD（Society on Sarcopenia, Cachexia and Wasting Disorders）では6分間歩行距離が400 m を下回ると移動能力の低下に結び付くといわれている．

り[3]，がん悪液質患者においても全身持久力を簡便に測定することができる．

SPPB（Short Physical Performance Battery）

(3) SPPB

バランステスト，歩行テスト，椅子立ち上がりテストの3要素からなる総合評価指標であり，高齢者など比較的脆弱な集団に対して広く汎用されているツールである[4]．SPPBは各テスト0～4点で評価し，合計得点は虚弱（フレイルティ）やサルコペニアと関連することが報告されている[5]．

調べてみよう

EWGSOP（European Working Group on Sarcopenia in Older People）のサルコペニア診断基準におけるSPPBのカットオフ値は8点以下であり，0～6を低機能，7～9を中間機能，10～12を高機能としている．

4) 症状・QOL評価

近年では，患者自身が自分の症状を評価し，医療者に伝えることの重要性が高まってきている．患者が自ら評価するためのツールとして，自己記入式の質問票などが多数存在する．

ESAS-r-J（Edmonton Symptom Assessment System Revised Japanese version）

(1) エドモントン症状評価システム改訂版日本語版（ESAS-r-J（図5））

緩和医療の対象となる患者が頻繁に経験する9つの症状（疼痛，だるさ，眠気，吐き気，食欲不振，息苦しさ，気分の落ち込み，不安，全体的な調子）のアセスメントに役立つように開発された質問票である[6]．

EORTC（European Organization for Research and Treatment of Cancer）

QLQ（quality of life questionnaire module）

QOL（quality of life；生活の質）

(2) EORTC QLQ-C30

がん患者のQOLを評価するために開発された30項目からなる質問票である．近年，がん悪液質患者向けのモジュールとして，24項目からなるEORTC QLQ-CAX24も新たに開発された．

あなたは，今，どのように感じていますか．最もよくあてはまる数字に○を付けて下さい．

痛み	0 （なし）	1	2	3	4	5	6	7	8	9	10 （最もひどい）
だるさ （元気が出ないこと）	0 （なし）	1	2	3	4	5	6	7	8	9	10 （最もひどい）
眠気 （うとうとする感じ）	0 （なし）	1	2	3	4	5	6	7	8	9	10 （最もひどい）
吐き気	0 （なし）	1	2	3	4	5	6	7	8	9	10 （最もひどい）
食欲不振	0 （なし）	1	2	3	4	5	6	7	8	9	10 （最もひどい）
息苦しさ	0 （なし）	1	2	3	4	5	6	7	8	9	10 （最もひどい）
気分の落ち込み （悲しい気持ち）	0 （なし）	1	2	3	4	5	6	7	8	9	10 （最もひどい）
不安 （心配で落ち着かない）	0 （なし）	1	2	3	4	5	6	7	8	9	10 （最もひどい）
[　　　　] 他の症状（例：便秘など）	0 （なし）	1	2	3	4	5	6	7	8	9	10 （最もひどい）
全体的な調子 （全体的にどう感じるか）	0 （最もよい）	1	2	3	4	5	6	7	8	9	10 （最も悪い）

患者名 ＿＿＿＿＿＿＿＿

日付 ＿＿＿＿ 時間 ＿＿＿＿

記入した人（チェックを一つ入れて下さい）

□患者さんご自身が記入
□ご家族
□医療従事者
□ご家族・医療従事者が手伝い，患者さんが記入

裏面にからだの図があります．

図5 エドモントン症状評価システム改訂版日本語版（ESAS-r-J）

（Yokomichi N, et al.：J Pain Symptom Manage 2015；50（5）：718-23[6]）

LECTURE 11

4. がん悪液質に対するリハビリテーション

1) がん悪液質に対する集学的治療の必要性

　がん悪液質は，前悪液質，悪液質，不応性悪液質と進行性に増悪し，不応性悪液質へと進行してしまった段階では，効果的な治療的介入が難しい．したがって，できるだけ早期に悪液質を診断し，早期介入を開始することが望ましい．また，がん悪液質は，全身性炎症を背景とした代謝異常や食欲不振などにより，骨格筋や脂肪などの減少や運動機能低下などを引き起こし，抑うつなどの心理面にも影響を及ぼす．そのため，がん悪液質の治療は薬物療法だけでなく，栄養療法や運動療法，心理社会的介入を含めた集学的な治療が求められる．

2) がん悪液質に対する運動療法の役割

　がん悪液質に対する非薬物的治療の一つとして，運動療法が着目されている．がん悪液質患者は，その特徴的な病態である骨格筋量減少や廃用性筋力低下などにより，運動機能や ADL の低下を引き起こすことが多い．一般に，運動はインスリンの感受性，蛋白質合成，抗酸化酵素活性，抗炎症作用を高める効果があり，がん悪液質患者の骨格筋量および筋力，運動機能，倦怠感，QOL の改善へとつながることが期待されている．

3) がん悪液質に対する運動療法のエビデンス

　がん悪液質に対する運動療法の効果が期待されている一方で，そのエビデンスに関しては今後の課題とされている．2014 年のコクランライブラリーから公表されたがん悪液質に対する運動介入のシステマティックレビューでは，良質にデザインされた臨床試験（ランダム化比較試験など）は存在せず，エビデンスの乏しい領域とされている[7]．その理由は，がん悪液質を有する進行がん患者の多くは脆弱な集団であり，運動に対する忍容性が乏しいことがあげられる．また，抗がん薬治療に伴う合併症や副作用などの有害事象も発生しやすく，全身状態が変わりやすいという点も，運動療法を継続していくことが難しい要因の一つである（表6）．したがって，現状では，がん悪液質に対する標準的な運動療法プログラムは存在していない．

4) がん悪液質に対する運動療法の実際

　がん悪液質に対する標準的な運動療法は確立されていないが，臨床においては，各々の患者に合わせて運動内容や負荷量などを調整して実施されている．運動内容は，有酸素運動とレジスタンストレーニングを組み合わせ，負荷量は低強度として，毎日継続実施できるものが望ましい．近年では，高齢者においては低強度であっても十分な回数（頻度）を実施することで，レジスタンストレーニングの有用性が明確になってきている[8,9]．また，運動負荷量の調整に関しては，患者自己評価型の修正ボルグスケールを用いることで，患者にとって過負荷にならない強度および頻度を調整する（表7）．

ここがポイント！
悪液質に対しては，運動療法や栄養療法をそれぞれ単独で介入しても効果は乏しいとされており，複数の療法を組み合わせることが重要とされている．

調べてみよう
一般的ながん患者に対する運動の安全性と効果に関するガイドラインが 2010 年に American College of Sport Medicine から発表されている．

MEMO
コクランライブラリー（Cochrane Library）
国際的な医療評価プロジェクトであるコクラン共同計画が発行するデータベースである．コクラン共同計画が作成するシステマティックレビューであるコクランレビューの収録データベースを中心とした EBM に役立つデータベースの集合体である．

気をつけよう！
進行がん患者は，がんそのものが原因となって出現する症状に加えて，抗がん薬などの治療の副作用も同時に出現してくる．したがって，全身状態の変わりやすい集団であるため，リスク管理が重要である．

調べてみよう
がん悪液質患者と地域在住高齢者の脆弱性には共通する部分も多い．したがって，地域在住高齢者に対する運動介入のエビデンスからがん悪液質患者に応用できる部分を探してみよう．

修正ボルグ（Borg）スケール

LECTURE 11

表6　がん悪液質患者に対する運動療法の問題点

がん悪液質患者の脆弱性	● がん悪液質患者は脆弱な集団であり，運動に対する忍容性が乏しい
治療に伴う有害事象の出現	● 治療と並行しての介入となるため，合併症や副作用などの有害事象の発生に伴い，全身状態が変化しやすい
非監視下での実施	● 外来ベースで治療が行われるため，非監視下での運動プログラムにならざるをえない

表7　がん悪液質患者に対する運動療法

運動内容	● 有酸素運動（ウォーキングやサイクリングなど） ● レジスタンス運動（筋力トレーニング） ● リラクセーション，ストレッチ
運動強度	● 低強度（修正ボルグスケールなどを用いて，患者ごとに調整）
運動頻度	● 高頻度（できるだけ毎日の実施が望ましい）

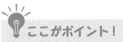
前悪液質 | 悪液質 | 不応性悪液質

正常

死

【目標】運動機能の維持
【内容】積極的な運動療法

【目標】QOL の維持
【内容】離床支援・ADL 支援

図6　がん悪液質のステージ別リハビリテーション

5) がん悪液質の各ステージに応じたリハビリテーション

(1) 前悪液質，悪液質

がん悪液質においては，早期発見・早期介入が重要とされ，このステージの段階にある悪液質に対しては，積極的に運動療法を実施していくことが望ましい．このステージにおいては，骨格筋量や運動機能などを低下させずに維持できるかが重要である（**図6**）．

(2) 不応性悪液質

前悪液質・悪液質のステージとは対照的に，不応性悪液質の場合には運動療法が実施できない，もしくは実施することでかえって患者の体力を消耗させてしまうリスクがある．したがって，がん悪液質のステージが不応性悪液質へと移行してしまう時期を見極め，それに応じたリハビリテーション介入および目標へと修正する（**図6**）．

■引用文献

1) Fearon K, Strasser F, et al.：Definition and classification of cancer cachexia：an international consensus. Lancet Oncol 2011；12（5）：489-95.
2) Deans C, Wigmore SJ：Systemic inflammation, cachexia and prognosis in patients with cancer. Curr Opin Clin Nutr Metab Care 2005；8（3）：265-9.
3) Fielding RA, Vellas B, et al.：Sarcopenia：an undiagnosed condition in older adults. Current consensus definition：prevalence, etiology, and consequences. International working group on sarcopenia. J Am Med Dir Assoc 2011；12（4）：249-56.
4) Guralnik JM, Simonsick EM, et al.：A short physical performance battery assessing lower extremity function：association with self-reported disability and prediction of mortality and nursing home admission. J Gerontol 1994；49（2）：M85-94,.
5) Cruz-Jentoft AJ, Baeyens JP, et al.：Sarcopenia：European consensus on definition and diagnosis：Report of the European Working Group on Sarcopenia in Older People. Age Ageing 2010；39（4）：412-23.
6) Yokomichi N, Morita T, et al.：Validation of the Japanese Version of Edmonton Symptom Assessment System-Revised. J Pain Symptom Manage 2015；50（5）：718-23.
7) Grande AJ, Silva V, et al.：Exercise for cancer cachexia in adults. Cochrane Database Syst Rev 2014；26（11）：CD010804.
8) Van Roie E, Delecluse C, et al.：Strength training at high versus low external resistance in older adults：effects on muscle volume, muscle strength, and force-velocity characteristics. Exp Gerontol 2013；48（11）：1351-61.
9) Csapo R, Alegre LM：Effects of resistance training with moderate vs heavy loads on muscle mass and strength in the elderly：A meta-analysis. Scand J Med Sci Sports 2016；26（9）：995-1006.

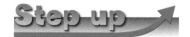

がん患者の栄養

1) がん患者の低栄養

がん患者の低栄養 (図1), 体重減少はよく認められる病態であり, リハビリテーションを進めていくうえで, 問題となりやすい. その原因として, がんの進行や集学的治療に伴う副作用などによる経口摂取量の低下がある. がん患者の低栄養は化学療法や放射線療法などの集学的治療のコンプライアンスを低下させ, 入院期間を延長, さらにADLやQOLの低下につながる. したがって, がん患者が栄養障害をきたすと, 「低栄養～治療の副作用・合併症の増加～PS・ADLの低下～さらなる低栄養～治療コンプライアンスの低下～不良な予後」といった悪循環に陥ってしまう. このようにがん患者の低栄養は不幸な転機へとつながる可能性があり, 低栄養の原因をアセスメントし, 適切な栄養介入を行っていく. そのためには, リハビリテーションスタッフも代表的な栄養評価の知識を整理し, 基本的な低栄養アセスメントのスキルを身につけておくことが重要である.

(1) がん関連性低栄養とは

嚥下障害や消化管通過障害, がん性疼痛, 抑うつ状態などのがんの進行によるもの, 口腔・消化管の粘膜障害や悪心・嘔吐, 下痢などの抗腫瘍療法の副作用によるものが原因となって経口摂取量の低下をきたす状態を「がん関連性低栄養」という. がんの増大に伴う食道狭窄や腸閉塞, 治療の副作用による口内炎や食道炎などがあげられる. このような場合には, 狭窄部位の外科的治療や支持療法などの副作用マネジメント, 重症度によっては化学療法や放射線療法の中断・中止など, 対症療法を組み合わせることによって軽快を促す.

(2) がん誘発性低栄養とは

がん患者の低栄養のなかには, 単なる経口あるいは静脈的栄養補給では克服できない病態が存在する. この病態を「がん誘発性低栄養」といい, 「がん悪液質」とも表現される. がんそのものによる直接的作用, あるいは免疫反応を介しての間接的作用により, 体重維持のための栄養維持機構が破綻していることが原因である. 具体的には, エネルギー代謝異常, 糖代謝異常, 蛋白質代謝異常, 脂質代謝異常といった代謝異常があげられる.

(3) がん関連性低栄養とがん誘発性低栄養の相互作用

がん関連性低栄養とがん誘発性低栄養はそれぞれが単独で存在することは少なく, 多くの場合は両者が混在している. がんが進行し終末期に近づいてくると, がん誘発性低栄養が優位となる. がん患者は体がエネルギーをより必要とする一方で, 食べられない, 食べても吸収されないといった悪循環に陥り, 体重減少 (骨格筋量減少) の進行が顕著となる (図2).

2) がん患者に対する栄養療法

がん患者における栄養療法は, 一般的な栄養障害の場合と同様であるが, がんの初診時には栄養状態が良好であっても治療に伴う副作用などの出現により, 栄養障害をきたすリスクがある. したがって, 定期的に栄養アセスメントを行い, 栄養障害を認める場合に加え, 1週間程度経口摂取が不可能と予想される場合や1週間以上経口摂取が不十分 (必要エネルギー量の60%以下) になると予想される場合には, 積極的に栄養療法を行うことが推奨される[1].

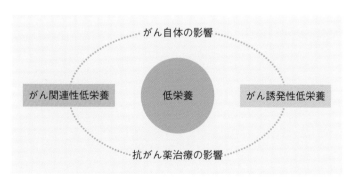

図1　がん患者の低栄養

LECTURE 11

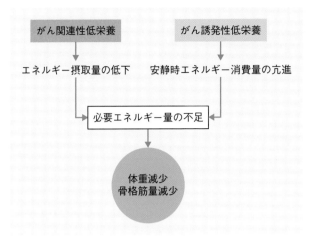

図2　がん関連性低栄養とがん誘発性低栄養の相互作用

表1　栄養療法の種類

経腸栄養法	● 経口摂取 ● 経管栄養 　・経鼻アクセス（feeding tube など） 　・消化管瘻アクセス（胃瘻，腸瘻など）
静脈栄養法	● 末梢静脈栄養法 　（peripheral parenteral nutrition：PPN） ● 中心静脈栄養法 　（total parenteral nutrition：TPN）

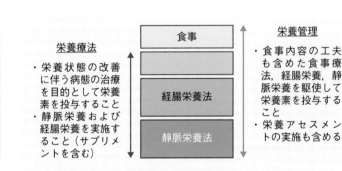

図3　栄養療法と栄養管理

（1）栄養療法の種類

　原則として，経口栄養補助食品を含めた経腸栄養（enteral nutrition）が栄養療法の第一選択である．胃瘻などの経管栄養を含めて，可能な限り直接消化管を使うことが重要である．一方で，何らかの理由により経管栄養が不可能あるいは不十分である場合には，静脈栄養（parenteral nutrition）を行う．感染などの合併症のリスクが増加するため，十分注意して管理する（表1，図3）．

（2）栄養療法の目的

　がん患者の栄養療法の目的は，低栄養の原因および治療方針によって異なる．外科手術や化学放射線療法などの根治的治療の時期では，栄養障害の大部分が積極的な栄養療法によって改善が期待できる．がんの終末期に近い時期では，積極的な栄養療法の効果が期待できず，患者にとってストレスとなる場合もある．したがって，低栄養の原因をアセスメントすることに加えて，治療方針や予後などを考慮し，栄養療法の選択や目標設定を行う．

（3）がん患者に対する栄養療法と運動療法の展望

　近年，がん患者に対する栄養療法や運動療法の効果が明らかにされつつあり，特に両者を組み合わせた集学的介入が注目されている．栄養療法や運動療法をそれぞれ単独で実施するより，組み合わせて実施することでより効果が高まることが期待されている．悪液質リスクの高い進行がん患者においても同様であり，国内外で複数の臨床試験が進行中で，その結果が期待されている[2]．

LECTURE 11

■引用文献

1）日本静脈経腸栄養学会編：静脈経腸栄養ガイドライン，第3版．照林社：2013.
　http://minds4.jcqhc.or.jp/minds/PEN/Parenteral_and_Enteral_Nutrition.pdf.
2）Miura S, Naito T, et al.：A randomized phase II study of nutritional and exercise treatment for elderly patients with advanced non-small cell lung or pancreatic cancer：the NEXTAC-TWO study protocol. BMC Cancer 2019；19（1）：528.

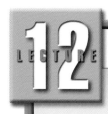

高齢がん患者に対するリハビリテーション

到達目標

- 高齢がん患者の特徴とがん治療を行ううえでの問題点を理解する.
- フレイルおよびサルコペニアについて理解する.
- 高齢者総合機能評価 (CGA) についてその概念や評価の内容を理解する.
- 高齢がん患者の治療におけるリハビリテーションの目的と効果, 実際について理解する.
- 高齢がん患者のリハビリテーション実施に際するリスク管理について理解する.

この講義を理解するために

この講義では, 高齢がん患者におけるがん治療上の問題点とそれに関するリハビリテーションの役割を理解し, リハビリテーションの実際を学びます. 高齢がん患者においてはがん治療に対する耐久性を評価し, 適切な治療を選択することが重要となります. その耐久性の評価でポイントとなるのが CGA という概念です. CGA はリハビリテーション領域の関与が必要不可欠であり, この講義を通して CGA の重要性や具体的な評価方法を学びます.

また高齢がん患者に対してどのようなリハビリテーションを実施するべきなのか, 介入の実際とリスク管理を中心に学びます.

高齢がん患者のリハビリテーションを学ぶにあたり, 以下の項目をあらかじめ学習しておきましょう.

□ 高齢がん患者の疫学を理解しておく.

□ がん治療における三大治療を復習しておく.

□ サルコペニアやフレイルの概念を理解しておく.

□ がんリハビリテーション中止基準を復習しておく.

講義を終えて確認すること

□ 高齢がん患者の増加とがん全罹患数における割合を理解できた.

□ がん治療を行ううえで, 高齢がん患者の特徴とその問題点を理解できた.

□ フレイルおよびサルコペニアについて理解できた.

□ がん治療のなかでの CGA の役割について理解できた.

□ CGA の評価項目について理解できた.

□ 高齢がん患者へのリハビリテーション実施時のリスク管理について理解できた.

1. 高齢がん患者の疫学

　日本の高齢化率の上昇に伴い，がん患者の高齢化も進行している．2016年の上皮内新生物を除いた全部位のがん罹患数は995,131人であり，そのうち65歳未満の割合は26.3%，65～74歳および75歳以上の割合は，それぞれ31.3%と42.5%であり，全体の70%以上を65歳以上の高齢者が占める[1]．20年前の年代別がん罹患数と比較すると，特に65歳以上の罹患数が増加していることが確認できる（**図1**）[2]．また，がん死亡者割合の推移では，75歳以上が占める割合が年々増加している（**図2**）[2]．そのため，診断から治療，終末期に至るまで，がん診療全体を通して高齢患者への理解が必要である．

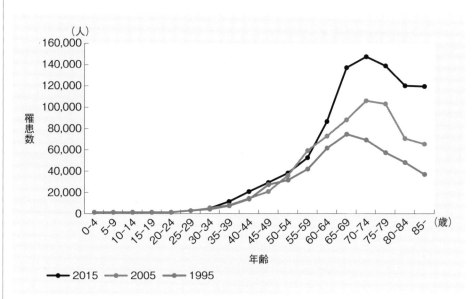

図1　地域がん登録全国推計によるがん年代別罹患数
（国立がん研究センターがん対策情報センター：国立がん研究センターがん情報サービス．がん登録・統計[2]をもとに作成）

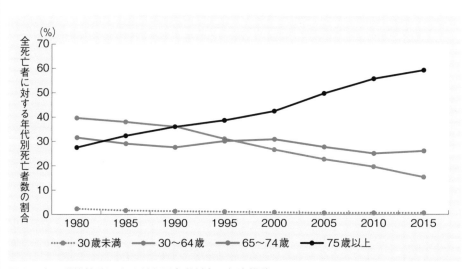

図2　人口動態統計によるがん死亡者割合の年次推移
（国立がん研究センターがん対策情報センター：国立がん研究センターがん情報サービス．がん登録・統計[2]をもとに作成）

2. 高齢がん患者の特徴と問題点

1) 老年症候群

　老年症候群とは，加齢に伴い高齢者に多くみられる医師の診察や看護・介護を必要とする症状・徴候の総称であり，視覚・聴覚障害，栄養障害，記憶・認知障害，失禁，骨粗鬆症，うつ病，転倒などが含まれる（**表1**）．これらの病態のうち1つ以上をもつ高齢者ではADL低下のリスクが増加する．がん治療においても，術後の合併症や院内死亡，在院日数の延長や医療費の増加をきたす（**図3**）[3]．

ADL（activities of daily living；日常生活動作）

2) フレイル

　フレイルは「高齢期において生理的予備能が低下することで，ストレスに対する脆弱性が亢進して不健康を引き起こしやすい状態」であり，高齢者の特徴をとらえるうえで重要な概念である．フリードらは，体重減少，疲労，身体活動の低下，歩行速度の低下，筋力低下の5つの要因でフレイルを定義している．日本においては国立長寿医療研究センターによる定義が一般的に使用されている（**表2**）[4]．

フリード（Fried）

3) サルコペニア

　サルコペニアは，加齢に伴い筋肉量が減少する病態として，1989年にローゼンバーグによって提唱された概念であり，高齢者の特徴の一つである．サルコペニアはその成因によって，一次性サルコペニアと二次性サルコペニアに分類される．一次性サルコペニアは加齢に伴う筋肉量の減少であり，二次性サルコペニアは加齢要因だけでなく，廃用性筋萎縮や低栄養，臓器不全や炎症，腫瘍などの疾患に伴う筋肉量の減

ローゼンバーグ（Rosenberg）

表1　老年症候群の3つの分類

急性疾患症状	めまい，息切れ，腹部腫瘤，胸・腹水，頭痛，意識障害，不眠，転倒，骨折，腹痛，黄疸，リンパ節腫脹，下痢，低体温，睡眠時呼吸障害，肥満，喀血，吐血・下血
慢性疾患症状	認知症，脱水，麻痺，骨関節変形，視力低下，発熱，関節痛，腰痛，喀痰・咳嗽，喘鳴，食欲不振，浮腫，やせ，しびれ，言語障害，悪心・嘔吐，便秘，呼吸困難，体重減少
廃用症候群	ADL低下，骨粗鬆症，椎体骨折，嚥下困難，尿失禁，頻尿，せん妄，抑うつ，褥瘡，難聴，貧血，低栄養，出血傾向，胸痛，不整脈

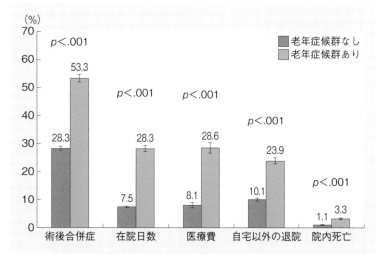

図3　老年症候群の有無による術後イベント発生率
(Tan HJ, et al.：J Clin Oncol 2016；34 (11)：1231-8[3])

表2　日本におけるフレイルの評価基準

下記のうち，3つ以上に該当するとフレイルと診断	
体重減少	6か月間で2～3kg以上の（意図しない）体重減少
筋力低下	握力低下（利き手における測定） 男性：<26kg，女性：<18kg
疲労感	（ここ2週間）わけもなく疲れたような感じがする． 上記質問に「はい」と回答
歩行速度の低下	8フィート（約2.44m）歩行速度　<1.0m/秒未満
身体活動の低下	「軽い運動・体操をしていますか」 「定期的な運動・スポーツをしていますか」 上記のいずれの質問にも「していない」と回答

（島田裕之編：フレイルの予防とリハビリテーション．医歯薬出版；2015．p.2-7[4]）

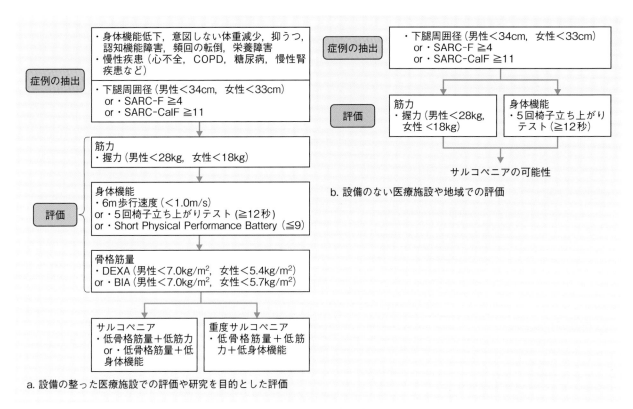

図4　アジアワーキンググループによるサルコペニアの診断アルゴリズム
（Chen LK, et al. : J Am Med Dir Assoc 2020[5]）

生体電気インピーダンス法
（bioelectrical impedance
analysis : BIA）
二重エネルギー X 線吸収法
（dual-energy X-ray absorpti-
ometry : DEXA）

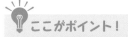　**ここがポイント！**
すべての臨床現場で BIA や
DEXA などの機器が使用でき
ないため，身体計測からサルコ
ペニアを診断するほうが実用的
である．下腿周囲長，握力，
身体機能からサルコペニアを推
定する方法が新しく提案されて
いる（図4b）．

MEMO
全身状態
（performance status : PS）
ECOG（Eastern Cooperative
Oncology Group）により決めら
れた指標の一つ．

高齢者総合機能評価
（comprehensive geriatric
assessment : CGA）

少をさす．高齢がん患者においては，一次性サルコペニアと二次性サルコペニアを併発している可能性が高い．サルコペニアを有するがん患者は手術や抗がん薬治療後の生命予後が悪く，合併症の発生率も高くなる．

　サルコペニアの診断アルゴリズムを**図 4a** に示す[5]．評価項目は骨格筋量，筋力，身体機能の 3 つである．骨格筋量の測定には生体電気インピーダンス法（BIA）や二重エネルギー X 線吸収法（DEXA）を用いて四肢の骨格筋量を測定する．BIA は体組成計を用いる測定方法であるが，他の方法と比較して測定による有害事象が少なく，簡便に評価できるという利点がある．DEXA は最も正確に骨格筋量を測定することが可能であるが，放射線被曝をする点やコストが高い点が問題である．四肢の骨格筋量の代わりに CT や MRI から骨格筋の断面積を求め，骨格筋量の指標として使用することもあるが，サルコペニアを診断するための基準値は統一されていない．各々の評価法の利点と欠点を考慮に入れて骨格筋量を測定する．

4）全身状態の低下

　高齢者では加齢による臓器機能の低下や複数の併存疾患を有し，非高齢患者と比較して手術の合併症や化学療法の有害事象が生じやすい．がんの三大治療である手術，化学療法，放射線療法はいずれも治療強度の高い治療であり，高齢患者のなかには，合併症や有害事象により全身状態（PS）が著しく低下し，要介護状態に移行する者，治療途中で亡くなる者も多い．臓器機能などの一側面による評価だけでなく，多角的な機能評価を行う．

3．高齢者総合機能評価（CGA）による評価

1）高齢がん患者の分類

　日本臨床腫瘍研究グループでは，高齢がん患者を 3 グループに分類している（**表3**）[6]．高齢がん患者を治療前に fit と unfit に分類し，適切な治療選択を行うことが推奨され

表3 日本臨床腫瘍研究グループによる高齢がん患者の分類

分類		概念
fit		元気な非高齢者と同じ標準治療を受けることができる状態
unfit	vulnerable	元気な非高齢者と同じ標準治療を受けることはできないが，なんらかの治療を受けることはできる状態
	frail	積極的な治療の適応にならないと思われる状態（ベストサポーティブケアや緩和医療のみの治療の対象）

(Japan Clinical Oncology Group：高齢者研究．ポリシー No.39，2016[6])

表4 CGAの評価項目

ドメイン	代表的な GA ツール
身体機能	activities of daily living（ADL） instrumental activities of daily living（IADL） ECOG performance status（ECOG PS）
併存症	Charlson comorbidity index（CCI） Cumulative Illness Rating Scale（CIRS）
薬剤	Medication Appropriateness Index（MAI）
栄養	body mass index（BMI） Mini Nutritional Assessment（MNA）
認知機能	Mini-Mental State Examination（MMSE） clock drawing test
気分	Geriatric Depression Scale（GDS） Center for Epidemiologic Studies Depression Scale
社会支援	MOS Social Support Survey
老年症候群	Confusion Assessment Method（せん妄）

GA：geriatric assessment.
(Japan Clinical Oncology Group：高齢者研究．ポリシー No.39，2016[6])

る．**表3**における fit, vulnerable, frail の明確な診断基準は今のところ存在せず，次の評価法が提唱されている．

2）CGA の概念

　高齢者を多角的に評価する方法として CGA がある．この概念は老年医学分野で 1960 年代に提唱されており，高齢者の機能を包括的に評価し，高齢者の予後を規定するものとして使用されてきた．この概念が近年，高齢がん患者の評価に使用され，化学療法における有害事象の予測に有用であることが報告された．さらに CGA は化学療法の有害事象だけでなく，手術後の合併症や死亡の予測にも有効であり，がん治療の意思決定にも活用されている．CGA の評価項目を**表4**に示す[6]．

3）スクリーニングツール

　CGA の評価項目を網羅するには時間を要するため，日常診療においてすべての高齢がん患者に対して実施することは困難である．そのため少ない質問項目で高齢がん患者の機能障害の有無をスクリーニングし，機能障害を有する患者に対して CGA を実施する．スクリーニングツールとして，G8（**表5**），VES-13 などがあり，日本臨床腫瘍研究グループは G8 の使用を推奨している．

4．高齢がん患者に対するリハビリテーションの実際

1）目的

　高齢がん患者に対するリハビリテーションの目的は，非高齢がん患者と同様であり，がん治療の時期に応じて柔軟に対応する（Lecture 1 **図1**参照）[7]．どの時期においても運動療法の有効性は示されており，リスク管理を行いながら，高齢がん患者の

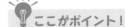

ここがポイント！
「2. 高齢がん患者の特徴と問題点」で紹介した「フレイル」は日本老年医学会が提唱する概念であり，「しかるべき介入により再び健常な状態に戻る状態」と定義されている．日本臨床腫瘍研究グループによる "frail" とは異なる概念であり，注意が必要である．

VES-13（Vulnerable Elders Survey-13）

MEMO
がん悪液質に対しては運動療法の効果は乏しいとされている（Lecture 11「4. がん悪液質に対するリハビリテーション」参照）．

LECTURE
12

表5　G8

質問項目	回答項目
過去3か月間で食欲不振，消化器系の問題，咀嚼・嚥下困難などで食事量が減少しましたか	0：著しい食事量の減少 1：中等度の食事量の減少 2：食事量の減少なし
過去3か月間で体重の減少はありましたか	0：3kg 以上の減少 1：わからない 2：1〜3kg の減少 3：体重減少なし
自力で歩けますか	0：寝たきりまたは車椅子を常時使用 1：ベッドや車いすを離れられるが，歩いて外出できない 2：自由に歩いて外出できる
神経・精神的問題の有無	0：高度の認知症またはうつ状態 1：中程度の認知障害 2：精神的問題なし
BMI 値	0：19 未満 1：19 以上 21 未満 2：21 以上 23 未満 3：23 以上
1日に4種類以上の処方薬を飲んでいますか	0：はい 1：いいえ
同年齢の人と比べて，自分の健康状態をどう思いますか	0：よくない 0.5：わからない 1：同じ 2：よい
年齢	0：86 歳以上 1：80〜85 歳 2：80 歳未満

（Japan Clinical Oncology Group：高齢者研究．ポリシー No.39, 2016[6]）

LECTURE 12

身体機能と ADL の改善に努める．高齢がん患者においては，vulnerable や frail に分類された身体機能面から支援し，可能な範囲で fit に改善させ，選択できるがん治療の幅を広げる．一方，十分なエビデンスの蓄積はなく，今後の研究が期待される．

2）運動療法処方の基本

高齢がん患者に特異的に推奨された運動療法のガイドラインは存在しないため，一般的ながんサバイバーと同様に，中等度の強度の有酸素運動を週150分以上または，高強度の運動を週75分以上行うこと，レジスタンストレーニングについては週2,3回のセッションで主要筋群を対象に行うことが推奨されている．

運動量を目安に，FITT の原則を考慮しながら運動療法を処方する．運動強度については，がん患者に対する運動療法の先行研究を参考にすると，レジスタンストレーニングでは1RM の50〜70％となるような中等度〜高強度の負荷，有酸素運動ではボルグスケール11〜13もしくは目標心拍数が最大心拍数の50〜70％となる強度が目安となる．リスク管理を行いながら運動強度や時間を適宜調整し，不活動を避け，可能な範囲で身体活動を増加させることが重要である．

5. 高齢がん患者に対するリハビリテーションにおけるリスク管理

高齢がん患者に運動療法を実施する際に最も重要な点はリスク管理である．高齢がん患者においては，老年症候群や各臓器機能の低下により，治療による合併症や有害事象の影響を受けやすく，全身状態の変化に注意が必要である．がんのリハビリテー

ションの中止基準は存在するが[8]，臨床現場では，すべての項目を遵守すると運動療法を実施できない場合も多い．そのため，実際にはこの基準を参考にしながら主治医やリハビリテーション医と相談し，運動療法の実施前後で有害事象を評価しながら進める．周術期と化学療法中において，高齢がん患者でとくに注意が必要な有害事象について記述する．

1) 術後せん妄

　術後せん妄とは，術後に生じる一過性の認知の変化を伴う意識の障害で，手術をきっかけになんらかの侵襲が中枢神経に及んだ際に起こる器質性精神障害の一つである．術後せん妄によって身体機能の低下や入院期間の延長，医療ケア負担の増大などさまざまな悪影響が生じる．せん妄の発症要因としては直接因子，誘発因子，準備因子があり，高齢者では視力・聴力低下や睡眠障害，認知機能障害など，多数の誘発因子と準備因子を背景にもちながら手術に臨むことが多い．そのため術後せん妄が起こりやすく，リハビリテーション実施の妨げにもなる．対策については，非高齢がん患者の術後ケアと基本的に同一であり，高齢がん患者ではせん妄が発生しやすいことに留意し，意識障害の評価と，早期離床による覚醒の促進や概日リズムの調整による予防に努める．

2) リフィリング

　リフィリングは，細胞間質から血管内へ体液成分が移行する現象をいう．侵襲の大きい手術の後は，血管の透過性が亢進しており，血漿成分が間質（第三の体液区分）へ漏出した状態となる．通常は術後2〜3日後よりこの血管透過性が正常化し，間質に漏出していた体液が血管内に移行する．この現象をリフィリングといい，尿量の増加や血圧上昇がみられる．このように術後2〜7日は体液移動が激しく，循環動態が不安定な時期となる．

　リハビリテーションを実施するうえで重要な点は脱水症状である．リフィリングで尿量が増加して大量の水分が体外に排出された場合は，脱水症状が生じて心拍数の増加，体循環血液量の低下により起立性低血圧などが生じやすい．高齢者はもともと細胞外水分量（循環血液量）が低下しているため，リフィリングによる水分喪失の影響を大きく受けることにより，離床時の低血圧のリスクの高まりや，心拍数増加による易疲労性を招く．術後早期だけでなく術後1〜2週間程度までは，離床時に頻回にバイタルサインを測定し，循環動態の変動に注意を払う．

3) 骨髄抑制

　化学療法によって骨髄抑制が起こり，好中球減少症およびそれに伴う感染症が増加する．また加齢に伴い貧血の発現頻度が増加するなど，高齢がん患者では化学療法による汎血球減少が出現しやすい．加えて加齢によって骨髄中の血液幹細胞の減少もみられるため，非高齢患者と比べて骨髄抑制からの回復に時間がかかり，長期間にわたって貧血や血小板減少の状態となる．貧血が生じた場合，運動療法中に易疲労性やめまい，動悸などの症状が起きやすく，適宜運動強度の調整が必要である．また血小板が減少している場合には，レジスタンストレーニングなど筋肉内や関節内の微小出血を惹起する運動は避ける．点状紫斑（図5）などが皮膚上に生じていないかを運動開始時に確認し，常に皮膚の状況を評価しながら運動療法を実施する．

4) 栄養障害

　がん死亡の約10〜20％は，がんそのものよりも栄養障害に起因するとされ，栄養障害のある高齢がん患者では，死亡リスクが2〜2.5倍増加するとの報告もある．がん種や栄養障害の基準によっても異なるが，栄養障害がとくに発生しやすい消化器癌患者では，28〜71％の患者に栄養障害が存在する．栄養障害を考慮せずに過度な運動

MEMO
第三の体液区分
明確に定義された学術用語ではないが，臨床上頻用されるワードである．細胞内でも血管内でもない場所をさす．

MEMO
細胞外水分量（循環血液量）
体液は大きく細胞内液と細胞外液に分けられる．なかでも細胞外液は組織間液と血しょう（循環血液量）に分けられる．組織間液は体重の約15％，血しょうは体重の約5％を占める．

MEMO
点状紫斑
紫斑は皮膚および粘膜にみられる出血（赤血球の漏出）のことで，その大きさで点状，斑状，びまん性などに分けられる．

LECTURE
12

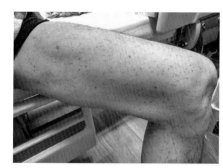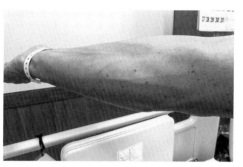

図5 四肢に出現する点状紫斑

表6 低栄養の診断基準

A	a. 表現型の基準			b. 病因型の基準	
	体重減少	低BMI	骨格筋量減少	食事摂取や消化の減少	炎症
	1. >5%，過去6か月 2. >10%，6か月以上	1. <18.5，70歳未満 2. <20，70歳以上	1. DXA，BIA，CT，MRI 2. 上腕や下腿周囲径	1. 必要エネルギーの50%以下が1週間以上 2. 2週間以上の減少 3. 消化や吸収に影響を与える慢性的な消化器機能	1. 急性疾患 2. 慢性疾患に関連する慢性的あるいは再燃する炎症

B		体重減少	低BMI	骨格筋量減少
ステージ1 中等度の低栄養		1. 5〜10%，過去6か月 2. 10〜20%，6か月以上	1. <20，70歳未満 2. <22，70歳以上	軽度〜中等度の減少
ステージ2 重度の低栄養		1. >10%，過去6か月 2. >20%，6か月以上	1. <18.5，70歳未満 2. <20，70歳以上	重度の減少

A：aとbそれぞれ1つ以上該当する場合は低栄養と判断し，Bで重症度の判定を行う．
B：体重減少，BMI，骨格筋量減少から重症度を判定し，最も重症度の高いものを使用する．骨格筋量減少の具体的な目安は示されていないため注意が必要である．

（Cederholm T, et al. : Clin Nutr 2019；38（1）：1-9[9]）

療法を実施すると，身体機能やADLが低下，患者の予後にも悪影響を及ぼす．栄養障害（低栄養）の診断基準を**表6**に示す．栄養障害の存在する患者に運動療法を行う際は，表中の指標が悪化していないかを確認しながら徐々に運動量や強度を漸増し，病態が安定しているにもかかわらず表中の指標が悪化する場合は，運動量や強度の修正が必要である[9]．

■引用文献

1）厚生労働省．全国がん罹患数2016年速報．
https://www.mhlw.go.jp/content/10900000/000468976.pdf
2）国立がん研究センターがん対策情報センター：国立がん研究センターがん情報サービス．がん登録・統計．
https://ganjoho.jp/reg_stat/statistics/dl/index.html#incidence4pref
3）Tan HJ, Saliba D, et al. : Burden of Geriatric Events Among Older Adults Undergoing Major Cancer Surgery. J Clin Oncol 2016；34（11）：1231-8.
4）牧迫飛雄馬：フレイルの判定と予防の重要性．島田裕之編．フレイルの予防とリハビリテーション．医歯薬出版；2015．p.2-7.
5）Chen LK, Woo J, et al. : Asian Working Group for Sarcopenia：2019 Consensus Update on Sarcopenia Diagnosis and Treatment. J Am Med Dir Assoc 2020.
6）Japan Clinical Oncology Group：高齢者研究．ポリシー No.39，2016．
http://www.jcog.jp/basic/policy/A_020_0010_39.pdf.
7）辻　哲也：がんリハビリテーション最前線．理学療法学 2015；42（4）：352-9.
8）辻　哲也：がんのリハビリテーション―現状と今後の展開．Jpn J Rehabil Med 2010；47（5）：296-303.
9）Cederholm T, Jensen GL, et al. : GLIM criteria for the diagnosis of malnutrition-A consensus report from the global clinical nutrition community. Clin Nutr 2019；38（1）：1-9.
10）国立がん研究センターがん対策情報センター：国立がん研究センターがん情報サービス．知っておきたいがんの基礎知識．

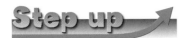

認知症

　高齢がん患者の問題の一つに認知症がある．一般に 65 歳以上の高齢者の約 15％が認知症であると推定されており，85 歳以上に至っては 40％の有病率とされる．高齢がん患者の治療を進める際には，常に認知症の可能性を念頭におく必要があり，認知機能検査の実施や必要であれば精神科リエゾンチームなどの専門家の介入を検討する．がん治療を行ううえで，認知症によって生じる主な問題と認知機能障害に対するリハビリテーションの動向を以下に紹介する．

1）意思決定能力

　高齢患者では，負担は大きくても現在の身体機能や認知機能に戻れる治療であれば大部分の患者が治療を希望する．一方負担は小さくても身体機能や認知機能に障害が残る治療であれば希望しないとする患者も多く，疾患の治療が何よりも重要視されるわけではない（図 1）[1]．患者の希望や価値観が，がん治療の目標と一致しているかを確認し，可能な限り患者の意向に沿った治療を行うことが推奨される．

　治療方針を決定する過程で重要となるのが患者の意思決定能力であり，自己決定が困難と判断されれば治療方針は推定意思や事前指示，代理人などの意思決定に委ねられる．高齢がん患者では，認知機能障害により約 25％の患者で意思決定能力が低下していることが報告されており，高齢がん患者の希望や価値観を丁寧に聴取して意思決定を支援することが望まれる．また，病状の変化によって希望や価値観が変化することは珍しくないため，治療目標や患者の意向を継続して話し合うなどのアドバンスケアプランニング（将来の意思決定能力の低下に備えて，今後の治療・ケア・療養に関する意向，代理意思決定者などについて患者・家族，医療者があらかじめ話し合うプロセスと定義．Lecture 9 Step up 参照）の概念が重要となる．高齢がん患者にとっては疾患自体の治癒と同等かそれ以上に，治療後の身体機能障害や認知機能障害が重要であり，リハビリテーションに求められる役割は大きい．

2）治療に及ぼす影響

　認知症を有しながら治療を受ける場合，大腸癌では 33％の患者が治療後半年以内に死亡すると報告されており，認知症はがん治療後の経過に大きく影響を与える．早期死亡の主な要因として，合併症が増加することや，せん妄・抑うつなどの精神障害を合併すること，介護負担の増大などがあげられる．このような医療上の問題だけでなく，飲水や食事摂取量低下による低栄養や脱水を招いたり，服薬管理を困難にしたりといった介護上の問題も引き起こす．治療後の介護負担の増加から，在宅療養が困難となり施設入居となってしまう患者も少なくない．

3）認知機能障害に対するリハビリテーションの動向

　近年，がん患者の認知機能障害を予防するためのリハビリテーションプログラムがいくつか実施されている．

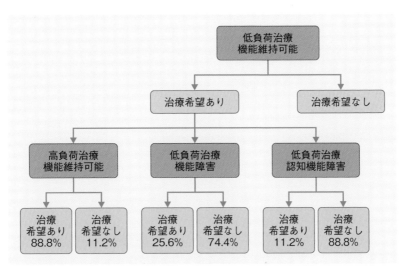

図 1　高齢患者における治療強度，術後機能と治療嗜好
（Fried TR, et al.：NEJM 2002；346（14）：1061-6[1]）

LECTURE
12

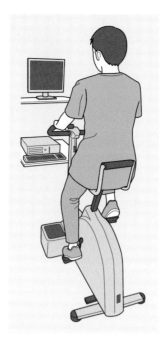
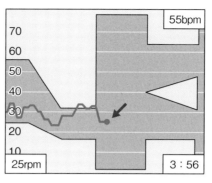

エルゴメーターのペダル回転速度（rpm）で
ポインター（↓）の高さを操作し，障害物を
避けながら画面左端から右端へポインター
を進める．目標のrpmと現在のrpmが画面
上に表示され，被験者は目標のrpmに合わ
せてエルゴメーターをこぐように指示され
る．

図2　スピードフィードバック療法の様子

（1）スピードフィードバック療法

　パーソナルコンピューターの画面上に任意に指示されるスピードに合わせて自転車エルゴメータを漕ぐ運動療法である（図2）．このスピードフィードバック療法を実施した群では，していない群と比較して前頭葉機能が有意に改善したことが報告されている．

（2）ウェブ・ベースドプログラム

　近年，パーソナルコンピューターやタブレット端末，スマートフォン端末などの電子デバイスを使用し，アプリによる認知課題を取り入れたリハビリテーションプログラムの効果検証が国外で実施されている．がん患者においても化学療法中にアプリを使って認知課題を実施することで，全般的な認知機能，処理速度や言語流暢性などの遂行機能が改善することがわかっている．アプリの詳細は参考文献を参照されたいが，無料登録で実施できるものも多く，電子デバイスがあれば実施場所は問わないため汎用性は高いと考えられる．しかし，課題遂行に1時間近くかかることや，在宅で行う場合は患者に機器の購入負担が生じること，アプリを用いた介入が実施可能な医療施設が少ないことから，臨床での実用例はまだ少ない．介入による効果は高く，今後質の高い研究の蓄積と臨床実践が期待される．

　実際に研究で使用されているアプリは下記URLより閲覧可能である．

- brainHQ：https://www.brainhq.com/?v4=true&fr=y
- lumosity：https://www.lumosity.com/app/v4/dashboard

特にlumosityについては日本語版も作成されており，日本においても臨床実践や介入研究が可能である．無料体験版もあるため是非一度確認してもらいたい．

■引用文献

1）Fried TR, Bradley EH, et al.：Understanding the treatment preferences of seriously ill patients. NEJM 2002；346（14）：1061-6.

■参考文献

1）Miki E, Kataoka T, et al.：Feasibility and efficacy of speed-feedback therapy with a bicycle ergometer on cognitive function in elderly cancer patients in Japan. Psychooncology 2014；23（8）：906-13.
2）Bray VJ, Dhillon HM, et al.：Evaluation of a Web-Based Cognitive Rehabilitation Program in Cancer Survivors Reporting Cognitive Symptoms After Chemotherapy. J Clin Oncol 2017；35（2）：217-25.
3）Kesler S, Hadi Hosseini SM, et al.：Cognitive training for improving executive function in chemotherapy-treated breast cancer survivors. Clin Breast Cancer 2013；13（4）：299-306.

LECTURE 12

摂食嚥下・コミュニケーション障害に対するリハビリテーション

到達目標

- がん患者の摂食嚥下・コミュニケーション障害の特徴を理解する.
- がん治療における摂食嚥下・コミュニケーション障害に対するリハビリテーションの目的と効果を理解する.
- がん治療における摂食嚥下・コミュニケーション障害に対するリハビリテーションの実際の内容について理解する.

この講義を理解するために

　この講義では，がん治療に伴う摂食嚥下・コミュニケーション障害を生じた患者に対するリハビリテーションについて学習します．リハビリテーションを行ううえで，疾患別に病態の特徴を理解して，評価・介入プログラムの立案やリスク管理を行うことが大切です．がん治療により身体機能の低下を生じる患者もおり，多職種リハビリテーションスタッフが同時にかかわることも多いため，言語聴覚士が果たす役割とともに，治療により生じた摂食嚥下・コミュニケーション障害の「生活の変化」や「生活のしづらさ」を理解して下さい.

　がん患者の摂食嚥下・コミュニケーション障害を理解するにあたり，以下の項目をあらかじめ学習しておきましょう.

- □ 摂食嚥下障害やコミュニケーション障害がどのようなものか学習しておく.
- □ 治療（手術，化学療法・放射線治療）に伴う身体機能の変化や侵襲について学習しておく.
- □ がん治療以外での言語聴覚士の対象領域を知っておく.

講義を終えて確認すること

- □ 言語聴覚士の対象領域を理解できた.
- □ がん治療における摂食嚥下障害の問題点と対応方法を理解できた.
- □ 腫瘍の種類や治療法により，摂食嚥下障害の問題点に違いがあることがわかった.
- □ がん治療におけるコミュニケーション障害の問題点と対応方法を理解できた.
- □ 喉頭摘出後の呼吸様式の変化を理解できた.

LECTURE
13

1. 摂食嚥下

1）摂食嚥下に関与する構造・領域

嚥下運動は，食べ物を認識する先行期（認知期），随意運動である準備期および口腔期，不随意運動である咽頭期および食道期からなる（**表1**）[1]．摂食嚥下の関連器官を**図1**に示す．摂食嚥下障害を呈すると，食事や水分摂取が困難となることにより低栄養や脱水を生じ，誤嚥により誤嚥性肺炎や窒息をきたし，死に至る可能性もある．また，食の楽しみを失うことで，QOLの低下につながる．

摂食嚥下障害をきたす病態として，腫瘍や潰瘍，狭窄などといった器質的原因，脳血管障害や神経筋疾患などの機能的原因，認知症，心身症，うつ病などの心理的原因がある（**表2**）[2]．なかでも，がんに関連した嚥下障害の原因は腫瘍そのものにより起こるもの，腫瘍の治療に伴って起こるもの，腫瘍に関連して起こるものに大別される（**表3**）．近年では，高齢がん患者への治療も行われることが多いため，頭頸部癌や食道癌の治療による嚥下障害を発症するだけでなく，加齢に伴う嚥下機能の低下も加わり，若年者よりも摂食嚥下障害が増悪しやすい．また，治療経過中に脱水や低栄養，筋力低下などで嚥下障害が顕在化したり，誤嚥した場合に抵抗力がないために容易に肺炎を併発することがある．そのため，がんの種類やステージ，治療法，既往歴，年

LECTURE
13

表1 摂食嚥下過程

		各期の機能	関連器官等
摂食		1）先行期：可食/非可食・食品名の認知．一口量・摂食速度の制御	視覚，嗅覚，（触覚），大脳，上肢，体幹
		2）準備期：口腔への取り込み，保持，咀嚼，食塊形成	口唇，歯，下顎，奥舌，口蓋，頬
	嚥下	3）口腔期（嚥下第1期）：咽頭への食塊移送	口唇，下顎，舌，硬口蓋，軟口蓋
		4）咽頭期（嚥下第2期）：嚥下（食道への食塊移送）	軟口蓋，舌根，咽頭，喉頭蓋，喉頭，輪状咽頭筋
		5）食道期（嚥下第3期）：胃への食塊移送	食道

（小松崎篤ほか編：日本言語聴覚士テキスト，第1版．医歯薬出版；2005．p.361[1]）

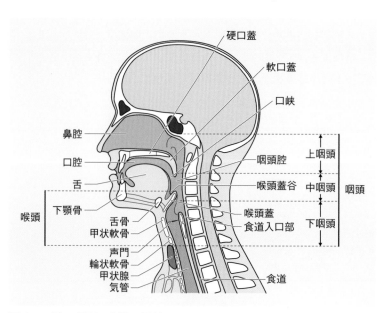

図1 口腔，咽頭，食道の解剖

齢などを考慮しながら，摂食嚥下障害となる原因や病態を理解したうえで対応する．

2）嚥下評価

評価を行う際，最初に原疾患，既往歴（脳卒中，頭頸部癌・食道癌治療後），肺炎の有無などの情報収集を行う．次に，意識レベルや全身状態（PS），呼吸機能，発声・構音機能，嚥下関連器官の所見，栄養状態などについて評価する．摂食嚥下の評価方法には，スクリーニング検査として反復唾液嚥下テスト（RSST），改訂水飲みテスト（MWST），水飲みテスト，食物テスト（FT）などがある．評価の際は，パルスオキシメータと頸部聴診を併用する．スクリーニング検査は簡便に行え，RSSTは感受性がよく臨床症状との相関が高い．また，他のスクリーニング検査と組み合わせる

表2　摂食嚥下障害の原因

A．器質的原因	
口腔・咽頭	食道
舌炎，アフタ，歯槽膿漏 扁桃炎，扁桃周囲膿瘍 咽頭炎，喉頭炎，咽後膿瘍 口腔・咽頭腫瘍（良性・悪性） 口腔咽頭部の異物，術後 外からの圧迫（甲状腺腫，腫瘍など） その他	食道炎，潰瘍 ウェッブ（web，膜），憩室（Zenker）狭窄，異物 腫瘍（良性・悪性） 食道裂孔ヘルニア 外からの圧迫（頸椎症，腫瘍など） その他
B．機能的原因	
口腔・咽頭	食道
脳血管障害，脳腫瘍，頭部外傷 脳膿瘍，脳炎，多発性硬化症 神経筋疾患 　パーキンソン病，筋萎縮性側索硬化症 　重症筋無力症，筋ジストロフィー 　筋炎（各種），多系統萎縮症 代謝性疾患 末梢神経炎（ギラン・バレー症候群など） 薬剤の副作用，サルコペニア その他	脳幹部病変 アカラジア 神経筋疾患（口腔・咽頭と同様） 強皮症，全身性エリテマトーデス 薬剤の副作用，サルコペニア その他
C．心理的原因	
神経性食欲不振症，認知症，拒食，心身症，うつ病，うつ状態，その他	
D．医原性の原因	
経鼻チューブ，薬剤，各種医療行為（内科，外科），不適切な気管切開管理，その他	

（藤島一郎：摂食嚥下障害の原因と病態．臨床栄養 2017；131（5）：653[2]）

表3　がんに伴う嚥下障害の原因

原疾患	要因	具体例
頭頸部癌	腫瘍によるもの	腫瘍による閉塞，疼痛
		腫瘍の神経叢浸潤による運動障害
	手術	解剖学的な構造変化や神経・筋切除による機能障害など
	（化学）放射線治療	味覚異常，粘膜炎，唾液分泌低下，線維化，浮腫など
食道癌	腫瘍によるもの	腫瘍による閉塞（通過障害）
	手術	喉頭挙上障害，反回神経麻痺，吻合部狭窄など
	（化学）放射線治療	食道粘膜炎，浮腫による通過障害，食欲不振，味覚異常など
脳腫瘍	腫瘍によるもの	脳神経麻痺
	手術	意識障害，認知障害，高次脳機能障害，脳神経麻痺など
	（化学）放射線治療	脳浮腫，意識障害，認知障害など
その他	全身状態の変化	低栄養，衰弱，誤嚥性肺炎，サルコペニア，意識障害，疼痛など
	薬剤	抗コリン薬，オピオイドによる口内乾燥，向精神薬など
	終末期	腫瘍増大による閉塞や疼痛，神経筋障害，意識障害，全身衰弱，食欲不振，悪液質など

MEMO

全身状態（ECOG Performance Status Scale：PS）
がん患者の全身状態を簡便に把握できる指標であり，患者の日常生活の制限の程度を示すものである．がんの領域において多職種間での共通用語として使用される．

反復唾液嚥下テスト（repetitive saliva swallowing test：RSST）
水分や食物を用いないため誤嚥のリスクはなく安全であるが，随意的な嚥下運動が必要であるため，意識障害や認知機能低下などがある患者への実施は難しい．方法は患者の喉頭隆起および舌骨に人差し指と中指を軽く当てて，30秒間に何回嚥下ができるか観察する．30秒間に3回未満を異常とする．

改訂水飲みテスト（modified water swallowing test：MWST）
水飲みテスト（30 mLの水を嚥下させる方法）が従来の方法であるが，危険を伴うことから改訂水飲みテストが考案された．方法は冷水3 mLを口腔底にそそぎ，嚥下を指示する．嚥下後可能であれば2回追加で空嚥下を行わせる．評点が4点以上であれば，最大でさらに2回繰り返し，最も悪い場合を評価点とする．判定基準は1〜5点までであり，口から出す・無反応など評価不能な場合はその旨を記載する．また，実施した体位などの情報も記載しておく．

食物テスト（food test：FT）
改訂水飲みテストに類似しているが，FTでは口腔内残留が評価基準である点が異なる部分である．方法はティースプーン1杯（3〜4 g）のプリンを舌背に置き食べさせ，嚥下後に口腔内の食塊残留の有無や位置，量を確認する．可能であればさらに2回追加で空嚥下をさせる．判定基準が4点以上なら最大でさらに2回繰り返し，最も悪い場合を評価点とする．改訂水飲みテスト同様に体位などの条件も記載しておく．

MEMO

摂食嚥下障害の原因は多彩であり，現病歴や既往歴に表2のような疾患があれば，摂食嚥下障害の徴候がないか，より注意深く評価を行う必要がある．

LECTURE **13**

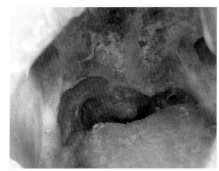 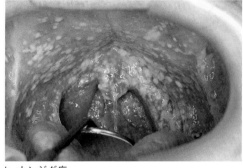

a. 痰などによる汚染　　　　　　　　　　　　　b. カンジダ症

図2　口腔内汚染
痰などの分泌物による汚染のみならず，治療による体力低下や唾液分泌低下，ステロイドの使用などによってカンジダ症を生じることがある．

MEMO

不顕性誤嚥（silent aspiration）
むせや呼吸困難が生じないなど誤嚥の徴候がないことを不顕性誤嚥という．また就寝中に雑菌を含んだ唾液や分泌物などを誤嚥することでも生じる．不顕性誤嚥は高齢者で生じやすく，術後や放射線治療中でも生じることがあり，免疫が下がっている状態では肺炎につながる危険性が高い．

調べてみよう

気管切開とカニューレ
気管切開術は気道確保や気道分泌物の処理のため，再建術後に必要となるものである．しかし，カニューレの留置により，喉頭挙上障害，声門下圧低下，知覚低下などが生じるため，嚥下には不利となる．カニューレには，カフ付きカニューレ（複管の有無），カフなしカニューレ（スピーチカニューレ），レティナカニューレなどの種類があるため（図3），使用されているカニューレについて理解することで，呼吸様式がわかり呼吸練習に役立つ．カフ付カニューレは誤嚥防止をするものではないという点に留意することが大切である．

MEMO

気管切開患者の評価
気管切開患者の嚥下評価として，着色水テスト（blue dye test）がある．方法は，食紅で着色した着色水（緑や青）を用いて，嚥下後気管切開孔からの流出を確認する．2，3分以内に気管切開孔から色素が出れば異常とされる．飲水直後の吸引だけでなく，咽頭残留物を誤嚥する可能性もあるため，30分以上経過してから再度吸引を行う．簡便に誤嚥を確認する方法ではあるが，カフ付きカニューレの場合は，カフを膨らませていることによって喉頭挙上が制限され，声門下圧が高まらないことで誤嚥を生じやすい．カニューレと病態を熟知したうえで検査をする．

ことで精度が上がる．しかし，認知面に問題があり，検査の指示が入らない場合には施行できず，さらに不顕性誤嚥の検出は困難であるため注意を要する．

　嚥下評価を行う場合，最初に口腔内観察を行う．口腔内汚染は誤嚥性肺炎などの二次感染や口渇，味覚異常などの症状だけでなく，嚥下機能へも悪影響を及ぼす可能性があり，正確な嚥下評価結果が得られにくい．また，体力低下や唾液分泌低下，ステロイドの使用などによって，口腔真菌感染症の可能性が高くなるため，嚥下評価の一環として口腔内観察は不可欠である（図2）．さらに，不穏やせん妄，不眠などに対する向精神薬が錐体外路症状を発症し，薬剤性嚥下障害を引き起こす．摂食嚥下障害のみならず，身体機能にも錐体外路症状を生じることがあり，使用している薬剤を確認する．

3）腫瘍の種類による問題点とリハビリテーションの実際

　術前介入では，術後に起こりうる機能障害について説明し，スムーズに術後のリハビリテーションに取り組めるようオリエンテーションを行う．医師から術後は嚥下障害が起こりうるという説明を受けたにもかかわらず，術前に食べにくい，むせる，食べられないなどの状態をイメージすることは難しい．術後に実際に直面することで落ち込んでしまうことも多く，心理的サポートも重要となる．

　術前のリハビリテーションは，発声機能，口腔構音機能，嚥下機能を評価し，潜在的な嚥下障害の有無を確認し，痛みが生じない範囲で間接訓練を行う．

　次に，頭頸部癌治療（手術，化学療法・放射線治療）後，食道癌術後，脳腫瘍術後への対応について記述する．

（1）頭頸部癌（舌癌）術後

a．摂食嚥下障害の特徴

　頭頸部癌は部位により，嗅覚，視覚，味覚，聴覚のいずれに対しても障害を起こす可能性がある．そして，音声障害，発声障害，構音障害，摂食嚥下障害，上肢運動障害を生じやすく，QOLを著しく低下させる．なかでも口腔癌に含まれる舌癌は，切除範囲によって程度は異なるが，舌そのものが切除されるため，口腔内で食塊形成が行いにくくなり，咽頭への移送も困難となる．部分切除であれば，摂食嚥下機能に影響しない場合もある．しかし，切除範囲が広範囲に及ぶ場合は嚥下機能が多く損なわれ，機能障害を最小限にするために再建術が必要となる．また，再建術や頸部郭清術，気管切開術に伴うカニューレ（図3）の留置により口腔期のみならず咽頭期の障害も生じやすい．よって，舌癌術後には，咀嚼困難・食塊形成能力低下による口腔期の問題と舌骨・喉頭挙上の運動制限，嚥下反射惹起遅延，咽頭内圧の低下などの咽頭

期の問題を伴いやすい．頭頸部癌の手術では術後摂食嚥下障害が予想される患者に対し，術中に喉頭挙上術や輪状咽頭筋切断（切除）術などの嚥下改善術が施行される場合がある．術後は温存または切除された範囲や筋肉・神経に加えて，術式の確認，また気管切開の有無やカニューレの種類などの情報収集を行い，嚥下評価，介入プログラムを立案する．

術直後の創部周囲は腫脹しており，痛みや可動制限を生じるが，徐々に軽快する．再建皮弁は月単位の時間経過で筋皮弁の容積が変化し（**図4**），体重減少・術後放射線治療などによっても皮弁が萎縮しやすい．加齢や体重減少，術後化学療法・放射線治療による皮弁の萎縮が嚥下機能を低下させることがあり，退院後も適切な食形態で摂取可能か，誤嚥の有無などを確認する．

b. リハビリテーションの実際

舌癌術後には，口腔期から咽頭期に障害を生じる．術後7日目までは創部以外の箇所の自動運動を行い，排痰練習，口腔ケアを行う．頸部や肩の安静度が解除されてから，頸部・肩の運動を開始する．開始時は可動域制限があるため，無理に運動範囲を広げずに動かせる範囲までとする．間接訓練を行うときの注意点として，頭頸部癌術後はドレーン留置や血管吻合によって，頸部安静や圧迫禁止部位があるため，医師に安静度を確認する．

直接訓練は，口腔期の障害により食塊形成や咽頭への移送が困難となるため，流動食やミキサー食，場合によってはゼリー形態から開始する．送り込みが困難な場合は，リクライニング肢位の使用や圧送り込み法（すすり飲み）を行う．術後経過による皮弁の形態に合わせて，食形態をミキサー食，きざみ食などへ段階的に変更する．治療経過により，必要に応じて主治医・歯科医師と相談しながら，舌接触補助床（PAP）の作成や栄養剤の導入を検討する．服薬は，皮弁自体に感覚がないため，残留感がわからず口腔内に貯留していることがある．そのため，水に溶かしたり，ゼリーに混ぜて内服するなどの工夫が必要な場合は，医師や看護師，薬剤師に相談する．

(2) 頭頸部癌の化学療法・放射線治療

a. 摂食嚥下障害の特徴

放射線治療は，早期がんでは標準的治療として用いられ，進行がんに対しても化学療法と併用することで生存率の向上に寄与する．しかし，放射線治療は臓器温存が可能とされるが，必ずしも機能の温存とはならない．照射範囲に口腔や唾液腺，さらには非がん部の粘膜や分泌腺を含まざるをえないため，咽喉頭の乾燥や浮腫，粘膜炎（**図5**）に伴う嗄声や摂食嚥下障害などの有害事象を伴う．加えて化学療法の併用は放射線単独よりも有害事象が強く生じやすい．放射線治療に伴う有害事象は，急性期有害事象，晩期有害事象とに分けられる．これらの有害事象は遷延性あるいは不可逆

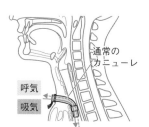
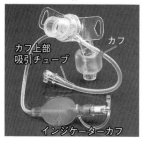
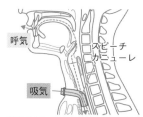
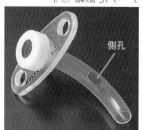

図3　カニューレの種類（一部）
（写真：高研提供）

MEMO

舌接触補助床
（palatal augmentation prosthesis：PAP）
舌切除によって皮弁再建がなされた場合，口腔内残渣や構音障害を呈する．舌接触補助床は，上顎に装用することで舌と上顎のスペースが小さくなり，口腔内圧を高めやすくする方法である（図4参照）．口腔内の形態をみながら型を作成する．その際，嚥下や構音の状態も確認しながら調整が行われる．嚥下や構音の状態を確認したうえで，作成したほうがよいかどうか，医師・歯科医師と相談する．

LECTURE 13

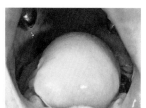
術後19日

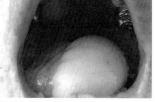
術後3か月

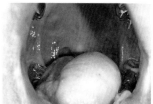
術後5か月

図4　舌癌術後の口腔内
遊離腹直筋皮弁による再建が行われた患者の口腔内．術後経過により，皮弁の状態が変化するため，術後の口腔内の様子を確認することは，構音や嚥下状況の手がかりとなる．

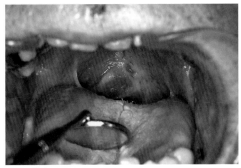
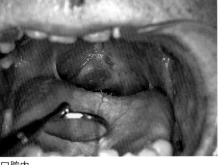

a. 口腔内　　　　　　　　　　　　　　　b. 咽頭内

図5　放射線治療中の口腔咽頭粘膜炎

表4　頭頸部癌治療中における有害事象

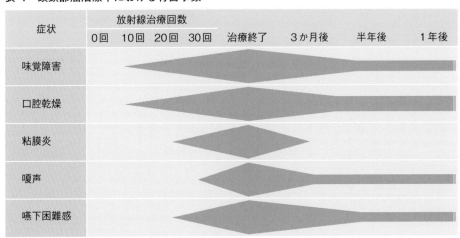

症状	放射線治療回数				治療終了	3か月後	半年後	1年後
	0回	10回	20回	30回				
味覚障害								
口腔乾燥								
粘膜炎								
嗄声								
嚥下困難感								

照射範囲や線量, 腫瘍の大きさなどによって症状や改善の程度は異なる.

(飯野由恵:摂食嚥下障害. 辻 哲也編. がんのリハビリテーション. 標準理学療法学・作業療法学・言語聴覚障害学, 別巻. 医学書院 2018. p.171[3])

性であることも多く, 患者のQOLの低下やストレスの原因となりうるため, 時期に応じた適切なケアやアセスメントが重要となる.

放射線治療中・治療後に呈する摂食嚥下障害の原因として, 粘膜炎, 口腔乾燥, 筋組織の線維化, 咽喉頭の浮腫などから, 嚥下時痛, 咀嚼困難, 食塊形成能力低下, 喉頭挙上障害, 咽頭内圧の低下, 食道入口部開大不全を生じ, 咽頭残留, 誤嚥, 不顕性誤嚥を呈する. また, 治療後1年以上経過してから晩期有害事象である摂食嚥下障害が生じる場合もあり, 放射線治療の治療歴を確認する.

b. リハビリテーションの実際

治療前から嚥下練習を行うことで治療後の嚥下機能が改善するため, 治療開始前から介入し, 嚥下器官の可動域維持を図る. 介入には, 放射線照射範囲や線量が嚥下障害の程度に影響するため, 照射範囲や線量を確認する. 放射線治療中は治療過程で, 唾液分泌低下による口腔乾燥, 粘膜炎, 味覚障害などを生じる (**表4**)[3]ため, うがいなどで口腔内を清潔に保ち, 保湿させる. また, 照射回数の増加に伴い, 咽頭痛や嚥下時痛なども生じ, 経口摂取量が減少し, 栄養状態が不良となることから, 治療前から胃瘻を造設する場合がある. 治療早期から胃瘻依存にならないよう, 疼痛に対しては鎮痛薬を使用しながら, 嚥下障害がなければ少量ずつでも摂取を継続する.

治療経過に伴い, 粘膜炎や嚥下痛, 皮膚炎などが生じた場合は, 痛みのない範囲で間接訓練を継続する. 治療後も晩期有害事象による嚥下障害を予測して, リハビリ

テーションの必要性を説明し，間接訓練を継続する．

　直接訓練は，複数回嚥下，交互嚥下，息こらえ嚥下，随意的な咳などを行う．治療経過で嚥下障害が生じる場合があり，食事の摂取状況や嚥下状態を確認しながら，食形態を調整し，状況によってはVEやVFを行う．口腔咽頭粘膜炎の症状が強く，経口摂取困難な場合は，誤嚥のリスクが高いため，注意を必要とする．

(3) 食道癌術後

a. 摂食嚥下障害の特徴

　治療を受ける患者には，術前から腫瘍による食道通過障害，反回神経への浸潤による声帯麻痺，脳卒中後・頭頸部癌治療後などの既存の嚥下障害が生じている場合もあり，栄養状態の管理が重要となる．食道癌の手術は消化器癌手術のなかでも最も侵襲の大きな術式であり，術後合併症として，①呼吸機能低下や誤嚥に伴う肺炎，②頸部および縦隔リンパ節郭清術による反回神経麻痺，③縫合不全，④再建臓器の屈曲，食物の排泄遅延による逆流，⑤ダンピング症候群，などがあげられる．

　術後嚥下障害の病態として，①気管，喉頭周囲の瘢痕に伴う喉頭挙上障害，②反回神経麻痺による嚥下時の声門閉鎖障害，嚥下圧の低下および喉頭挙上遅延，③気管血流減少による咳嗽反射の低下，排痰能力の低下，④残存食道と再建臓器との吻合部の瘢痕狭窄，があげられる．術後は手術方法や再建経路，反回神経麻痺の有無などの情報収集をする．食道癌の術後は食欲不振や経口摂取量の減少，胃酸分泌の低下などにより体重が減少し，身体機能も低下する．術後1年で10%以上の体重減少をきたす症例は予後が不良であると報告[4]されており，体重減少はQOLの低下に加え，予後に関与する重要な因子である．嚥下障害を呈する場合はさらに栄養状態が不良となる可能性があり，退院後も嚥下機能とともに体重や栄養状態を確認する．

b. リハビリテーションの実際

　術後は，主に咽頭期に問題が生じ吻合部狭窄による通過障害がある場合は，食道期も重要である．間接訓練を行うときの注意点として，頸部食道や胃管や腸管などによって再建しているため，吻合部への負荷がかかるシャキアエクササイズなどの実施は術直後において避け，頭頸部癌と同様に，開始時期を医師に確認する．

　術後吻合部の縫合不全がないと診断され，嚥下評価や直接嚥下練習が開始となる．声帯麻痺が生じている場合はゼリーやとろみから開始し，徐々に食形態を変更する．胃管再建によって胃を部分切除されている患者では，ダンピング症候群を生じる可能性があり，十分咀嚼し，30分以上かけて摂取するよう指導する．また，胃管再建は，胃の蠕動運動の欠如により食物の停滞や逆流が生じやすい．逆流性食道炎や逆流による誤嚥性肺炎を防ぐため，食後1時間は臥位にならないようにする．退院後も摂取量や体重など，栄養状態を観察するとともに，早期に誤嚥徴候に気づき重症化する前に対処できるよう，患者・家族に注意喚起を促す．

(4) 脳腫瘍術後

a. 摂食嚥下障害の特徴

　脳腫瘍では，意識障害や頭蓋内圧亢進症状，発生部位に応じたさまざまな巣症状などが起こる．巣症状としては，運動麻痺，失語症，構音障害，認知障害などがあげられる．摂食嚥下障害は，認知期・口腔期・咽頭期のそれぞれが，単独または混在して生じ，腫瘍部位により症状が異なる．意識障害や認知障害により食物の認識が困難となり，上位運動ニューロンの障害や脳神経麻痺によって，食塊形成能力低下，嚥下反射惹起遅延，喉頭挙上障害などから，口腔内や咽頭残留，誤嚥などを呈し，仮性球麻痺や球麻痺などの問題が起こる．

気をつけよう！
頭頸部癌術後患者には再建術が施行される場合がある．血管吻合の場合，血管吻合側の圧迫や過度な進展・回旋などの制限があり，必ず主治医に頸部の可動域練習を行ってよい時期を確認する．

VE（videoendoscopic examination of swallowing；嚥下内視鏡検査）
VF（videofluoroscopic examination of swallowing；嚥下造影検査）

MEMO
反回神経麻痺
嚥下障害を呈するだけでなく，声がガラガラする・かすれるなどの症状や声門閉鎖が十分得られないことによる咳嗽効率の低下も生じる．術後に発症した場合，声門下圧が高められないことにより咳嗽効率が低下し，排痰困難から肺炎につながる．声帯の固定位置は患者によって異なり，開大しているほど声はかすれ，声門閉鎖困難となることを理解しよう．

MEMO
ダンピング症候群
食道癌術後のダンピング症候群は，胃管再建による胃貯留能の低下により生じる．症状として，吐き気や下痢，めまいなどの症状のほか，低血糖による倦怠感を呈することもある．入院中にダンピング症状を経験せず，退院後に経験する患者もいるため，入院中から十分に咀嚼することやゆっくり食べること，1回の摂取量を少なくし分食することを指導する．

MEMO
シャキアエクササイズ（頭部挙上練習）
舌骨上筋群など喉頭挙上にかかわる筋の筋力強化が目的．症例によっては負荷が大きいので，適宜強度や頻度を調整する．また頸椎症や高血圧患者に実施する際には注意が必要である．頭部挙上練習には変法もあるため，実施方法については日本摂食嚥下リハビリテーション学会会誌（参考文献1）を確認する．

LECTURE 13

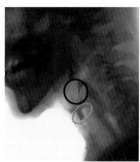 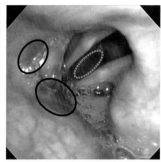

a. 嚥下造影検査（VF）　　b. 嚥下内視鏡検査（VE）

図6　喉頭侵入と誤嚥
aは40％バリウム3mLを嚥下
時に喉頭侵入（実線）・誤嚥（波
線）を呈している．bはゼリーを
咀嚼嚥下したあとの喉頭の様子．
喉頭腔や声門下にゼリーを認め
る．

b．リハビリテーションの実際

　脳腫瘍切除患者は術前から介入し，どのような症状があり，どの程度障害されてい
るのか，術前後で症状を比較した評価が望ましい．脳腫瘍の場合は，頭頸部癌・食道
癌などと異なり，摂食嚥下障害以外の高次脳機能障害も合併するため，基本的には脳
血管疾患のリハビリテーションに準じる．嚥下評価だけでなく，言語機能を含めた高
次脳機能の評価も必要となる．

　術後は脳浮腫により意識障害や症状が短期間に変化する可能性もあり，それに伴う
嚥下障害を発症する．経口摂取開始前にスクリーニング検査を行い，意識状態・嚥下
機能に合わせて，適切な摂食条件を検討し経口摂取を開始する．腫瘍の影響で，意識
状態や嚥下機能が変動する場合は，短期間での嚥下機能の再検査を行い，安全に経口
摂取が続けられるよう評価結果に基づいて摂食条件を変更する．嚥下障害の程度とと
もに高次脳機能障害の程度を考慮しながら，食形態や代償法，介助・見守りの有無，
摂取回数などを医師・看護師に報告し，安全に摂取できる環境調整を行う．また，嚥
下機能に応じて，理学療法士・作業療法士と連携をとり，嚥下にとってよいポジショ
ニングの方法や自己摂取につなげられるかを検討する．

2．発声発語

　言葉がつくられる過程には，呼吸，声帯（喉頭），軟口蓋，舌，口唇といった器官
が用いられる．発声は呼吸機能（呼気）を利用して声帯振動（喉頭）で声がつくられる
ことをいい，構音は喉頭でつくられた音源や声帯でつくられた音声を口腔や鼻腔に流
して口腔咽頭の形を変化させて語音をつくることをいう．このように音声機能と構音
機能の両方が働くことにより，言語が産生される．

　がん治療におけるコミュニケーション障害には，口腔咽頭癌術後に伴う器質的構音
障害，喉頭癌や下咽頭癌に対する喉頭摘出後の音声障害，反回神経麻痺に伴う音声障
害（嗄声），脳腫瘍に伴う構音障害があげられる．ここでは，喉頭癌や下咽頭癌に対
する喉頭全摘出術後の音声障害について記述する．

喉頭癌や下咽頭癌に対する喉頭摘出後の音声障害

（1）音声障害の特徴

　喉頭全摘出術では気管と食道が分離されるため，永久気管孔が作成される（**図7**）．
喉頭全摘出により誤嚥を呈することはないが，声帯音源が喪失することで声を失う．
喉頭全摘出術には，喉頭全摘出術と咽喉頭全摘出術に大別され，咽喉頭全摘出術はわ
が国では空腸再建が一般的であり，まれに遊離皮弁が使用されることもある．喉頭摘
出により，解剖学的変化が生じることで「声が出ない」「電話ができない」「匂いがわか
らないため食べ物が傷んでいるのかわからない，火事などの危険探知が難しい」な
ど，生活においてもさまざまな問題が生じるため（**表5**），生活上の変化についても理

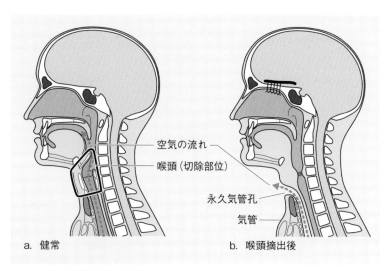

図7　喉頭全摘出後の解剖
通常は肺からの空気が声帯を通過し，口腔・鼻腔内へ呼気が通過するが (a)，喉頭を摘出するとbのように永久気管孔が作成される．

解する．

　喉頭全摘術後は新しいコミュニケーション手段の獲得が大切となる．主な代用音声の手段として，電気式人工喉頭，食道発声，シャント発声 (**図8**) がある．

(2) リハビリテーションの実際

　今まで当たり前にできていたことが困難になることは，術前に説明を受けていてもイメージしづらい．術後になってから筆談による面倒さ，ニュアンスの伝わりにくさなどによる精神的ストレスから苛立ちが生じやすい．そのため，できる限り術前から介入し，代用音声に関する情報提供をしながら，精神面のサポートを行うことが望ましい．また，構音障害の有無やコミュニケーション意欲，聴力低下の有無 (患者本人，家族)，認知機能，身体機能などに関しても評価が大切となる．術後には創部の様子や再建術の有無，練習の開始時期について医師に確認する．

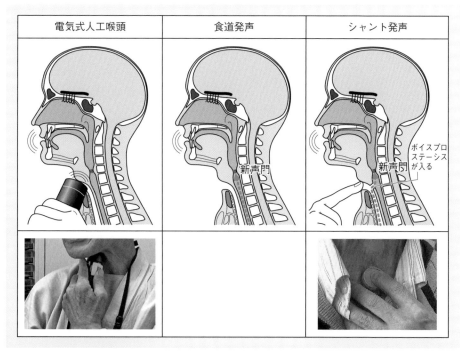

図8　代用音声の種類
破線矢印は空気の流れを示す．

表5　喉頭全摘後の機能変化

解剖学的変化
- 気管と食道の分離
- 永久気管孔での呼吸
- 声帯音源の喪失
- 気道の加湿・加温の機能低下

生活における変化
- 声を出すことができない
- 匂いを嗅ぐことができない
- 鼻がかめない
- 味がわかりにくくなる
- うがいができない
- 力みにくい
- 湯船に肩まで浸かれない
- 痰が多くなる
など

生活変化による問題点
- 電話ができない
- 助けを呼ぶことができない
- 異臭の感知ができない
- 鼻水が垂れてくる
- 美味しく感じないため，食欲が落ちる
- 便秘になりやすい
- 重たいものが持ちにくい
- 入浴時に気管孔に水が入らないよう気をつけなければならない
- 窒息のリスク　　　など

MEMO
身体障害者手帳
喉頭全摘出術後は身体障害者手帳3級 (音声機能又は言語機能の喪失) が交付される．日常生活用具として電気式人工喉頭は自治体により補助対象になる．

MEMO
ボイスプロステーシス
気管と食道のあいだに留置して発声を行う医療器具 (**図9**)．永久気管孔を指で塞ぐことで，肺からの空気がボイスプロステーシスを通過し，食道内に空気が流れ込み，新声門といわれる部分が振動し声が作られる．

LECTURE 13

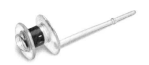

図9　ボイスプロステーシス
(Image from ©Atos Medical AB @www.atosmedical.com)

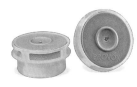
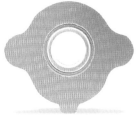

✎ MEMO

人工鼻とアドヒーシブ
人工鼻（HME）は永久気管孔からの吸気を加湿・加温・除塵を行うことで，痰や咳を減らす目的がある．アドヒーシブは HME カセットを固定する土台のシートとなる（図10，使用の様子は図8のシャント発声の写真参照）．

図10　人工鼻（上）とアドヒーシブ（下）
肌にアドヒーシブを貼り付けて，その上に人工鼻を付ける．
（Images from ©Atos Medical AB @www.atosmedical.com）

表6　代用音声の特徴

	電気式人工喉頭	食道発声	シャント発声
習得期間	短期間	長期間	短期間
声の大きさ	機械で調整	小さめ	食道発声より大きく可能
騒音下での使用	△〜×	△〜×	△〜○
声質（明瞭さ）	機械音	○	○
抑揚	なし　抑揚モード付きの器具あり	あり	あり
喉頭摘出後の手術	なし	なし	あり
器具	器具の携帯が必要	なし	人工鼻　ボイスプロステーシス
メンテナンス	器具の故障　バッテリー	なし	ボイスプロステーシスのケアや定期的交換
金銭的負担	一部負担　日常生活用具給付適応	なし	一部〜全額負担　日常生活用具給付として認めている自治体もあるが，自治体により支給額は異なる．
音源	振動	新声門	新声門
音の産生方法	主に頸部に当てて使用し，機械の振動を口腔咽頭に伝播させて音声になる．	腹圧をかけて，飲み込んだ空気を吐き出すときに新声門が振動し音声になる．	空気を吸ったあとに気管孔を指で塞ぎ，肺からの空気をボイスプロステーシスを通して食道へ導き，新声門を振動させ音声になる．

治療内容により，上記に当てはまらないこともある．

　代用音声は種類により，声量や声質，器具の有無，発声の仕組みなどが異なるため，利点と欠点を理解したうえで練習を行う（**表6**）．また，術後は気管孔から外気を直接取り込むことで，加湿や加温などが困難となり，気道乾燥や出血，痰が多くなりやすい．そのため，術後は気道の加湿・加温・粉じんを防ぐプロテクターや人工鼻などの使用を行えているか確認する．さらに，嗅覚障害も起こすことから，近年では嗅覚リハビリテーションがあり，代用音声練習以外のアプローチも検討する．

■引用文献

1) 矢守麻奈：摂食・嚥下障害．小松崎篤ほか編．日本言語聴覚士テキスト，第1版．医歯薬出版；2005．p.361.
2) 藤島一郎：摂食嚥下障害の原因と病態．臨床栄養 2017；131（5）：653.
3) 飯野由恵：摂食嚥下障害．辻　哲也編．がんのリハビリテーション．標準理学療法学・作業療法学・言語聴覚障害学，別巻．医学書院；2018．p.171.
4) D'Journo XB, Ouattara M, et al.：Prognostic impact of weight loss in 1-year survivors after transthoracic esophagectomy for cancer. Dis Esophagus 2012；25（6）：527-34.
5) 藤島一郎：嚥下のメカニズム．脳卒中の摂食・嚥下障害，第2版．医歯薬出版；2006．p.21.

■参考文献

1) 日本摂食嚥下リハビリテーション学会医療検討委員会：訓練法のまとめ（2014版）．日摂食嚥下リハ会誌 2014；18（1）：62-3.
2) 大森孝一ほか編：日本言語聴覚士テキスト，第3版．医歯薬出版；2018.

LECTURE 13

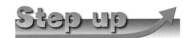

緩和ケア主体におけるリハビリテーション

1）摂食嚥下障害患者へのかかわり

　緩和的リハビリテーションの時期におけるリハビリテーションの目的は，「患者の要望を尊重しながら，身体的，精神的，社会的にも QOL（生活の質）を高く保てるよう援助する」ことである．緩和ケアにおける言語聴覚士のかかわりは，周術期同様に摂食嚥下障害やコミュニケーション障害の患者を対象とするが，特に緩和ケア主体の摂食嚥下障害を伴う患者への介入では，本人の経口摂取への思い，予後，全身状態，家族の希望など周術期とは異なる視点も踏まえてのアプローチが必要となる．

　終末期では，全身衰弱，悪液質，疼痛，低栄養，意識障害などを伴う患者もおり，摂食嚥下障害から誤嚥性肺炎を発症する危険性が高くなり，経口摂取できなくなることで QOL が損なわれる．終末期がん患者の12〜23％に嚥下困難が認められ，原発巣は頭頸部癌，次いで食道癌，胃癌，縦隔や咽頭リンパ節への浸潤がんが多いといわれている[1]．原因として，①機械的閉塞（腫瘍の増大やそれに伴う外的圧迫，放射線療法による二次的な狭窄など），②神経筋障害（神経周囲浸潤，反回神経麻痺，脳神経麻痺，脳転移など），③薬剤性，④全身状態の変化（意識障害，全身衰弱，悪液質など），があげられる．

　「食事」は食べる楽しみや生きている実感といった QOL に重要な行為であり，最期まで食べたい/食べてほしい，飲みたい/飲ませたいなどと希望する患者・家族も多い．摂食嚥下障害の問題点として，経口摂取への希望とリスクの相反した問題を抱えるため，患者，家族，医療者のなかでも葛藤を生じやすく，バランスのとり方が問題となる（図1）．介入時は希望とリスクを患者・家族と共有しながら QOL を高められるよう，医師，看護師，栄養士などとともに多職種で検討する．

2）嚥下練習とリスク管理

　リハビリテーションは機能トレーニングも行うが，機能トレーニングによる疲労も生じる時期になるため，症状に合わせた姿勢調整や食事形態の工夫などの代償法を中心とした環境設定を行うことが重要となる．経口摂取が可能な場合は代償法を用いながら安全に経口摂取が継続できるよう，適切な環境調整の必要性を患者，家族，医療者に説明し，写真や文字を用いて情報共有を行う．摂取できない場合は好みの味でアイスマッサージをしたり，咀嚼して味を感じたら吐き出すなど，楽しみにつながるような対応を検討する．経口摂取できない・食べたいものが食べられないといった制限がかかることによるストレスも生じ，精神的なアプローチが重要となるため，患者や家族の思いを傾聴し，多職種で適宜情報共有を行う．

　リスク管理は，基本的には脳卒中や誤嚥性肺炎などの摂食嚥下障害と同様だが，終末期の患者では腫瘍熱から生じる発熱や骨髄抑制に伴う出血，オピオイドの使用や電解質異常（高カルシウム血症，低ナトリウム血症など）による意識障害や全身倦怠感を呈することがあるため，医師や看護師から情報収集を行う．摂食嚥下障害を有すると内服も困難となることも多いため，食事や水分摂取以外にも内服状況を確認する．内服が難しい場合には，投与方法（経口/非経口）や薬の形状を変える必要があるため，医師，看護師，薬剤師に嚥下機能を報告し，適切な内服方法を検討する．

LECTURE
13

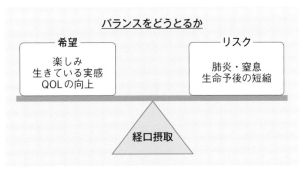

図 1　終末期の摂食嚥下障害の問題

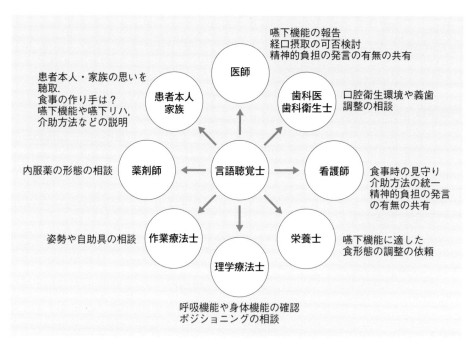

図2　言語聴覚士と他の職種とのかかわり（摂食嚥下）
より安全に経口摂取が続けられるよう，他の職種との情報共有や相談を行っていく．

3) コミュニケーション障害患者へのかかわり

　終末期におけるコミュニケーション障害の要因として，腫瘍の増大により，反回神経麻痺による嗄声，舌下神経麻痺や構音障害，全身の筋力低下によって呼気量の低下よる声量低下，脳腫瘍による高次脳機能障害などがあげられる．患者本人は，もともとできていたコミュニケーション方法が徐々に使用できなくなり，思っていることを思うように伝えられず，苛立ったり，伝えることを諦めてしまうことがある．家族や医療者は患者からの発信を聞き取れず，訴えを把握できずに思いを理解できないという問題を生じる．残存機能を把握し，患者の伝えられない苦痛を少しでも軽減させるために，筆談（紙や電子メモパッド），携帯電話やパソコンなどの電子機器，コミュニケーションノートの作成，拡声器など，患者に適した手段を提案する．なるべく早く適切なコミュニケーション方法を確立し，患者，家族，医療者を通して対応方法を統一することが大切である．

4) 多職種連携

　がん治療では，治療に伴い呼吸器合併症や全身性の機能低下，末梢神経障害，廃用症候群，摂食嚥下障害，構音障害，心理的問題などが多岐にわたり生じるため，がんの治療時期にかかわらず多職種での連携が不可欠である．言語聴覚士の主な役割は，発声発語機能や嚥下機能，高次脳機能を客観的に評価し，その結果をさまざまな職種へフィードバックし，得られた評価をもとに問題を改善するための介入を行い，経口摂取やコミュニケーション能力・手段を再獲得できるようサポートする．

　図2は摂食嚥下障害を呈した場合の言語聴覚士と他の職種とのかかわり方を示す．手術後の患者に対する栄養管理に加え，化学療法・放射線治療や廃用症候群の摂食嚥下障害などの患者に対する栄養状態の改善は，嚥下練習を進めていくうえでも重要である．患者の必要な水分量や栄養状態を管理することは，脱水や低栄養を防ぐことにもつながる．介入時には，患者にとって必要な水分量・栄養量，適切な服薬方法，考え，医師や看護師，栄養士，薬剤師など他の職種と相談し，適切な栄養状態のもとで身体機能や嚥下機能のリハビリテーションを行う．また，呼吸理学療法は嚥下練習を行ううえでも重要であり，言語聴覚士は理学療法士に身体機能や排痰能力について確認し，摂食嚥下障害の有無やカニューレの状況，反回神経麻痺の有無などについて情報共有を行う．

■引用文献

1）Waller A, Caroline NL, et al.（津崎晃一訳）：緩和ケアハンドブック．メディカル・サイエンス・インターナショナル；1999．p.107-10.

LECTURE
13

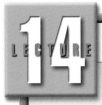

がん患者の精神・心理的問題, コミュニケーション

到達目標

- がん患者が抱える精神・心理的問題を理解する.
- 精神・心理的問題を抱えたがん患者を担当した場合に, どのように対応するかを学習する.
- コミュニケーションスキルという概念を学び, リハビリテーションスタッフにとって有用なコミュニケーションスキルを学習する.

この講義を理解するために

この講義では, がん患者が抱える精神・心理的問題と, がん患者やその家族とのコミュニケーションについて学習します. がんに罹患した患者とその家族は, 診断から治療, また治療が奏功せず亡くなるような経過のなかでさまざまなストレスにさらされ, うつ病など精神疾患に罹患するケースや, 怒りや悲しみを抱えコミュニケーションをとりにくい状況を迎えるケースがあります. その際, どのようなことに注意してがん患者・家族と接するかについて理解することが目標です.

がん患者の精神・心理的問題と, がん患者やその家族とのコミュニケーションを学ぶにあたり, 以下の項目をあらかじめ学習しておきましょう.

- □ がんの臨床経過や治療の内容について学習しておく.
- □ 一般的な精神疾患の病態や治療について学習しておく.

講義を終えて確認すること

- □ がん患者が抱える精神・心理的問題として, 3つの疾患 (適応障害, うつ病, せん妄) について理解できた.
- □ 精神・心理的問題を抱えたがん患者を担当した場合の対応法について学習できた.
- □ 望ましいコミュニケーションには, 言語的なメッセージと同じように, 非言語的なメッセージが大切であることを学習できた.
- □ 基本的なコミュニケーションスキルに加え, 感情に適切に対応するコミュニケーションスキルについて理解できた.
- □ コミュニケーションを改善する方法として, コミュニケーションスキルトレーニングが有用であることを学習した.

MEMO
心の反応に対する考え方の変遷
2000年代以前は,「がんになっ
たら患者は落ち込むのは当たり
前」と考えられ,がん患者に合併
する適応障害やうつ病は治療の
対象とみなされないケースが多々
あった.その後,緩和ケア領域
における診療や研究の進歩によ
り,徐々にがん患者に対する精
神的なケアの必要性が広く認識
されるようになった.

米国精神医学会
(American Psychiatric Asso-
ciation：APA)

QOL (quality of life；生活の質)

 MEMO
精神症状のスクリーニング法の
例
スクリーニング法の一つとして,わ
が国で開発された「つらさと支障
の寒暖計」がある (Lecture 3
図4参照)3).気持ちのつらさと
生活にどの程度支障をきたしてい
るかについて,寒暖計に見立て
た尺度で0(つらさはない,支障
はない)から10(最高につらい,
最高に支障がある)の11段階
で評価する.これまでの研究で,
つらさが4点以上,かつ支障が
3点以上の場合,適応障害やう
つ病に相当するようなストレスを
抱えた状態である.

1. 心の反応

近年の診断技術や治療法の進歩に伴いがんの治癒率や患者の生存率は格段に向上している.しかし,実際に自分ががんに罹患すると,それがたとえ早期がんだったとしても自身の死を意識する人は少なくない.がんに罹患した患者・家族は,診断のための検査を受けることや病名告知などに始まり,経過中にさまざまなストレスにさらされる.これらのストレスに対する患者の一般的な情緒的反応,適応の過程は,①初期反応,②不安・抑うつ,③適応,という三相に分けられる.具体的には,がんであることを知った患者は非常に強い衝撃を受ける.患者はこのときの状況を「頭が真っ白になった」と語ることが多い.その後不安や抑うつ,不眠が出現するが,次第に現実的な適応が始まり,2週間程度でこのような症状は改善していくことが多い.一般的ながんに対する心の反応を模式化したものを**図1**に示す1).

2. 適応障害とうつ病

1) 適応障害,うつ病の診断

一部の患者は上記のような適応がうまく行えず,不安や抑うつを強く感じ,日常生活に大きな支障をきたし,適応障害,うつ病といった精神医学的な診断がつく状態に至る.両疾患の米国精神医学会が定める診断基準を**表1,2**に示す2).国立がん研究センターで行われている精神科コンサルテーション活動の報告によると,精神腫瘍科に紹介されたがん患者1,721人の精神医学的診断で,最も頻度が高かった疾患が適応障害(34%)であり,うつ病も14%の患者で認めた3).がん患者の精神症状は,治療選択やQOLの低下だけでなく,患者の自殺や介護者のストレスに影響することが知られており,適切な診断・治療が必要である.

2) 不安や抑うつなどの精神症状は見過ごされやすい

がんの臨床現場において患者の不安や抑うつなどの精神症状が看過されていることが繰り返し報告されている.その理由としては,忙しい現場では,とくに抑うつ症状を抱えている患者は訴えが少なく「手がかからないおとなしい患者」として認識されることが多いからである.このような状況において重要なのは,精神症状の早期発見である.その手段の一つとしてスクリーニング法が報告されている.がん患者の精神症状に対する簡便なスクリーニング法が開発され,その有用性が確認されている4).

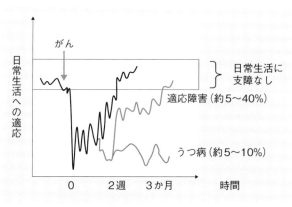

図1　がんに対する心の反応
(山脇成人監,内富庸介編：サイコオンコロジー――がん医療における心の医学.診療新社；1997.p.8-171))

表1 適応障害の診断基準

A	はっきりと確認できるストレス因に反応して，そのストレス因の始まりから3か月以内に情動面または行動面の症状が出現
B	これらの症状や行動は臨床的に意味のあるもので，それは以下のうち1つまたは両方の証拠がある． (1) 症状の重症度や表現型に影響を与えうる外的文脈や文化的要因を考慮に入れても，そのストレス因に不釣り合いな程度や強度をもつ著しい苦痛 (2) 社会的，職業的，または他の重要な領域における機能の重大な障害
C	そのストレス関連障害は他の精神疾患の基準を満たしていないし，すでに存在している精神疾患の単なる悪化でもない．
D	その症状は正常の死別反応を示すものではない．
E	そのストレス因，またはその結果がひとたび終結すると，症状がその後さらに6か月以上持続することはない．

(髙橋三郎ほか監訳：DSM-5 精神疾患の分類と診断の手引．日本精神神経学会監．医学書院；2014[2]より抜粋)

表2 うつ病/大うつ病性障害の診断基準

A	以下の症状のうち5つ（またはそれ以上）が同じ2週間の間に存在し，病前の機能からの変化を起こしている．これらの症状のうち少なくとも1つは（1）抑うつ気分，または（2）興味または喜びの喪失である． 注：明らかに他の医学的疾患に起因する症状は含まない (1) その人自身の言葉（例：悲しみ，空虚感，または絶望を感じる）か，他者の観察（例：涙を流しているように見える）によって示される，ほとんど1日中，ほとんど毎日の抑うつ気分 注：子どもや青年では易怒的な気分もありうる． (2) ほとんど1日中，ほとんど毎日の，すべて，またはほとんどすべての活動における興味または喜びの著しい減退（その人の説明，または他者の観察によって示される） (3) 食事療法をしていないのに，有意の体重減少，または体重増加（例：1か月で体重の5%以上の変化），またはほとんど毎日の食欲の減退または増加 注：子どもの場合，期待される体重増加がみられないことも考慮せよ． (4) ほとんど毎日の不眠または過眠 (5) ほとんど毎日の精神運動焦燥または制止（他者によって観察可能で，ただ単に落ち着きがないとか，のろくなったという主観的感覚ではないもの） (6) ほとんど毎日の疲労感，または気力の減退 (7) ほとんど毎日の無価値観，または過剰であるか不適切な罪責感（妄想的であることもある，単に自分をとがめること，または病気になったことに対する罪悪感ではない） (8) 思考力や集中力の減退，または決断困難がほとんど毎日認められる（その人自身の言明による，または他者によって観察される）． (9) 死についての反復思考（死の恐怖だけではない），特別な計画はないが，反復的な自殺念慮，または自殺企図，または自殺するためのはっきりとした計画
B	その症状は，臨床的に意味のある苦痛，または社会的，職業的，または他の重要な領域における機能の障害を引き起こしている．
C	そのエピソードは物質の生理学的作用，または他の医学的疾患によるものではない． 注：基準A～Cにより抑うつエピソードが構成される． 注：重大な喪失（例：親しいものとの死別，経済的破綻，災害による損失，重篤な医学的疾患・障害）への反応は，基準Aに記載したような強い悲しみ，喪失の反芻，不眠，食欲不振，体重減少を含むことがあり，抑うつエピソードに類似している場合がある．これらの症状は，喪失に際し生じることは理解可能で，適切なものであるかもしれないが，重大な喪失に対する正常な反応に加えて，抑うつエピソードの存在も入念に検討すべきである．その決定には，喪失についてどのように苦痛を表現するかという点に関して，各個人の生活史や文化的規範に基づいて，臨床的な判断を実行することが不可欠である．
D	抑うつエピソードは，統合失調感情障害，統合失調症，統合失調症様障害，妄想性障害，または他の特定および特定不能の統合失調症スペクトラム障害および他の精神病性障害群によってはうまく説明されない．
E	躁病エピソード，または軽躁病エピソードが存在したことがない． 注：躁病様または軽躁病様のエピソードのすべてが物質誘発性のものである場合，または他の医学的疾患の生理学的作用に起因するものである場合は，この除外は適応されない

(髙橋三郎ほか監訳：DSM-5 精神疾患の分類と診断の手引．日本精神神経学会監．医学書院；2014[2]より抜粋)

LECTURE
14

スクリーニング法をリハビリテーションスタッフが日常的に実施するには，一定のトレーニングが必要であるため，現実的ではない．そのため，日常臨床で手軽に実施できる方法については，次の点が重要である．不安や抑うつを見逃さないために，日頃の声かけに加え，オープンクエスチョンで「調子はいかがですか？」や「気分はいかがですか？」と患者に状態を尋ねることが有用である．尋ねることはうつ病のスクリーニングとして代用できるだけでなく，患者が「いつも気分のこと（心理面）を気にかけてくれている」と思うようになることで，心理的な問題が生じたときに，かかわっている医療従事者に早目に相談できる可能性がある．

3．せん妄

せん妄を暴れていること（＝不穏）と考え，夜間よく眠っているだけで「せん妄は認めない」と評価する医療従事者は医師も含めて非常に多い．しかし，「せん妄＝不穏」ではないことを明確に理解する．

1）ヒトの精神機能

せん妄の病態を理解するためには，はじめに，正常の精神機能について理解する必要がある．ヒトの精神機能を木にたとえて模式化したものを図2に示す[5]．精神機能に含まれる代表的なものが，気分・感情，知覚，記憶，知能，意欲，思考であり，木にたとえると葉の部分となる．これらの精神機能全般を支える基礎が意識であり，木で示すと幹となる．また意識を支えている土台となっているものが身体となる．意識が清明であるためには，身体に問題がないことが重要である．

2）せん妄とは

せん妄の病態を木で示したものが図3である．せん妄の本態は，意識の障害である．精神機能を支える幹の部分である意識が障害されることにより，葉である気分・感情などの精神機能が変調をきたし，さまざまな精神症状が出現する．また，幹である意識が障害されるのは，支える土台となっている身体に何かしら問題が生じることによる．せん妄の米国精神医学会が示している診断基準を表3に示す[2]．

3）発症の機序

せん妄発症のメカニズムを図4に示す[6]．準備因子，誘発因子，また直接原因の3つの要因が発症に関連しており，それぞれの内容を表4に記す[6]．特に重要なのは直接原因であり，投与されている薬剤，その中でもオピオイドや睡眠導入薬が同定されることが多い．また電解質異常や感染症が直接原因になることもある．

4）治療

せん妄を発症している患者に対応すると，今の不穏を改善しようと向精神薬の投与が求められることが多い．しかし，治療の第一歩は，直接原因の同定や誘発因子の有無を確認し，治療や改善を試みることである．オピオイドによってせん妄を発症しているケースでは，現在の薬から他の薬物に変更するなどの対応が可能である．一方，終末期に発症するせん妄の場合は，複数の要因が原因となり，かつそれぞれが改善しない状態で発症するため，治癒を目指せないことが多い．そのような場合は，夜間は眠れることを目標に向精神薬が投与されることもある．

4．精神・心理的問題を抱えたがん患者が紹介された場合

がん患者が抱える精神・心理的問題は，適応障害，うつ病，せん妄であることが多く，そのような患者を担当した場合は，下記の点を注意する[7]．
● リハビリテーションの適応があるのかどうか（現在の患者にとってリハビリテー

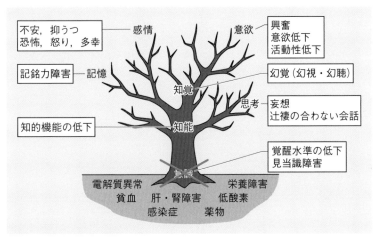

図2　ヒトの精神機能

図3　せん妄の病態

表3　せん妄の診断基準

A	注意の障害（すなわち，注意の方向づけ，集中，維持，転換する能力の低下）および意識の障害（環境に対する見当識の低下）
B	その障害は短期間のうちに出現し（通常数時間〜数日），もととなる注意および意識水準からの変化を示し，さらに1日の経過中で重症度が変動する傾向がある
C	さらに認知の障害を伴う（例：記憶欠損，失見当識，言語，視空間認知，知覚）
D	基準AおよびCに示す障害は，他の既存の，確定した，または進行中の神経認知障害ではうまく説明されないし，昏睡のような覚醒水準の著しい低下という状況下で起こるものではない
E	病歴，身体診察，臨床検査所見から，その障害が他の医学的疾患，物質中毒または離脱（すなわち，乱用薬物や医薬品によるもの），または毒物への曝露，または複数の病因による直接的な生理学的結果により引き起こされたという証拠がある．

（髙橋三郎ほか監訳：DSM-5 精神疾患の分類と診断の手引．日本精神神経学会監．医学書院；2014[2]）より抜粋）

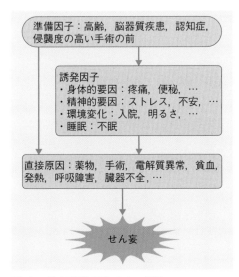

図4　せん妄発症のメカニズム
（小川朝生：せん妄診療はじめの一歩―誰も教えてくれなかった対応と処方のコツ．羊土社；2014[6]）を参考に作成）

表4　せん妄発症に関連する因子

	要因	具体例
準備因子	年齢	高齢（特に70歳以上）
	脳の器質的病変の存在	脳血管性障害の既往
	認知機能障害	認知症
誘発因子	環境の変化	慣れない入院環境
	感覚遮断	暗闇，視力・聴力障害
	睡眠・覚醒リズムの障害	夜間の処置
	可動制限	身体拘束，長期臥床
	不快な身体症状	疼痛，呼吸困難，便秘，排尿障害，尿閉
	心理的ストレス	術前のうつ状態
直接原因	腫瘍による直接効果	脳転移，髄膜播種
	臓器不全による代謝性障害	肝臓，腎臓，肺，甲状腺などの障害
	電解質異常	高カルシウム血症，低ナトリウム血症
	薬剤性	オピオイド，抗うつ薬，ベンゾジアゼピン系薬剤
		抗コリン性薬剤，ステロイド
	感染症	肺炎，敗血症
	血液学的異常	貧血
	栄養障害	全身性栄養障害
	腫瘍随伴症候群	遠隔効果，ホルモン産生腫瘍

（小川朝生：せん妄診療はじめの一歩―誰も教えてくれなかった対応と処方のコツ．羊土社；2014[6]）を参考に作成）

LECTURE
14

✎ MEMO

せん妄の種類

精神運動興奮を伴う過活動型せん妄とは反対に，傾眠傾向で，外部からの刺激にも反応が鈍く，活動量が低下しているせん妄を低活動型せん妄とよぶ．低活動型せん妄は，活動性の低下によりうつ病と間違えられることが少なくない．また，過活動型と低活動型が混在しているせん妄もあり，これを混合性せん妄とよぶ．

💡 ここがポイント！

話の長い患者を担当したとき

高齢で自分の話を一方的に長時間話す患者は少なくない．そのような患者を担当した場合は，初回の治療の際には話を遮らないようにする．話が長い患者は，自分のことをもっと知ってほしいと考え，あの手この手で伝えようとしている．よって，初回に話を遮ると「この人，私のことをわかってくれていない」と考え，それ以降の治療の際にも初回と同じように話が長くなる．初回に話を遮らず，きちんと受け止めると，「自分のことをわかってもらった」と感じ，その後の施術が行いやすい環境となる．

● リハビリテーションが現在の患者にとって負担にならないかどうか．

● 精神症状の治療を優先させるべきかどうか（特にうつ病，せん妄の場合）．

　一人で対応しようとせず，チームとして，患者に対してリハビリテーションの実施が有効かどうかを検討し，有効でない場合にはその理由を主治医などに連絡する．

5．がん患者とのコミュニケーション

　近年，がん患者に対するリハビリテーションの重要性が認識されるようになり，リハビリテーションスタッフががん患者と接する機会が多くなっている．臨床現場で，がん患者からふと「私のがんは治るのでしょうか」と聞かれ，返答や対応に困る場面に遭遇することも少なくない．そのため，がん医療におけるコミュニケーションを中心に，リハビリテーションスタッフにとっても有用なコミュニケーションスキルに関して概説する．

1) コミュニケーションを構成する要素

　望ましいコミュニケーションとは，医療者から患者への一方通行の情報伝達ではなく，情報共有を目的とした患者-医療者間の双方向での円滑な情報交換である．コミュニケーションは，大きく分けると2つの要素によって構成される．1つ目は，会話や文字，印刷物といった言語的コミュニケーションであり，2つ目は，顔の表情，声の大きさ・トーン，視線，身振り手振り，ジェスチャーなど言葉を使用しない非言語的コミュニケーションである．目の前の患者がつらそうな表情でお腹をさすりながら「大丈夫です」と言ったとしても，言葉どおり「大丈夫」とは判断しない．がん医療では，患者・家族から怒りや悲しみなどの負の感情が表出される場面も多く，感情を伴うコミュニケーションの際には，言語的な情報以上に非言語的な情報が重要な役割を果たしている．

2) コミュニケーションスキル

　医療現場において，コミュニケーションは人間性や性格によるものであり，学べるものではないと長らく考えられてきた．そのため，医療従事者はコミュニケーションについて系統的に学習する機会に恵まれず，先輩の行うコミュニケーションを見ながら自分のコミュニケーションを身につけることが多かった．しかし，患者-医療者のコミュニケーションに関する基礎的研究や介入研究が進むにつれ，コミュニケーションは人間性や性格だけで規定されるものではなく，学習により変容可能なものであることが認識されるようになり，コミュニケーションスキル（技術）という概念が確立された．

3) 基本的なコミュニケーションスキル

　基本的なコミュニケーションスキルの内容について**表5**に記す．時間を守ることや

表5　基本的なコミュニケーションスキル

環境設定	質問するスキル	共感するスキル
● 身だしなみを整える ● 静かで快適な部屋を設定する ● 座る位置に配慮する ● 目や顔を見る ● 時間を守る ● 目線は同じ高さを保つ ● 挨拶をする ● 名前を確認する ● 礼儀正しく接する	● 患者に話すように促す ● 病気だけではなく患者自身への関心を示す ● わかりやすい言葉を用いる **応答するスキル** ● 患者が言いたいことを探索し理解する ● 相づちを打つ ● 患者の言うことを自分の言葉で反復する	● 患者の気持ちを探索し理解する ● 沈黙を積極的に使う ● 患者の気持ちを繰り返す

礼儀正しく接することなど基本的なマナーが含まれている一方，患者の気持ちを探索し理解し共感するスキルなど実践することが難しいスキルも含まれている．実際の診療場面でこの基本的なコミュニケーションに注意して患者と接するように努力するだけでも，コミュニケーションの向上のための第一歩となり有効な方法である．

4）一歩進んだコミュニケーションスキル

基本的なコミュニケーションスキルに加え，怒りや悲しみなどの不快な感情を表出されたときに適切に対処するスキルを身につけると，がん患者とのコミュニケーションがよりいっそう円滑になる．その方法として，① exploring：その感情と感情の背景を知る，② validating：自然な感情であることを伝える，③ empathizing：共感していることを伝える，というスキルがある．

最初に① exploring によって，患者や家族が抱えている現在の感情を探索する．その際，病気のことだけでなく，これまでどのような人生を歩んできたか，家族との関係，何を大切に生きてきたかなど，患者の詳細を知ることが重要である．この探索が十分に行われることによって，多くの患者が抱いている感情は，患者のなかではきわめて妥当なものであることがわかり，自然に② validating を伝えることができる．そして，①と②で取り扱ったその人の人生やそれに伴った感情について，③ empathizing の段階で患者に伝えるが，その際も言語的なメッセージだけではなく非言語的なメッセージにも注意すると，より円滑なコミュニケーションが図れる．実際に上記のスキルを使った患者とリハビリテーションスタッフとのやりとりを以下に記す[8]．

患者　：「麻痺は治りますか？」
医療者：（おだやかでゆっくりと）　←非言語的情報
　　　　「麻痺のことが心配なのですね」　← empathizing
患者　：「そうです…正直心配です…」
医療者：（うなずいてから）　←非言語的情報
　　　　「麻痺が続くと，どのようなことが起こると心配しているのですか？」
　　　　← exploring
患者　：「何をするにも，家族に迷惑かけるでしょ．ひとりでできないことがたくさんあるのだから…」
医療者：（うなずいてから）　← empathizing
　　　　「麻痺の見通しについて，先生からどのようなお話がありましたか？」
　　　　← exploring
患者　：「治すのは無理だろうって…」
医療者：（ゆっくりと）　←非言語的情報
　　　　「それで心配されていたのですね…」　← empathizing
患者　：「家族にばかり頼っていたら，家族は倒れちゃいますよ…」
医療者：「ご家族のことも心配されていたのですね…」　← empathizing
　　　　「心配だとは思うのですが…○○ができることを目指してリハビリを続けてみませんか？」
患者　：「そうですね…」
医療者：「一緒にやっていきましょう」

5）悪い知らせを伝えるコミュニケーション

患者・家族がストレスを受けやすいコミュニケーションの一つに，「悪い知らせを伝えられるとき」があげられる．悪い知らせとは，「患者の将来への見通しを根底から否定的に変えてしまう知らせ」と定義されており，がん医療においては難治がんの診断や再発，またがん治療の中止などの知らせが含まれる．初診でⅣ期の肺癌の患者

ここがポイント！
答えにくい質問を受けたとき
病状がよくならない状況で，「麻痺は治りますか？」や「どれくらいよくなるのですか？」などの質問は，返答に困ることが多い．このような質問を受けたとき，「私にはわかりません」や「それは先生に聞いてください」とつい言ってしまうことが多い．こういう質問こそ，言語的なやりとりだけでなく，そのような質問をする患者の背景を探索し，「歩けなくなるのが怖い」などの心情がわかれば，そのことに共感することが重要である．また，言語的に返答することが難しい場合，少しのあいだ沈黙し，相手の反応を待つという方法もある．

LECTURE **14**

表 6　悪い知らせを伝える際のコミュニケーションスキル（SHAR）

supportive envionment（支持的な環境設定）
十分な時間を設定する.
プライバシーが保たれた，落ち着いた環境を設定する.
面談が中断しないように配慮する.
家族の同席を勧める.

how to deliver the bad news（悪い知らせの伝え方）
正直に，わかりやすく，丁寧に伝える.
患者の納得が得られるように説明する.
はっきりと伝えるが「がん」という言葉は繰り返し用いない.
言葉は注意深く選択し，適切に婉曲的な表現を用いる.
質問を促し，その質問に答える.

additional information（付加的な情報）
今後の治療方針を話し合う.
患者個人の日常生活への病気の影響について話し合う.
患者が相談や気がかりを話すように促す.
患者の希望があれば，代替療法やセカンドオピニオン，余命などの話題を取り上げる.

reassurance and emotional information（安心感と情緒的サポート）
優しさと思いやりを示す.
患者に感情表出を促し，患者が感情を表出したら受け止める.
（例：沈黙，「どのようなお気持ちですか？」，うなづく）
家族に対しても患者同様配慮する.
患者の希望を維持する.
「一緒に取り組みましょうね」と言葉をかける.

（山田　祐：理学療法；2013；30（12）：1281-6[9]）

に病名や病期を告知するケースを想定すると，抗がん薬などの治療が奏功したとしてもいずれがんによって「死」を迎える可能性がきわめて高いことを理解させるように伝える必要がある．「死」についてこれまで現実的に考える機会が少ない患者や家族にとって，このような悪い知らせがもたらす衝撃のレベルは計り知れない．リハビリテーションスタッフが直接病名告知などを行うことはないが，悪い内容を患者や家族に説明する機会はある．悪い知らせを伝えるコミュニケーションスキルの内容については**表 6**に示す[9]．

6）コミュニケーションスキルトレーニング（CST）

コミュニケーションスキルトレーニング（communication skills training：CST）

　患者-医療者間のコミュニケーションを学習する方法として，医療者を対象としたCSTが世界的に行われており，プログラムの内容や効果について報告されている．リハビリテーションスタッフに特化したプログラムはなく，医師を対象としたCSTについて概説する．

　国立がん研究センターのグループは，悪い知らせを伝えるコミュニケーションをテーマとして，がん専門医を対象としたCSTを開発した．医師 4 人と進行役であるファシリテーター 2 人を 1 グループとし，講義 2 時間とロールプレイ 8 時間からなる2 日間（計 10 時間）のプログラムである．プログラムの大部分をロールプレイにあてている理由としては，コミュニケーションスキルを獲得するためには講義を聴いて知識を増やすだけでは不十分であり，実際に人を相手に言葉を口に出し，相手の反応をみて，次の適切な言葉を考えるという作業を繰り返すことが，臨床場面で応用可能なコミュニケーションスキルの獲得につながるからである．ロールプレイは，参加者 1人が医師役となり模擬患者を相手に模擬面接を行い，他の参加者はその面接を観察する．ロールプレイが複数回行われ，ロールプレイで医師役が難しいと感じた点について，他の参加者とともに議論を行う．このプログラムについては，すでに無作為化比較試験を実施し，プログラム受講後の医師は，情緒的サポートを提供するなどのコ

LECTURE 14

ミュニケーションが有意に向上し，かつプログラムを受講した医師が担当した患者は，受講していない医師が担当した患者と比べ，有意に抑うつの点数が低いことが示された[10]．

6. リハビリテーションスタッフとがん患者のかかわり

リハビリテーションスタッフとがん患者とのかかわりのなかで，2つの特徴的な項目がある．

1つ目は，リハビリテーションスタッフが患者に治療する場面では，患者と身体的に接触するため，治療すること自体が直接的に非言語的なメッセージとして患者に伝わることである．このことは，医師が言語的なメッセージで患者に伝えることよりもはるかに衝撃が大きいため，その点は注意して診療にあたるべきである．もう1つは，リハビリテーションの介入は，臨床のどのような場面においてもその時点での達成可能な目標を立て，そのことが患者や家族に希望を与えることができることである．余命が数日と想定される患者に対して，関節の拘縮予防で介入するケースなどでは，医師としては積極的治療を示せない状況においても「関節を動かせるように」と介入することにより，患者や家族に対して前向きな目標設定を示すことができ，多大な希望を与えることができる．このことは，リハビリテーションが今後もがん医療において重要な役割を果たすことができる基盤である．

■引用文献

1) 内富庸介：がんに対する通常反応．山脇成人監，内富庸介編．サイコオンコロジー──がん医療における心の医学．診療新社；1997．p.8-17．
2) 高橋三郎ほか監訳：DSM-5 精神疾患の分類と診断の手引．日本精神神経学会監．医学書院；2014．
3) Akechi T, Nakano T, et al.：Psychiatric disorders in cancer patients：descriptive analysis of 1721 psychiatric referrals at two Japanese cancer center hospitals. Jpn J Clin Oncol 2001；31 (5)：188-94.
4) Akizuki N, Yamawaki S, et al.：Development of an Impact Thermometer for use in combination with the Distress Thermometer as a brief screening tool for adjustment disorders and/or major depression in cancer patients. J Pain Symptom Manage 2005；29 (1)：91-9.
5) 小川朝生：せん妄．日本サイコオンコロジー学会監，小川朝生編．ポケット精神腫瘍学医療者が知っておきたいがん患者さんの心のケア．創造出版；2014．
6) 小川朝生：せん妄診療はじめの一歩─誰も教えてくれなかった対応と処方のコツ．羊土社；2014．
7) 岡村　仁：精神症状を有した患者がリハビリテーションに紹介されたときの対応．がんのリハビリテーション研修運営委員会編．平成30年度がんリハビリテーション標準テキスト．2018．p.11．
8) 岡村　仁：思いやり＋EVEによるコミュニケーションの一例．がんのリハビリテーション研修運営委員会編．平成30年度がんリハビリテーション標準テキスト．2018．p.26-7．
9) 山田　祐：がん患者に対するコミュニケーション・スキル．理学療法；2013；30 (12)：1281-6．
10) Fujimori M, Shirai Y, et al.：Effect of communication skills training program for oncologists based on patient preferences for communication when receiving bad news：a randomized controlled trial. J Clin Oncol 2014；32 (20)：2166-72.

🔦 ここがポイント！
今後研究が進み，リハビリテーション従事者のコミュニケーションスキルを効率的に向上させるプログラムが開発されることが望まれる．

LECTURE
14

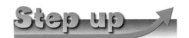

1. 悪い知らせを伝えるコミュニケーションスキルの研究について

わが国のがん患者が悪い知らせを伝えられる際に，医師に対してどのようなコミュニケーションを望んでいるかを明らかにするために，42人のがん患者と7人のがん専門医を対象とした面接調査を行い，録音された面接内容を文字に変換したうえで，発言ユニットを作成し，内容分析が行われた[1]. その結果，がん患者が悪い知らせを伝えられる際に望む，あるいは望まないコミュニケーションとして70の要素が抽出された. これらは，内容の類似性から "supportive environment（支持的な環境設定）" "how to deliver the bad news（悪い知らせの伝え方）" "additional information（付加的な情報）" "reassurance and emotional support（安心感と情緒的サポート）" の4つのカテゴリーにまとめられた. 次に，面接調査の結果から得られた70のコミュニケーションについて0（まったく望まない）から5（強く望む）の5件法で回答を求める質問票が作成され，国立がんセンター東病院外来通院中の患者を対象とした横断調査が行われ，529人が参加し得られたデータを因子分析した結果，面接調査と同様の4つの因子が抽出され，面接調査から得られた結果が再確認された[2].

これらの研究結果から得られた悪い知らせを伝えられる際の患者の意向の構成要素は，その頭文字からSHAREと名づけられた. SHARE は，がん医療において，医師が患者に悪い知らせを伝える際の効果的なコミュニケーションを実践するための態度や行動を示している（講義・**表6**）．

2. narrative based medicine（NBM）とは

narrative とは物語のことを示し，患者が主観的に体験する「物語」を全面的に尊重して，医療者と患者との対話を通じ，新しい物語を共同構成していくことを重視する医療を narrative based medicine（NBM）と称する[3]. NBM が注目されるようになった背景として，近代医学の発展において，疾患の病態生理の解明やそれを治すための治療法の開発が重要視され，疾患に罹患した「人」に対する関心が相対的に薄れてきたことが背景となっている. NBM では，近代医学で常識とされる原因-結果という線形因果論とは一線を画し，医療における複数の理論や考えをすべて「一つの物語」とみなし，多元性を尊重し患者と対話しながら方向性を見出すことを大事にしている. NBM は，明確に定式化されたプロセスが設定されてはいない. 一方，NBM に関してわが国の第一人者である斎藤によって，一定のプロセスが提唱されている（表1）. 各プロセスをこなすうえで重要なのは，患者との対話であり，それ自体が治療的であるとされている. 患者と対話する際は，コミュニケーションスキルを有効に使うことが，円滑なコミュニケーションが成立するだけでなく，患者のベストなアウトカムを生むことにつながると考えられる.

表1　一般診療における NBM の実践のプロセス

① 「患者の病の体験の物語」の聴取のプロセス（listening）
② 「患者の物語についての物語」の共有のプロセス（emplotting）
③ 「医師の物語」の進展のプロセス（abduction）
④ 「物語のすり合わせと新しい物語の浮上」のプロセス（negotiation and emergence of new stories）
⑤ ここまでの医療の評価のプロセス（assessment）

■引用文献

1) Fujimori M, Akechi T, et al.：Good communication with patients receiving bad news about cancer in Japan. Psychooncology 2005；14（12）：1043-51.
2) Fujimori M, Parker PA, et al.：Japanese cancer patients' communication style preferences when receiving bad news. Psychooncology 2007；16（7）：617-25.
3) 斎藤清二：Narrative Based Medicine（NBM）とは. 医療におけるナラティブとエビデンス改訂版—対立から調和へ. 遠見書房；2016.

在宅支援・就労支援

到達目標

- がん患者の在宅支援および就労支援における課題を整理する.
- がん患者が利用可能な社会資源・制度を理解する.
- 在宅支援および就労支援におけるリハビリテーションの役割を理解する.

この講義を理解するために

　この講義では，がん患者の在宅支援・就労支援を実践していくために，がん患者を取り巻くさまざまな課題を整理し，がん患者が利用可能な社会資源・制度を学習します．在宅支援・就労支援は，患者それぞれ異なる背景があり，適切なタイミングで適切な支援が行えるように医療者もさまざまな社会資源・制度に関する基本的知識を学習する必要があります．また，在宅支援・就労支援は多職種連携が必須であり，それらは単一の病院内だけにとどまらず，近隣地域や職場との連携も非常に重要です．この講義を通して，シームレスな在宅支援・就労支援を行うためにリハビリテーションスタッフが果たすべき役割を学習します．

　在宅支援・就労支援を学ぶにあたり，以下の項目をあらかじめ学習しておきましょう．

　　□ がんの疫学について学習しておく.
　　□ がんに対する治療とその副作用について学習しておく.
　　□ 日本の一般的な在宅医療の現状を学習しておく.

講義を終えて確認すること

　　□ がん患者の在宅支援の課題について理解できた.
　　□ がん患者の就労支援の課題について理解できた.
　　□ がん患者が利用可能な社会資源・制度を理解できた.
　　□ 在宅支援・就労支援に関する多職種連携におけるリハビリテーションの役割について理解できた.

LECTURE
15

講義

1．がん患者における社会的問題

「がんと診断されたその日から，今までの生活が180°変わってしまった」と感じるがん患者およびその家族は少なくない．近年のがん医療の発展は目覚ましく，最新の全がんの5年相対生存率は66.4％と向上し[1]，「がん＝死」という時代から「がんとともに生きる」時代へと移り変わってきている．その一方で，長期生存が実現することで，がん患者は治療と社会生活の両立の難しさに直面している．「治療とともに体力の衰えを感じる」「治療の副作用や合併症で今までと同じような生活が送れない」「経済的な負担が増してきた」「病気や治療によるストレスがあり，精神的に辛い」「家族や周囲の人との関係に変化が出てきている」など，がん患者は身体的・精神的な問題のみにとどまらず，社会的な問題にも多くの悩みを抱えている．このような状況のなか，2019年3月に閣議決定された第3期がん対策推進基本計画では，「社会連携に基づくがん対策・がん患者支援」「がん患者等の就労を含めた社会的な問題」などが個別に明記され，国策として重点的に取り組む課題として認識されている（**図1**）[2]．

1）がん患者の在宅支援とその課題

近年のがん医療は入院治療の期間が短くなり，治療に伴う合併症および副作用への対策が行われるようになり，治療そのものや治療後の経過観察が外来にて行われるようになってきた．さらには，在宅医療・介護サービスの広がりに応じて，緩和ケアが主体となる終末期患者およびその家族が，在宅療養を希望する場面も増えてきている．そのため，がん患者の在宅療養を支援する体制や，院内および院外における連携体制の構築が急務となっている．

MEMO

5年相対生存率

5年相対生存率とは，あるがんと診断された場合に，治療でどのくらい生命を救えるかを示す指標である．あるがんと診断された人のうち5年後に生存している人の割合が，日本人全体で5年後に生存している人の割合に比べてどのくらい低いかで表す．100％に近いほど治療で生命を救えるがん，0％に近いほど治療で生命を救い難いがんであることを意味する．

調べてみよう

がん対策推進基本計画は，がん対策基本法（平成18年法律第98号）に基づき策定するものであり，がん対策の総合的かつ計画的な推進を図るため，がん対策の基本的方向について定められたものである．

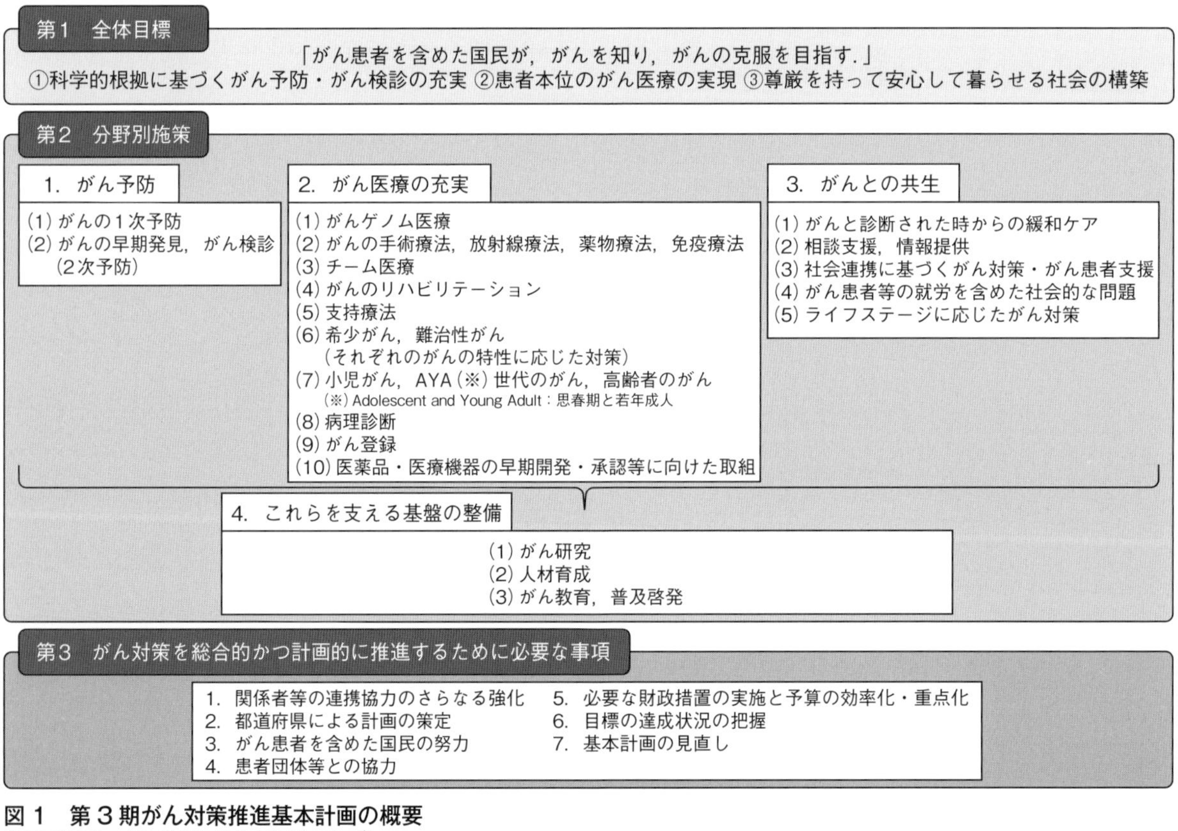

図1　第3期がん対策推進基本計画の概要

（厚生労働省：がん対策推進基本計画．2019[2]）

「令和元年版高齢社会白書」[3] によると，わが国における平成30年の65歳以上の高齢者人口の割合は28.1％であり，高齢化率は上昇しつづけている．この高齢化に伴い，高齢がん患者数も年々増加しており，2014年にがんに罹患した人の約7割が65歳以上であった．また，日本における65歳以上の高齢夫婦のみの世帯は全世帯の約3割であり，一人暮らしをしている高齢者は男女ともに増加傾向にある．このように，高齢がん患者のなかには，家族による療養生活の支援が期待できない患者が増え，いかに社会資源を整えてがん治療の継続および療養生活を支援するかが課題となっている．

2) がん患者の就労支援とその課題

日本において，働く世代とよばれる20～65歳でがんに罹患する人は約25万人であり，2014年に新たにがんに罹患した人の約3割を占める．1970年代の日本においては，65歳以上の高齢者1人を9.8人の現役世代が支える構造であったが，現在においては高齢者1人を2.3人の現役世代が支える状況にまで減少しており[1,3]，少子高齢化の進む現状においては，いかに働く世代の労働力を維持するかが重要となっている．また，がん患者自身にとっても，近年の目覚ましいがん治療の開発によって長期生存が可能となっている一方で，治療費負担の増加という悩みも存在している．したがって，国としてもがん対策推進法やがん対策推進基本計画などにおいて就労支援に力をいれてはいるが（**表1**），現状ではがんと診断された患者の約3割が仕事を辞めたり，場合によっては解雇になっている．

がん患者の就労支援には，実際にはさまざまな障壁がある．就労の継続や復職を支援する場合，患者の性別や年齢，体力などの身体面の状況，がん治療の種類や期間，副作用や後遺症などの病気の状況，さらには，雇用形態や仕事の内容などの職場の状況などの影響を受けるため，患者個々によって対応は異なる（**表2**）[4]．また，就労は基本的には事業主と労働者（がん患者）とのあいだで結ばれた契約によって成り立つものであるため，両者の立場を公平に考慮したうえでがん患者の就労支援を行わなけ

📖 **調べてみよう**

高齢者の健康寿命や要介護状態に影響を与える要因としてフレイル（虚弱）の存在が注目されている．その中に「社会的フレイル」という概念も存在する．

表1　日本におけるがん患者の就労支援に関する対策

平成24年6月	第2期がん対策推進基本計画の閣議決定 ● 重点的に取り組むべき課題として「働く世代や小児へのがん対策の充実」 ● 分野別施策に「がん患者の就労を含めた社会的な問題」が追加
平成26年2月	「がん患者・経験者の就労支援のあり方に関する検討会」開催
平成26年8月	「がん患者・経験者の就労支援のあり方に関する検討会」報告書とりまとめ
平成27年6月	「がん対策推進基本計画中間評価報告書」とりまとめ
平成27年12月	がん対策加速化プラン策定
平成28年2月	「事業場における治療と職業生活の両立支援のためのガイドライン」公表
平成28年4月	「がん患者の就労に関する総合支援事業」「治療と職業生活の両立等の支援対策事業」を引き続き実施 ハローワークが拠点病院等と連携して行う「がん患者等に対する就職支援事業」を全国展開
平成30年4月	治療と仕事の両立支援に関する診療報酬の新設

表2　がん患者が直面する就労上の問題

経済的な問題	● 減収 ● 治療費の支払いが困難 ● 保険加入が困難 ● 将来の経済的負担への懸念
職場の制度・対応の問題	● 支援体制の不備 ● 正確な病状把握に基づかない配置転換・退職勧告・解雇 ● 病状理解の欠如
コミュニケーションの問題	● 職場関係者への病気の伝え方 ● 治療中の経過や見通しの説明
自営業の問題	● 顧客減少，事業継続の困難 ● 手当や保証がない ● 代わりがいない
治療の副作用による問題	● 痛みや倦怠感などで体調が不安定 ● 外見的変化（脱毛，手足症候群，ストマなど） ● 体力低下や筋力低下
再就職の問題	● がん既往による就職差別 ● 病名公表（既往歴）の公表の有無

LECTURE 15

ればならない．したがって，支援する側の人間は両者と密にコミュニケーションが図れるような立場もしくは体制をつくることが求められる．このように，がん患者の就労支援はがん患者とその家族，事業主，産業医・産業保健スタッフ，医療機関，行政などのそれぞれの取り組みと相互の連携が必要となる．

2．がん患者が利用可能な社会資源

がん患者の在宅支援および就労支援を実践する場合，現行の社会資源を積極的に利用していくことがある．社会資源とは，利用者がニーズを充足するために用いられる有形無形の資源であり，制度，機関，人材，資金，技術，知識などの総称である．制度化されたフォーマルな社会資源に加え，ボランティアや患者会などのインフォーマルな社会資源も含めて構成され（表3），対象者の年齢や所得，身体状況や地域状況などによって利用可能なものは変化する．したがって，はじめにがん患者が利用可能な基本的な社会資源を整理し，それぞれの特徴と長所・短所を理解することが支援する側には求められる．

1）生活費や治療費を支援する制度

（1）高額療養費制度

高額療養費制度とは，保険診療における医療費が高額になった場合に，一定の基準によって定められた自己負担限度額までの負担に抑える仕組みである．上限額は，年齢や所得に応じて定められており，いくつかの条件を満たすことで，負担をさらに軽減する仕組みも設けられている．この制度を受けたい場合は，加入している公的医療保険に高額療養費の支給申請書を提出または郵送することで支給を受けることができる．高額療養費の支給を受ける権利の消滅時効は，診療を受けた月の翌月の初日から2年となっている．この制度の支給の対象となる医療費とは，保険適用される診療に対して患者が支払った自己負担額となる．入院中の「食費」や「差額ベッド代」「先進医療にかかる費用」などは高額療養費の支給対象外となるため注意が必要である（表4）．

表3 社会資源の種類

フォーマルな社会資源	制度化された社会資源 ●行政によるサービス ●公的サービスを提供する民間組織によるサービス 特徴 ●サービス適用に関する評価基準，利用手続きなどが設定されている． ●安定した継続性のあるサービス供給が期待できる． ●専門的なサービス供給が期待できる． ●利用者に対する柔軟性に欠ける．
インフォーマルな社会資源	制度化されていない社会資源 ●家族や親戚，友人などによる一時的なサポート ●患者会，ボランティアなどによるサポート 特徴 ●利害関係を含まない愛情や善意にて成立 ●患者ごとに柔軟性のあるサービス適用や内容が可能 ●安定性，継続性，専門性に関するノウハウは弱い

表4 高額療養費の対象となる医療費

高額療養費の対象となる医療費	高額療養費の対象とならない医療費
保険適用される診療に対し支払った医療費や院外処方で支払った費用（医療機関が発行した処方箋により薬を受け取った場合の薬代）	保険適用外の医療費や，入院時の食費，居住費，差額ベッド代，先進医療にかかる費用，交通費など

（厚生労働省の制度内容をもとに作成）

表5　傷病手当金を受給するための条件

業務外の病気やけがにより療養中である	仕事上や通勤途上以外の理由による病気やけがである必要がある.
療養のため働けない状態である（労務不能である）	入院のみならず, 自宅療養でもよい. ただし, 医師による労務不能の証明が必要である.
労務不能の日が3日以上連続している	この3日間は, 年次有給休暇や所定休日等でもかまわないが, 連続している必要がある.
給与の支払いがない	給与が支給される場合は, 傷病手当金は支給されない. しかし, 給与が支給される場合でも, 傷病手当金の額より少額となっているときは, その差額分が支給される.

（厚生労働省の制度内容をもとに作成）

表6　障害等級

等級	1級	2級	3級
障害等級の目安	日常の生活能力を完全に失い, 常時他人の介護を受けなければならない状態	日常生活がかなりの制限を受ける状態（日常生活能力を70％程度失った状態）	労働能力を50％程度失った状態
国民年金	○	○	―
厚生年金	○	○	○

（厚生労働省の制度内容をもとに作成）

(2) 傷病手当金

　傷病手当金とは, 会社員や公務員などの公的医療保険の被保険者が, 病気やけがで仕事を休み, 給料が支給されないときや減額された場合に, 生活を保障するために支給される給付である（**表5**）. 支給される額は, 対象者の給与額をもとに算出された「標準報酬月額」の休業前の1年間を平均した額の「3分の2」となっている. 支給される期間は, 休業開始の3日間は待機期間となるため, 休業4日目から支給され, 同一傷病につき, 最初に給付が開始となったところから1年6か月が限度となる.

(3) 障害年金

　障害年金は, 病気やけがによる障害によって日常生活や仕事が制限されるまたは困難な場合に支給される給付金である. 障害年金を受給するための条件は, ①障害の原因となった病気やけがの初診日に, 国民年金または厚生年金に加入していること, ②障害の状態が, 障害認定日に障害等級表の1〜3級（国民年金の場合は, 1級または2級）に該当していること（**表6**）, ③保険料の納付要件を満たしていること, である. この場合の「障害認定日」とは, 通常は初診日から1年6か月を経過した日となり, 1年6か月が経過する前に症状固定した場合は, その日が障害認定日となる.

2）日常生活を支援する制度

(1) 介護保険制度

　介護保険制度は, 病気や加齢などに伴う体力の低下によって, 介護を必要とする状態（要介護状態）になった場合や, 家事や身支度などの日常生活に支援が必要な状態（要支援状態）になった場合に介護保険サービスを受けることができる. 対象となるのは, ①介護や支援が必要となった65歳以上の人（第一号被保険者）, または, ②16種類の特定疾病の診断がついており, 介護が必要となった40歳以上65歳未満の人（第二号被保険者）, のいずれかである. 介護保険サービスを利用するためには, 市区町村へ介護認定の申請を行い, 調査員の訪問による聞き取り調査の内容と主治医意見書をもとに審査会が行われ, 介護認定が決定する. 介護認定は, 「要介護1〜5」「要支援1〜2」「非該当」の8種類に分類される. 認定の区分によって介護保険で利用できるサービス費用の上限（支給限度基準額）や利用できるサービスは異なるが（**表7**）, 原則として自己負担額はサービス利用にかかる費用の1割である.

(2) 介護休業, 介護休暇, 介護休業給付金

　介護休業とは, 要介護状態にある家族を介護するためにする休業で, ある程度まとまった期間（期間は通算して93日まで）の休業となる. 一方, 介護休暇とは, 要介護状態にある家族の介護, その他の世話を行うために取得する休暇である（1年に5日

MEMO
16種類の特定疾病
①がん末期, ②関節リウマチ, ③筋萎縮性側索硬化症, ④後縦靱帯骨化症, ⑤骨折を伴う骨粗鬆症, ⑥初老期における認知症, ⑦パーキンソン病関連疾患, ⑧脊髄小脳変性症, ⑨脊柱管狭窄症, ⑩早老症, ⑪多系統萎縮症, ⑫糖尿病性神経障害, 糖尿病性腎症および糖尿病性網膜症, ⑬脳血管疾患, ⑭閉塞性動脈硬化, ⑮慢性閉塞性肺疾患, ⑯両側の膝関節または股関節に著しい変形を伴う変形性関節症.

LECTURE **15**

表7　介護保険サービスの種類

居宅サービス	● 居宅療養管理指導 ● 訪問看護 ● 訪問リハビリテーション ● 介護支援 ● 訪問介護 ● 訪問入浴
通所サービス	● 通所リハビリテーション（デイケア） ● 通所介護施設（デイサービス） ● 短期入所生活介護（ショートステイ） ● 短期入所療養介護（医療型ショートステイ）
施設サービス	● 介護老人福祉施設 ● 介護老人保健施設 ● 介護療養型医療施設
その他サービス	● 福祉用具貸与 ● 特定福祉用具販売 ● 住宅改修費の支給

（厚生労働省の制度内容をもとに作成）

表8　療養・就労両立支援指導料

対象疾患	● がん患者に限る.
対象患者	● 産業医が選任されている事業場で就労している労働者に限る.
算定条件	● 主治医（保険医）が，産業医に対して治療と仕事の両立に関する意見書を作成した場合が対象となる. ● 産業医は，主治医（保険医）に対して治療と仕事の両立に関して必要な配慮等について文書で助言する. ● 主治医（保険医）は，産業医の助言を踏まえ，治療計画の再評価を行う.

（厚生労働省の制度内容をもとに作成）

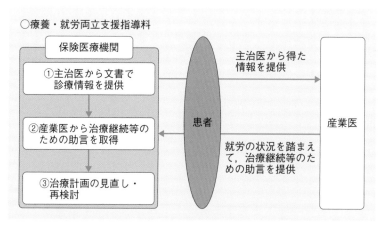

図2　主治医と産業医の連携に基づく両立支援プラン作成

まで取得可能）. また，介護休業給付金は，雇用保険の被保険者で一定の条件を満たす人が，職場復帰を前提として家族を介護するために介護休業を取得した場合に支給される給付金である.

3）治療と仕事の両立を支援する制度

療養・就労両立支援指導料

　平成30年度の診療報酬改定において，治療と仕事の両立支援に関する診療報酬「療養・就労両立支援指導料」が新設された（**表8**）. がん患者の治療と仕事の両立の推進などの観点から，主治医が産業医から助言を得たうえで，患者の就労の状況を踏まえて治療計画の見直し・再検討を行うなどの医学管理を行った場合の評価として，この診療報酬が算定される（**図2**）.

3．がん患者の在宅支援・就労支援

　社会の多様化，医療の進歩に伴う治療の長期化および複雑化，さらには日本の急速な高齢化などに伴い，がん患者の在宅支援・就労支援もより個別化が求められる時代となった. そのような状況に対応するためには，「包括的アプローチ」「早期支援」「ゴールの共有」が重要となる.

調べてみよう

産業医がどのような役割を求められ，どのようにその役割を果たしているかを調べてみよう.

LECTURE
15

154

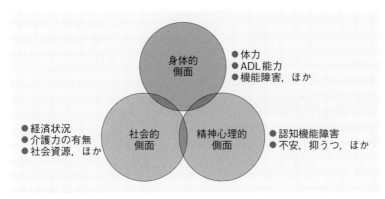

図3　包括的アプローチ

1）包括的アプローチ（図3）

　がん患者はがんそのもの，または治療に伴い，さまざまな身体症状が出現する．手術直後の痛みや化学療法中の倦怠感や食欲不振などの一時的な症状もあれば，治療に伴う機能障害やがんの進行に伴う悪液質などのように慢性的な症状もある．したがって，身体的側面のアセスメントを行い，必要なアプローチを行うことが重要である．また，精神・心理的側面に対するアプローチも欠かしてはならない．がん患者は何かしらの精神・心理的ストレスを抱えており，通常の精神・心理状態とは異なった状況に置かれていることが多い．さらには，近年の高齢化に伴い，がん患者のなかには認知機能低下をきたしている患者が増えてきている．そのため，患者自身が的確な状況判断・意思決定を行えるように支援することも必要である．加えて必要となってくるのは社会的側面に対するアプローチである．近年の多様化する日本の社会状況下においては，がん患者を取り巻く環境も複雑化している．したがって，患者それぞれにおいて，就労の有無などの経済状況や家族のサポート力，利用可能な社会資源などに関する情報収集を行い，適切な支援を行っていくことの重要性がますます高まっている．

2）早期支援

　がん治療の中心が入院から外来へと移り変わっているなかで，がん患者の在宅支援・就労支援はより早期から行われることが望ましい．がんと診断され，これからの治療方針を決定していく段階において，患者の療養環境や経済状況などをアセスメントしたうえで早期より必要な支援を行うことは，患者およびその家族が安心してがん治療と向かい合うことにつながる．

3）ゴールの共有

　がん医療の進歩により，治療の選択肢は増え，その成績も向上してきている．同時に，がん患者の置かれている状況はその時々で変わりやすく，がん治療のゴールも異なる．このような状況下では，医療者間，患者・家族間，医療者と患者・家族間において，常にがん治療のゴールが共有されている状態にしておくことが非常に重要となる．しかし，この「がん治療のゴール」はさまざまな場面においてズレが生じてしまう．最初は小さなズレであっても，やがて大きなズレとなってしまい，修正が不可能な状態になることが多い．ズレが生じたときに一度立ち止まり，ゴールの共有を再度行い，前に進むことが重要である．

4．がん患者の在宅支援・就労支援とリハビリテーション

　がん患者の在宅支援・就労支援において，リハビリテーションは重要な役割を担う支援の一つである．がん患者の体力やADLがどの程度なのか，それらが今後どのよ

💡**ここがポイント！**
包括的アプローチは多角的な視点が必要となるため，できるだけ早い段階から多職種で協働することが重要である．各専門職がそれぞれの知識・経験を出し合うことで，よりよい医療が提供できる．

⚡**気をつけよう！**
近年のがん治療は目覚ましい進歩を遂げており，ゲノム医療などの個別化医療の時代が到来している．したがって，同じがんの種類であっても患者ごとに治療法は異なり，ゴールも異なってくることを理解しておくことが重要である．

ADL（activities of daily living；日常生活活動）

LECTURE
15

うに変化していくのかをアセスメントしながら，適切なリハビリテーションを提供する．さらに，患者の体力や ADL に応じて，自宅環境や就労環境を調整していくことも求められる．チーム医療のなかでリハビリテーション専門職としての役割を発揮し，他の職種と連携しながら患者の在宅支援および就労支援を行う．

1）体力および ADL のアセスメント

がん患者の体力や ADL はがん治療の影響を強く受ける．外科手術や放射線療法，化学療法などにより機能障害が引き起こされるリスクがある．加えて，放射線療法や化学療法などは治療期間が比較的長期に及び，副作用の悪心・嘔吐や食欲不振などによる低栄養も重なるため，廃用症候群が急速に進行する．したがって，がん患者の体力や ADL の状態をアセスメントし，在宅療養や就労に向けて問題がないか，問題がある場合には何を調整すれば解決されるかをリハビリテーションの視点で考える．また，がん患者の体力や ADL は治療経過のなかで変化するため，今後どうなるかを予測し，将来に備えて先を見据えることも重要となる．

2）療養環境および就労環境の調整

がん患者が自宅退院や復職を目指す際には，療養環境や就労環境がどのような状態にあるかを把握する．自宅退院の場合，家族構成や同居の有無，家族による支援の可否，家屋環境，社会資源の利用の可否などを確認し，その患者の体力や ADL を考慮しながら最適な療養環境を整える．また，就労支援を行う場合においても同様であり，勤務形態や仕事内容などを把握したうえで患者が今までと同じように復職が可能であるのかを評価し，難しい場合はどういった形での復職が可能であるのかをリハビリテーションの観点からアドバイスする．このようにがん患者の自宅退院や復職を実現可能なものにするためには，療養環境や就労環境を患者の体力や ADL に応じた形に調整することが重要である．一方で，家族や雇用者などの受け入れる側のニーズを把握し，調整することも必要な支援であり，常に両者のニーズを意識して療養環境や就労環境を調整する．

3）多職種連携

がん患者の在宅支援および就労支援という大きな枠組みのなかで，リハビリテーションに求められる役割を果たすと同時に，関係する他の職種と密に連携を取ることが重要である．医師や看護師との情報共有に加え，医療ソーシャルワーカーやケアマネージャー，在宅支援スタッフ，雇用者，産業医などの職場の関係者とも，必要に応じて連携していく．

■引用文献

1）国立がん研究センターがん対策情報センター：国立がん研究センターがん情報サービス．がん登録・統計．
https://ganjoho.jp/reg_stat/index.html
2）厚生労働省：がん対策推進基本計画．2019.
https://www.mhlw.go.jp/stf/seisakunitsuite/bunya/0000183313.html
3）内閣府：令和元年版高齢社会白書（全体版）．2019.
https://www8.cao.go.jp/kourei/whitepaper/w-2019/html/zenbun/index.html
4）高橋 都ほか：がん患者と家族の治療と就労の両立に関するインターネット調査—最終報告．厚生労働省働くがん患者と家族に向けた包括的就業支援システムの構築に関する研究班，平成24年度総括・分担研究報告書．2013.

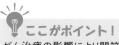

📖 **調べてみよう**
外科手術，放射線療法，化学療法に伴う副作用や合併症にはどういったものがあるのかを復習し，整理してみよう．

💡 **ここがポイント！**
がん治療の影響により関節可動域制限，心肺機能障害，高次脳機能障害，嚥下障害，排尿機能障害などのさまざまな機能障害を生じる可能性がある．

📖 **調べてみよう**
医療ソーシャルワーカーの多くは，社会福祉士または精神保健福祉士のいずれかの国家資格を有している．これらがどういった資格であるのかを調べてみよう．

📝 **MEMO**
在宅支援スタッフ
訪問医，訪問看護師，訪問リハビリテーションスタッフなど．

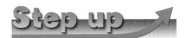

医療ソーシャルワーカー

1) 医療ソーシャルワーカーとは

　医療ソーシャルワーカーとは，保険医療機関において，社会福祉の立場から患者やその家族の抱える経済的・心理的・社会的問題の解決・調整を援助し，社会復帰の促進を図る業務を行う医療職と定義され[1]，がんと診断されて治療を受ける患者，そして身近で支える家族が直面する生活の変化に対して，さまざまな援助や調整を行う．がん医療はチーム医療といわれるほど，多職種連携が欠かせない分野である．このことは在宅支援・就労支援においても同様であり，多くの職種が協働していくことが重要である．その中でも，医療ソーシャルワーカーの役割は大きく，現代の医療においては欠かせない存在となっている．

2) 医療ソーシャルワーカーの業務

　医療ソーシャルワーカーの業務は，社会資源の紹介および導入，退院・転院支援などがイメージされることが多い．しかし，厚生労働省が定めた「医療ソーシャルワーカー業務指針」によれば，①療養中の心理的・社会的問題の解決，調整援助，②退院援助，③社会復帰援助，④受診・受療援助，⑤経済的問題の解決，調整援助，⑥地域活動，などが医療ソーシャルワーカーの果たすべき役割と記されている（表1）[1]．がん医療におけるチーム医療の中においては，医療ソーシャルワーカーは患者とその家族に対する心理・社会的な支援を中心とした役割を担当しており，患者の理解者・代弁者としての役割，必要な他職種への引き継ぎや橋渡し的な役割，そして患者と医療者との関係調整やコミュニケーションの円滑化を支援する役割といった幅広い支援を行っている．

3) 医療ソーシャルワーカーとの連携

　がん医療の発展や少子高齢化の進展，疾病構造の変化などにより，国民の医療ニーズは高度化かつ多様化してきている．したがって，がん患者およびその家族が安心して治療を受けることができ，地域社会の一員としての生活が送れるように支援するためには医療ソーシャルワーカーとの連携が重要となる．リハビリテーション専門職としての支援を行いつつ，患者または家族が社会的問題によって前に進めない状況もしくはそのリスクが高い場合には，医療ソーシャルワーカーに介入を依頼することが望ましい．連携を行う際に注意すべきことは，リハビリテーションと同様に医療ソーシャルワーカーによる支援も対象者（患者やその家族）のおかれている状況や先の見通しによって内容が変化しやすいという点である．したがって，医療ソーシャルワーカーの支援が必要もしくはその可能性が高いと判断した時点で，できるだけ早期より連携を開始する．特に在宅支援・就労支援は中・長期的な視点が必要となるため，積極的に情報共有を行い，連携を密にしていくことが求められる．

4) がん相談支援センター

　全国の「がん診療連携拠点病院」や「小児がん拠点病院」「地域がん診療病院」には，「がん相談支援センター」という相談窓口が設置されている（施設によっては「医療相談室」「地域医療連携室」「医療福祉相談室」などの名称が併記されていることもある）．そこでは患者本人や家族が，がんに関する治療や療養生活全般，地域の医療資源などに関して無料で相談をすることができる．多くのがん相談支援センターには，がんの治療やケアに詳しい看護師，療養生活や地域医療に詳しい医療ソーシャルワーカーなどが相談員として対応している．

■引用文献

1) 厚生労働省：医療ソーシャルワーカー業務指針．厚生労働省健康局長通知 平成14年11月29日健康発第1129001号．

LECTURE 15

表 1　医療ソーシャルワーカーの業務

1. 療養中の心理的・社会的問題の解決，調整援助	●受診や入院，在宅医療に伴う不安等の問題の解決を援助し，心理的に支援すること ●患者が安心して療養できるよう，多様な社会資源の活用を念頭において，療養中の家事，育児，教育就労等の問題の解決を援助すること ●高齢者等の在宅療養環境を整備するため，在宅ケア諸サービス，介護保険給付等についての情報を整備し，関係機関，関係職種等との連携の下に患者の生活と傷病の状況に応じたサービスの活用を援助すること ●傷病や療養に伴って生じる家族関係の葛藤や家族内の暴力に対応し，その緩和を図るなど家族関係の調整を援助すること ●患者同士や職員との人間関係の調整を援助すること ●学校，職場，近隣等地域での人間関係の調整を援助すること ●がん，エイズ，難病等傷病の受容が困難な場合に，その問題の解決を援助すること ●患者の死による家族の精神的苦痛の軽減・克服，生活の再設計を援助すること ●療養中の患者や家族の心理的・社会的問題の解決援助のために患者会，家族会等を育成，支援すること
2. 退院援助	●地域における在宅ケア諸サービス等についての情報を整備し，関係機関，関係職種等との連携の下に，退院・退所する患者の生活および療養の場の確保について話し合いを行うとともに，傷病や障害の状況に応じたサービスの利用の方向性を検討し，これに基づいた援助を行うこと ●介護保険制度の利用が予想される場合，制度の説明を行い，その利用の支援を行うこと．また，この場合，介護支援専門員等と連携を図り，患者，家族の了解を得たうえで入院中に訪問調査を依頼するなど，退院準備について関係者に相談・協議すること ●退院・退所後においても引き続き必要な医療を受け，地域の中で生活をすることができるよう，患者の多様なニーズを把握し，転院のための医療機関，退院・退所後の介護保険施設，社会福祉施設等利用可能な地域の社会資源の選定を援助すること．なお，その際には，患者の傷病・障害の状況に十分留意すること ●転院，在宅医療等に伴う患者，家族の不安等の問題の解決を援助すること ●住居の確保，傷病や障害に適した改修等住居問題の解決を援助すること
3. 社会復帰援助	●患者の職場や学校と調整を行い，復職，復学を援助すること ●関係機関，関係職種との連携や訪問活動等により，社会復帰が円滑に進むように転院，退院・退所後の心理的・社会的問題の解決を援助すること
4. 受診・受療援助	●生活と傷病の状況に適切に対応した医療の受け方，病院・診療所の機能等の情報提供等を行うこと ●診断，治療を拒否するなど医師等の医療上の指導を受け入れない場合に，その理由となっている心理的・社会的問題について情報を収集し，問題の解決を援助すること ●診断，治療内容に関する不安がある場合に，患者，家族の心理的・社会的状況を踏まえて，その理解を援助すること ●心理的・社会的原因で症状の出る患者について情報を収集し，医師等へ提供するとともに，人間関係の調整，社会資源の活用等による問題の解決を援助すること ●入退院・入退所の判定に関する委員会が設けられている場合には，これに参加し，経済的，心理的・社会的観点から必要な情報の提供を行うこと ●その他診療に参考となる情報を収集し，医師，看護師等へ提供すること ●通所リハビリテーション等の支援，集団療法のためのアルコール依存症者の会等の育成，支援を行うこと
5. 経済的問題の解決，調整援助	●患者が医療費，生活費に困っている場合に，社会福祉，社会保険等の機関と連携を図りながら，福祉，保険等関係諸制度を活用できるように援助すること
6. 地域活動	●他の保健医療機関，保健所，市町村等と連携して地域の患者会，家族会等を育成，支援すること ●他の保健医療機関，福祉関係機関等と連携し，保健・医療・福祉に係る地域のボランティアを育成，支援すること ●地域ケア会議等を通じて保健医療の場から患者の在宅ケアを支援し，地域ケアシステムづくりへ参画するなど，地域におけるネットワークづくりに貢献すること ●関係機関，関係職種等と連携し，高齢者，精神障害者等の在宅ケアや社会復帰について地域の理解を求め，普及を進めること

（厚生労働省：医療ソーシャルワーカー業務指針[1] より一部抜粋）

LECTURE
15

巻末資料

表1　効果が証明されている免疫チェックポイント阻害薬（2019年8月現在）

使用される薬の種類※1		保険診療として認められているがんの種類※2	方法	現在の状況
単剤療法				
PD-1 阻害薬	ニボルマブ （オプジーボ）	悪性黒色腫 非小細胞肺癌 腎細胞癌 ホジキンリンパ腫 頭頸部癌 胃癌 悪性胸膜中皮腫	体内の免疫（T細胞など）の活性化を持続する（ブレーキがかかるのを防ぐ）	承認あり 国内の診療ガイドラインに推奨の記載ありもしくは承認されて間もなく記載を検討中
	ペムブロリズマブ （キイトルーダ）	悪性黒色腫 非小細胞肺癌 ホジキンリンパ腫 尿路上皮癌 MSI-H の固形がん　※3		
CTLA-4 阻害薬	イピリムマブ （ヤーボイ）	悪性黒色腫		
PD-L1 阻害薬	デュルバルマブ （イミフィンジ）	非小細胞肺癌		
	アテゾリズマブ （テセントリク）	非小細胞肺癌		
	アベルマブ （バベンチオ）	メルケル細胞癌		
併用療法				
CTLA-4 阻害薬＋PD-1 阻害薬	イピリムマブ＋ニボルマブ	悪性黒色腫　腎細胞癌		
細胞障害性抗がん薬＋PD-1 阻害薬	ペムブロリズマブ	非小細胞肺癌		
細胞障害性抗がん薬＋分子標的薬＋PD-L1 阻害薬	アテゾリズマブ	非小細胞肺癌		
細胞障害性抗がん薬＋PD-L1 阻害薬	アテゾリズマブ	小細胞肺癌　※4		

※1 個々の薬によって，標準治療として使用されるがんの種類が異なる．

※2 がんの種類ごとに特定の医学的状況において，公的医療保険が適用されるかどうかが定められている．そのため，体の状態や治療の段階により使用できないことがある．

※3 遺伝子に入ったキズを修復する機能が働きにくい状態の固形がん

※4 2019年8月現在，国で承認されているが，国内の診療ガイドラインに推奨の記載がない薬．承認されたばかりの薬もしくは新しく使用できるがんの種類が承認されたばかりの薬であり，国内の診療ガイドラインへの掲載の検討がなされている．

（国立がん研究センターがん対策情報センター：国立がん研究センターがん情報サービス．免疫療法―もっと詳しく知りたい方へ）

患者氏名：＿＿＿＿＿＿＿＿＿＿＿＿＿＿＿＿＿＿＿＿

記載者氏名：＿＿＿＿＿＿＿＿＿＿＿＿＿＿＿＿＿　記入日：　　　　　年　　　　月　　　　日

★当てはまる番号に○をつけてください.

1. 痛みのコントロール：痛みが患者に及ぼす影響

0＝なし

1＝時折の，または断続的な単一の痛みで，患者が今以上の治療を必要としない痛みである.

2＝中程度の痛み. 時に調子の悪い日もある. 痛みのため，病状からみると可能なはずの日常生活動作に支障をきたす.

3＝しばしばひどい痛みがある. 痛みによって日常生活動作や物事への集中力に著しく支障をきたす.

4＝持続的な耐えられない激しい痛み. 他のことを考えることができない.

2. 痛み以外の症状コントロール：痛み以外の症状が患者に及ぼす影響

病状名

（　　　　　　　　　　　　　）

0＝なし

1＝時折の，または断続的な単一または複数の症状があるが，日常生活を普通に送っており，患者が今以上の治療を必要としない症状である.

2＝中等度の症状. 時に調子の悪い日もある. 病状からみると，可能なはずの日常生活動作に支障をきたすことがある.

3＝たびたび強い症状がある. 症状によって日常生活動作や物事への集中力に著しく支障をきたす.

4＝持続的な耐えられない激しい症状. 他のことを考えることができない.

3. 患者の不安：不安が患者に及ぼす影響

0＝なし

1＝変化を気にしている. 身体面や行動面に不安の兆候は見られない. 集中力に影響はない.

2＝今後の変化や問題に対して張り詰めた気持ちで過ごしている. 時々，身体面や行動面に不安の徴候が見られる.

3＝しばしば不安に襲われる. 身体面や行動面にその徴候が見られる. 物事への集中力に著しく支障をきたす.

4＝持続的に不安や心配に強くとらわれている. 他のことを考えることができない.

4. 家族の不安：不安が家族に及ぼす影響

注1：家族は患者に最も近い介護者とします. その方々は，両親であるのか，親戚，配偶者，友人であるのかコメント欄に明記して下さい.

注2：家族は時間の経過により変化する可能性があります. 変化があった場合，コメント欄に記入して下さい.

コメント（　　　　　　　　　　）

0＝なし

1＝変化を気にしている. 身体面や行動面に不安の徴候は見られない. 集中力に影響はない.

2＝今後の変化や問題に対して張り詰めた気持ちで過ごしている. 時々，身体面や行動面に不安の徴候が見られる.

3＝しばしば不安に襲われる. 身体面や行動面にその徴候が見られる. 物事への集中力に著しく支障をきたす.

4＝持続的に不安や心配に強くとらわれている. 他のことを考えることができない.

5. 患者の病状認識：患者自身の予後に対する理解

0＝予後について十分に認識している.

1＝予後を2倍まで長く，または短く見積もっている. 例えば，2-3ヶ月であろう予後を6ヶ月と考えている.

2＝回復すること，または長生きすることに自信が持てない. 例えば「この病気で死ぬ人もいるので，私も近々そうなるかもしれない」と思っている.

3＝非現実的に思っている. 例えば，予後が3ヶ月しかない時に，1年後には普通の生活や仕事に復帰できると期待している.

4＝完全に回復すると期待している.

6. 家族の病状認識：家族の予後に対する理解

0＝予後について十分に理解している.

1＝予後を2倍まで長く，または短く見積もっている. 例えば，2-3ヶ月であろう予後を6ヶ月と考えている.

2＝回復すること，または長生きすることに自信が持てない. 例えば「この病気で死ぬ人もいるので，本人も近々そうなるかも知れない」と思っている.

3＝非現実的に思っている. 例えば，予後が3ヶ月しかない時に，1年後には普通の生活や仕事に復帰できると期待している.

4＝患者が完全に回復することを期待している.

7. 患者と家族とのコミュニケーション：患者と家族とのコミュニケーションの深さと率直さ

0＝率直かつ誠実なコミュニケーションが，言語的・非言語的になされている.

1＝時々，または家族の誰かと率直なコミュニケーションがなされている.

2＝状況を認識してはいるが，その事について話し合いがなされていない. 患者も家族も現状に満足していない. あるいは，パートナーとは話し合っても，他の家族とは話し合っていない.

3＝状況認識が一致せずコミュニケーションがうまくいかないため，気を使いながら会話が行われている

4＝うわべだけのコミュニケーションがなされている.

8. 職種間のコミュニケーション：患者と家族の困難な問題についての，スタッフ間での情報交換の早さ，正確さ，充実度

関わっている人（職種）を明記してください

（　　　　　　　　　　　　　）

0＝詳細かつ正確な情報が関係スタッフ全員にその日のうちに伝えられる.

1＝主要スタッフ間では正確な情報伝達が行われる. その他のスタッフ間では，不正確な情報伝達や遅れが生じることがある.

2＝管理上の小さな変更は，伝達されない. 重要な変更は，主要スタッフ間でも1日以上遅れて伝達される.

3＝重要な変更が数日から1週間遅れで伝達される.

例）退院時の病棟から在宅担当医への申し送りなど.

4＝情報伝達がさらに遅れるか，全くない. 他のどのようなスタッフがいつ訪ねているのかわからない.

次ページに続く

図1　STAS-J

（Miyashita M, et al.：Reliability and validity of the Japanese version of the Support Team Assessment Schedule（STAS-J）. Palliat Support Care 2004；2（4）：379-85／STAS ワーキング・グループ編：STAS-J（STAS 日本語版）スコアリングマニュアル，第3版. 日本ホスピス・緩和ケア研究振興財団；2007）

9. 患者・家族に対する医療スタッフのコミュニケーション：
患者や家族が求めた時に医療スタッフが提供する情報の充実度

0＝すべての情報が提供されている．患者や家族は気兼ねなく尋ねることができる．

1＝情報は提供されているが，充分理解されてはいない．

2＝要求に応じて事実は伝えられるが，患者や家族はそれより多くの情報を望んでいる可能性がある．

3＝言い逃れをしたり，実際の状況や質問を避けたりする．

4＝質問への回答を避けたり，訪問を断る．正確な情報が与えられず，患者や家族を悩ませる．

【特記事項】

☆評価できない項目は，理由に応じて以下の番号を書いてください．

7：入院直後や家族はいるが面会に来ないなど，情報が少ないため評価できない場合（入院直後や家族はいるが面会に来ないなど）

8：家族がいないため，家族に関する項目を評価できない場合

9：認知機能の低下や深い鎮静により評価できない状態

症状が患者に及ぼす影響

0＝なし

1＝時折，断続的．患者は今以上の治療を必要としない．（現在の治療に満足している，介入不要）

2＝中等度．時に悪い日もあり，日常生活動作に支障をきたすことがある．（薬の調節や何らかの処置が必要だがひどい症状ではない）

3＝しばしばひどい症状があり，日常生活動作や集中力に著しく支障をきたす．（重度，しばしば）

4＝ひどい症状が持続的にある．（重度，持続的）

＊評価不能（認知機能の低下，鎮静，緩和ケアチームが訪室できなかった場合など）

疼痛	0	1	2	3	4	＊
しびれ	0	1	2	3	4	＊
全身倦怠感	0	1	2	3	4	＊
呼吸困難	0	1	2	3	4	＊
せき	0	1	2	3	4	＊
たん	0	1	2	3	4	＊
嘔気	0	1	2	3	4	＊
嘔吐	0	1	2	3	4	＊
腹満	0	1	2	3	4	＊
口渇	0	1	2	3	4	＊
食欲不振	0	1	2	3	4	＊
便秘	0	1	2	3	4	＊
下痢	0	1	2	3	4	＊
尿閉	0	1	2	3	4	＊
失禁	0	1	2	3	4	＊
発熱	0	1	2	3	4	＊
ねむけ	0	1	2	3	4	＊
不眠	0	1	2	3	4	＊
抑うつ	0	1	2	3	4	＊
せん妄	0	1	2	3	4	＊
不安	0	1	2	3	4	＊
浮腫	0	1	2	3	4	＊
その他（　　）	0	1	2	3	4	＊

図2　STAS-J 症状スケール

（STAS-J（STAS日本語版）スコアリングマニュアル，第3版．日本ホスピス・緩和ケア研究振興財団；2007）

氏名 _____

検査日 _____

1. 緊張感を感じるか
1. ほぼいつも緊張している
2. たいてい緊張している
3. 時々緊張している
4. まったく緊張感を感じない

2. 以前に楽しんでいたことを今でも楽しめるか
1. 以前とまったく同じくらい楽しめる
2. 以前より楽しめない
3. 以前よりも少ししか楽しめない
4. まったく楽しめない

3. まるで何かひどいことが今にも起こりそうな恐ろしい感じがするか
1. はっきりそう感じるし，程度もひどい
2. そう感じることもあるが，程度はひどくない
3. そう感じることが少しはあるが，気にならない
4. まったくない

4. 以前と同じように笑えるか
1. 以前と同じように笑える
2. 以前と同じようには笑えない
3. 明らかに以前ほどは笑えない
4. まったく笑えない

5. クヨクヨした考えが心に浮かびますか
1. ほとんどたいていある
2. たいていある
3. 時々あるが，頻繁にはない
4. 3よりもない

6. 機嫌がいいか
1. まったくそうでもない
2. しばしばそうでもない
3. 時々機嫌が良い
4. ほとんどいつも機嫌が良い

7. のんびり腰掛けて，くつろげるか
1. くつろぐことができる
2. たいていできる
3. できるけど頻繁ではない
4. 全くできない

8. 考えや反応が運くなったように感じるか
1. おおむねいつも感じる
2. 度々感じる
3. 時々感じる
4. まったくそう感じない

9. 胃が気持ち悪くなるほど恐ろしい感じがするか
1. まったくない
2. ときどき感じる
3. かなり感じる
4. とても頻繁に感じる

10. 自分の身なりに興味を失いましたか
1. 明らかにそう感じる
2. 自分の身なりに充分な注意を払っていない
3. 自分の身なりに充分な注意を払っていないかもしれない
4. 自分の身なりには充分な注意を払っている

11. 終始，動き回らないといけないほど落ち着きがない
1. 常に落ち着きがない
2. かなり落ち着きがない
3. そうでもない
4. まったくそう感じない

12. これからのことが楽しみにできるか
1. 以前と同じ程度に楽しみにできる
2. 以前より劣る
3. 明らかに以前より劣る
4. ほとんど楽しみにできない

13. 急に不安に襲われるか
1. 頻繁にある
2. 1より少ないがある
3. それほどでもない
4. まったくそうでもない

14. いい本やラジオやテレビ番組を楽しめるか
1. 楽しめる
2. 時々楽しめる
3. あまり楽しめない
4. ごくたまにしか楽しめない

図3 HADS
配点方法
　質問番号の1，3，5，6，8，10，11，13については，回答番号の上から3点，2点，1点，0点とする．
　質問番号の2，4，7，9，12，14については，回答番号の上から0点，1点，2点，3点とする．
　HADS-A は奇数の質問番号（7項目）の合計点
　HADS-D は偶数の質問番号（7項目）の合計点
　HADS-A と HADS-D の合計を総合評価とする．
判定
　HADS-A（7項目）で8点以上を不安状態，HADS-D（7項目）で11点以上を抑うつ状態と判定．
　合計点（14項目）を用いる場合は，0～7点は不安・抑うつなし，8～10点は不安・抑うつの疑い，11点以上は不安・抑うつありと判定．

（Zigmond AS, Snaith RP（北村俊則訳）：Hospital anxiety and depression scale（HAD 尺度）．精神科診断学 1993；4（3）：371-2）

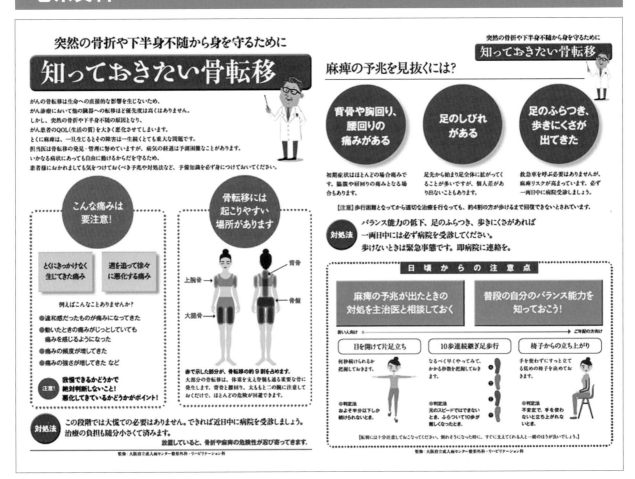

図4　骨転移パンフレット例

試験

到達目標

- 各 Lecture で学んだ知識について，自分自身の理解度や到達度を知る．
- 各 Lecture で学んだ内容の要点について，試験を通じて理解する．
- 試験の結果を踏まえて，各 Lecture の内容について再度復習する．

この試験の目的とするもの

これまでの講義で，がんの疫学や治療法，がん種や治療法ごとに異なるリハビリテーションに関する基本的な知識について学習してきました．

この章は，学んだ内容のなかでポイントとなることがらについて問う試験問題と，解答および簡単な解説で構成されています．基本的かつ重要なポイントを問う形にしており，教える側が「ここは是非とも理解してほしい」と考えている内容です．

問題形式は，Ⅰ：5 択の選択式問題，Ⅱ：かっこ内に適切な用語を書き込む穴埋め式問題，Ⅲ：記述式問題，の 3 つの形式から成ります．

これまで学んだ内容をどこまで理解しているか「力試し」として挑戦してみてください．試験後，解答と照らし合わせ，該当する本文の内容を復習することで，がんのリハビリテーションに関する系統的な理解を深めてください．

試験の結果はどうでしたか？

☐ 自分自身の理解度や到達度を知ることができた．
☐ 復習すべき内容が把握できた．
☐ がんのリハビリテーションに関する基礎知識を整理できた．
☐ がん領域におけるリハビリテーション専門職の役割を認識することができた．

comment

日本の高齢化およびがん医療の発展が急速に進むなかで，がんのリハビリテーションに従事するリハビリテーションスタッフは今後ますます増加してくると考えられます．がんのリハビリテーションを実践するために重要なことは，がん医療に関する基本的な知識を理解したうえで，リハビリテーション専門職に求められているニーズを把握し，多職種からなるチーム医療のなかでいかにリハビリテーションの専門性を発揮していくかです．本書にはそのエッセンスを詰め込んでいますので，これまで学習し，得られた知識を再確認してみましょう．

問題 I　選択式問題

問題 1

がんのリハビリテーションの病期別分類に関する説明として誤っているのはどれか，1 つ選びなさい.

1. 予防的：機能障害が起こってからまもなく開始され，その重症化の予防を目的とする.
2. 回復的：機能障害や筋力低下，体力低下，ADL 低下を生じた患者に対して，最大限の機能回復を図ることを目的とする.
3. 維持的：がんが増大し，機能障害が進行しつつある患者に対して，身体機能や ADL の維持・改善を目的とする.
4. 緩和的：緩和ケア主体の時期の患者に対して，QOL の高い生活が送れるように支援することを目的とする.

問題 2

術前のリハビリテーションの目的として誤っているのはどれか，1 つ選びなさい.

1. 術後の呼吸器合併症を予防するために，腹式呼吸練習や排痰練習を指導する.
2. 手術に備えて，運動や仕事などはできるだけ控えるように指導する.
3. 退院後の患者指導のために，生活全般や仕事，趣味，運動習慣などの情報を収集しておく.
4. 術後のリハビリテーションを円滑に進めるために，患者・家族と良好な関係を築いておく.

問題 3

術後の肩関節機能障害に関する説明として正しいのはどれか，2 つ選びなさい.

1. 僧帽筋麻痺が生じると，安静時には肩甲骨は下垂，外側偏位し，浮き上がったような翼状肩甲を認める.
2. 術中に副神経が切除されると永続的な僧帽筋麻痺が生じるが，術中の牽引や圧迫などによる損傷程度では麻痺は生じない.
3. 乳癌に対する手術では，腋窩リンパ節郭清の有無で術後可動域制限の程度は異なる.
4. ガイドラインでは「乳癌術後の患者に対して，術翌日より積極的な肩関節可動域練習を開始する」ことを推奨している.
5. 術後の肩関節機能障害に対するリハビリテーションは術後早期の入院中に行うことが大切であり，退院後は外来でリハビリテーションを継続する必要はない.

問題 4

化学療法開始後 1 週間が経過した時期に出現しやすい副作用はどれか，2 つ選びなさい.

1. 口内炎
2. 全身倦怠感
3. 食欲不振
4. 骨髄抑制
5. 脱毛

問題5

原発性脳腫瘍に対するリハビリテーションに関する説明として誤っているのはどれか，1つ選びなさい．

1. 脳腫瘍における機能障害は，片麻痺，高次脳機能障害，嚥下障害などであり，脳血管障害による機能障害と大きくは変わらない．
2. 脳腫瘍と脳血管障害に対するリハビリテーションは同一のものと考えてよい．
3. 開頭腫瘍摘出術後であっても，意識レベルに問題がなければ早期より積極的に離床を行う．
4. 脳腫瘍に対する治療後も機能障害や能力低下を抱えたまま自宅退院することが多いため，環境調整や社会資源の活用，家族への介助指導などを行う必要がある．
5. 脳腫瘍に対して放射線療法を行うと宿酔とよばれる二日酔いに似た症状が出ることがある．

問題6

進行がん患者にリハビリテーションを行う際に注意することとして正しいのはどれか，2つ選びなさい．

1. 進行がん患者が痛みを訴えることはよくあることであるため，詳細に痛みを評価する必要はない．
2. オピオイド鎮痛薬による薬物療法は，痛みだけでなく呼吸困難感の緩和にも有効とされている．
3. がん関連倦怠感は，十分な睡眠や休息などによって軽減する症状である．
4. がん関連倦怠感はさまざまな因子が影響しあって生じる症状であるため，その原因となる因子を検索し，治療可能な因子に対処する．
5. リハビリテーションの目標設定は，希望をもたせるためにもできるだけ高く設定するほうがよい．

問題7

骨転移の発生頻度の高いがん種として誤っているのはどれか，1つ選びなさい．

1. 乳癌
2. 腎癌
3. 食道癌
4. 前立腺癌
5. 甲状腺癌

問題8

がん悪液質の説明として正しいのはどれか，1つ選びなさい．

1. がん悪液質は，進行性の機能障害に至る骨格筋量の持続的な減少を特徴とする多因子性の症候群である．
2. 急激な体重減少を認めることが多いが，栄養サポートを行うことで速やかに改善する．
3. がん悪液質患者は痩せていることが多く，安静時エネルギー消費量は少ない．
4. 骨格筋量の減少を認めるものが多いため，高強度のレジスタンストレーニングを行わなければならない．
5. がん悪液質患者に対しては，積極的な運動介入を行う必要がある．

問題9

高齢がん患者の特徴として誤っているのはどれか，2つ選びなさい．

1. 日本の高齢化率の上昇に伴い，がん患者の高齢化も進行している．
2. 老年症候群とは，加齢に伴って多く出現してくる症状・徴候の総称であり，がん治療に影響を及ぼすものである．
3. フレイルとは，高齢期において生理的予備能が低下することである．
4. サルコペニアは加齢に伴って出現してくる病態であるため，がん治療に影響を及ぼすことはない．
5. 高齢がん患者に対しては，治療を行うことによるデメリットが大きいため，がん治療は行わないのが原則である．

問題10

がん患者とのコミュニケーションに関する説明として誤っているのはどれか，1つ選びなさい．

1. 望ましいコミュニケーションとは，情報共有を目的とした患者-医療者間の双方向での円滑な情報交換である．

2. がん患者は怒りや悲しみなどの負の感情が表出される場面も多いため，言語的な情報以上に非言語的な情報が重要な役割を果たす．

3. 怒りや悲しみといった不快な感情に適切に対処する方法として，"exploring, validating, empathizing" というスキルがある．

4. がん患者とコミュニケーションをとる際は，できるだけ沈黙がないようにする．

5. リハビリテーションにおいては，患者と身体的に接触する機会が多いため，非言語的なメッセージが伝わりやすい．

問題Ⅱ　穴埋め式問題

かっこに入る適切な用語は何か答えなさい．

1) がんのリハビリテーションの対象となる障害は，がんそのものによる障害とがんの（　　　　　）において起こりうる障害とに大別される．

2) がんの3大治療法は，手術療法，化学療法，（　　　　　）であり，近年ではこれらを組み合わせた集学的治療が広く行われるようになっている．

3) 術後の侵襲期に細胞と血管内の体液成分が細胞外へ移行する減少を（　　　　　）という．

4) 食道癌手術の際のリンパ節郭清などの手術操作により（　　　　　）を発症することがあり，嗄声や嚥下障害などをきたすことがある．

5) 乳癌術後の肩関節可動域制限は，肩関節の屈曲と（　　　　　）で生じやすい．

6) 抗がん薬は一般の薬と比較して治療域と（　　　　　）域の用量が近いために治療域が狭くなっており，副作用などが出現しやすい．

7) 造血幹細胞移植は自分の造血細胞を移植する自家移植と，他人の造血細胞を移植する（　　　　　）移植とに大別される．

8) 原発性四肢骨軟部悪性腫瘍の手術には切断と（　　　　　）があり，神経血管束が温存できる場合にはほとんどの場合で（　　　　　）が行われる．

9) がん患者が抱える痛みは全人的苦痛（トータルペイン）と表現されるように，身体的苦痛のみならず，精神的苦痛，社会的苦痛，（　　　　　）の4つの側面からとらえる必要がある．

10) 骨転移のタイプは（　　　　　）型，造骨型，それらの混合型に分類される．

11) がん悪液質には臨床的に重要なステージがあり，それらは前悪液質・悪液質・（　　　　　）悪液質の3段階に分けられる．

12) 高齢者総合機能評価の代表的なスクリーニングツールとして，（　　　　　）や VES-13 などがあり，日本臨床腫瘍研究グループでは（　　　　　）の使用を推奨している．

13) 喉頭全摘出術では気管と食道が分離されるため，永久気管孔が作成される．これらにより（　　　　　）を呈することはなくなるが，声を失うことになる．

14) がん患者は病名告知や治療経過の中でさまざまなストレスにさらされる．これらのストレスに対する患者の一般的な情緒的反応，適応の過程は，①初期反応，②（　　　　　），③適応，という三相に分けられる．

15) がん患者の在宅支援や就労支援を円滑に進めるためには医師や看護師，ソーシャルワーカーやケアマネージャーなどと情報共有を行いながら，積極的に（　　　　　）を行うことが重要である．

問題 Ⅲ　記述式問題

問いに従って答えなさい.

問題 1

下記の症例にリハビリテーションを導入する際に,

1. リスク因子となる項目を 5 つあげよ.
2. それらリスクを最小限にするために連携すべき職種とその理由を述べよ.

> 症例：72 歳女性, うつ病の既往あり. 倦怠感と腹痛の主訴で入院し, 胃癌と診断される. 外科手術予定と
> なったが, サルコペニアが疑われ, かつ倦怠感に伴う活動量低下も認めたため, 術前リハビリテーションを導
> 入することとなった.
> 初診時評価：体重 42.5 kg（半年間で 10% 以上の体重減少あり）, 四肢骨格筋量 6.02 kg/m^2, 歩行速度 0.80 m/
> 秒, 握力 22.5 kg であり, 日中の活動量はトイレや食事の際の移動程度であった.

問題 2

下記の症例にリハビリテーションを行う場合,

1. 注意すべきリスクをあげよ.
2. リハビリテーションセラピスト（理学療法士, 作業療法士, 言語聴覚士）に求められる具体的なプログラムを
   3 つ考えよ.

> 症例：50 歳女性. 夫, 子供 2 人（中学 1 年生と小学 4 年生）と同居. 乳癌術後再発に対して外来にて化学療法
> を行っていたが, 腫瘍制御が得られず, BSC（Best Supportive Care）の方針. 自宅療養中であったが, 呼吸
> 困難感と右大腿骨の痛みが増強し, 緊急入院となる. CT 検査にて, 多発肺転移による胸水貯留と右大腿骨転
> 移（切迫骨折状態）が明らかとなる. また, 原発の腫瘍増大に伴い反回神経が圧排されることによる軽度の嚥
> 下障害も認めている. 本人の希望は「自分の足で歩いて家に帰りたい」「家族のために美味しいご飯を作ってあ
> げて, 一緒に食べたい」であった.

Ⅰ　選択式問題　　配点：1問（完答）4点　40点

問題1　1

予防的がんのリハビリテーションの目的は，機能障害が起こる前よりリハビリテーションを開始し，機能障害の発症を予防することである．（Lecture 1 参照）

問題2　2

手術に備えた体力づくりは非常に重要であるので，運動は積極的に行い，可能な限り今までどおりの仕事を続けるよう指導する．（Lecture 4 参照）

問題3　1，3

2：術中の牽引や圧迫などによる損傷で一時的な不全麻痺が生じることがある．

4：ガイドライン*では「乳癌術後の患者に対して，積極的な肩関節可動域訓練を術後5〜8日目から開始する」ことを推奨している．

（*日本リハビリテーション医学会編：がんのリハビリテーション診療ガイドライン，第2版．金原出版；2019）

5：在院日数の関係で入院中にリハビリテーションを実施できるのはほんの数日であり，必要に応じて外来でのリハビリテーションの継続が重要となる．

（Lecture 5 参照）

問題4　2，3

口内炎や骨髄抑制は化学療法開始後2〜3週間が経過した時期に出現しやすく，脱毛は3〜4週間が経過した時期に出現してくる．（Lecture 6 参照）

問題5　2

脳血管障害と異なり，脳腫瘍は基本的には進行性の疾患であるため，生命予後を考慮したリハビリテーションゴールの設定が必要となる．（Lecture 8 参照）

問題6　2，4

1：痛みの原因はさまざまであり，種類も異なるため，詳細に評価しなければならない．

3：がん関連倦怠感は，十分な睡眠や休息でも軽減されにくいという特徴がある．

5：進行がん患者は状態が変化しやすく，長期の生命予後が期待できない場合も多いため，実現可能な小さな目標を積み重ねていくことが望ましい．

（Lecture 9 参照）

問題7　3

食道癌は骨転移の発生頻度の低いがん種の一つである．（Lecture 10 参照）

問題8　**1**

2：通常の栄養サポートだけでは完全に回復することができない病態である.

3：がん悪液質患者は全身が炎症状態にあるため,安静時エネルギー消費量が増加している.

4：がん悪液質患者は脆弱な集団であるため,低強度のレジスタンストレーニングを高頻度で行うのがよいとされている.

5：不応性悪液質のステージにある患者においては,積極的な介入が難しくなってくるといわれている.

（Lecture 11 参照）

問題9　**4, 5**

4：サルコペニアを有するがん患者は,抗がん治療の成績や生命予後に影響を及ぼす.

5：高齢がん患者を fit/unfit に分類し,適切な治療選択を行うことが推奨されている.

（Lecture 12 参照）

問題10　**4**

沈黙は「共感するスキル」の一つであり,積極的に使っていくことでよりよいコミュニケーションにつながる.
（Lecture 14 参照）

Ⅱ　穴埋め式問題　　配点：1問（完答）2点　30点

1) 治療経過（Lecture 1 参照）
2) 放射線療法（Lecture 2 参照）
3) リフィリング現象（Lecture 4 参照）
4) 反回神経麻痺（Lecture 4 参照）
5) 外転（Lecture 5 参照）
6) 有害事象（Lecture 6 参照）
7) 同種（Lecture 7 参照）
8) 患肢温存手術（Lecture 8 参照）
9) スピリチュアルペイン（Lecture 9 参照）
10) 溶骨（Lecture 10 参照）
11) 不応性（Lecture 11 参照）
12) G8（Lecture 12 参照）
13) 誤嚥（Lecture 13 参照）
14) 不安・抑うつ（Lecture 14 参照）
15) 多職種連携（Lecture15 参照）

Ⅲ 記述式問題　　配点：各15点　計30点

問題1

1. リスク因子：各2点　計10点
   - 高齢者
   - うつ病の既往
   - サルコペニア
   - フレイル
   - 低栄養

2. 連携すべき職種とその理由：下記のいずれか一つが答えられていれば5点（職種とその理由はセット）
   - 精神科医師または臨床心理士：うつ病の既往があり，がん治療およびリハビリテーションのコンプライアンスを保つためにも，精神面の安定が重要であるから．
   - 管理栄養士：10%以上の体重減少をきたしているなど，低栄養の状態であることが示唆され，手術に向けた栄養状態の改善は必須であるため．
   - 看護師：リハビリテーションの介入と同時に，日中の病棟での活動量を確保する必要があるため．

問題2

1. 注意すべきリスク：各2点　計6点
   - 呼吸困難感の増強
   - 右大腿骨の痛みの増強または病的骨折
   - 誤嚥性肺炎

2. プログラム：各3点　計9点（下記の中から3つ答えられていればよい）
   - 安楽な姿勢の確保（ポジショニングなど）
   - 安全な移動手段の獲得（免荷歩行の指導，歩行補助具の選定など）
   - ADL動作方法の指導（起居動作，家事動作など）
   - 安全な経口摂取方法の指導（ポジショニング，嚥下訓練，咳嗽指導など）
   - 退院調整（介護用品の選定，家屋調査，環境調整など）

索引

中山書店の出版物に関する情報は，小社サポートページを御覧ください．
https://www.nakayamashoten.jp/support.html

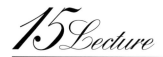

15レクチャーシリーズ

リハビリテーションテキスト
がんのリハビリテーション

2020 年 7 月 10 日　初版第 1 刷発行 © 〔検印省略〕

総編集 ············· 石川　朗，種村留美

責任編集 ·········· 立松典篤，玉木　彰

発行者 ············· 平田　直

発行所 ············· 株式会社 **中山書店**
　　　　　　　　〒 112-0006　東京都文京区小日向 4-2-6
　　　　　　　　TEL 03-3813-1100（代表）　振替 00130-5-196565
　　　　　　　　https://www.nakayamashoten.jp/

装丁 ·············· 藤岡雅史

印刷・製本 ········ 株式会社 真興社

ISBN978-4-521-74811-5

Published by Nakayama Shoten Co., Ltd.　　　　　　　　　　Printed in Japan
落丁・乱丁の場合はお取り替えいたします